国家卫生健康委员会"十三五"规划教材

全国高职高专学校教材

供口腔医学专业用

口腔预防医学

第4版

主　编　李　月　吕俊峰

副主编　刘学聪　万呼春　马　莉

编　者（以姓氏笔画为序）

丁士育（唐山职业技术学院）

万呼春（资阳口腔职业学院）

马　莉（大连医科大学）

尹　刚（山西省汾阳医院）

冯桂芝（聊城职业技术学院）

吕俊峰（苏州卫生职业技术学院）

刘学聪（河北省儿童医院）

衣　娟（黑龙江护理高等专科学校）

李　月（深圳职业技术学院）

李　蓓（苏州卫生职业技术学院）

杨玉红（开封大学医学部）

何　勇（深圳职业技术学院）

尚　颜（菏泽医学专科学校）

高永波（深圳市龙岗中心医院）

人民卫生出版社

·北　京·

图书在版编目（CIP）数据

口腔预防医学 / 李月，吕俊峰主编. —4 版. —北京：人民卫生出版社，2021.12（2024.10重印）

"十三五"全国高职高专口腔医学和口腔医学技术专业规划教材

ISBN 978-7-117-29254-2

Ⅰ. ①口… Ⅱ. ①李…②吕… Ⅲ. ①口腔科学－预防医学－高等职业教育－教材 Ⅳ. ①R780.1

中国版本图书馆 CIP 数据核字（2019）第 252132 号

人卫智网	www.ipmph.com	医学教育、学术、考试、健康，购书智慧智能综合服务平台
人卫官网	www.pmph.com	人卫官方资讯发布平台

口腔预防医学

Kouqiang Yufang Yixue

第 4 版

主　　编：李　月　吕俊峰
出版发行：人民卫生出版社（中继线 010-59780011）
地　　址：北京市朝阳区潘家园南里 19 号
邮　　编：100021
E - mail：pmph @ pmph.com
购书热线：010-59787592　010-59787584　010-65264830
印　　刷：人卫印务（北京）有限公司
经　　销：新华书店
开　　本：787×1092　1/16　印张：15
字　　数：365 千字
版　　次：2003 年 8 月第 1 版　2021 年 12 月第 4 版
印　　次：2024 年 10 月第 9 次印刷
标准书号：ISBN 978-7-117-29254-2
定　　价：50.00 元

出 版 说 明

为了培养合格的口腔医学和口腔医学技术专业人才,人民卫生出版社在卫生部(现国家卫生健康委员会)、教育部的领导支持下,在全国高职高专口腔医学和口腔医学技术专业教材建设评审委员会的指导组织下,2003年出版了第一轮全国高职高专口腔医学和口腔医学技术专业教材,并于2009年、2015年分别推出第二轮、第三轮本套教材,现隆重推出第四轮全国高职高专口腔医学和口腔医学技术专业教材。

本套教材出版近20年来,在我国几代具有丰富临床和教学经验、有高度责任感和敬业精神的专家学者与人民卫生出版社的共同努力下,我国高职高专口腔医学和口腔医学技术专业教材实现了从无到有、从有到精和传承创新,教材品种不断丰富,内容结构不断优化,纸数融合不断创新,形成了遵循职教规律、代表职教水平、体现职教特色、符合培养目标的立体化教材体系,在我国高职高专口腔医学和口腔医学技术专业教育中得到了广泛使用和高度认可,为人才培养做出了巨大贡献,并通过教材的创新建设和高质量发展,推动了我国高职高专口腔医学和口腔医学技术教育的改革和发展。本套教材第三轮的13种教材中有6种被评为教育部"十二五"职业教育国家规划立项教材,全套13种为国家卫生和计划生育委员会"十二五"规划教材,成为我国职业教育重要的精品教材之一。

教材建设是事关未来的战略工程、基础工程,教材体现了党和国家的意志。人民卫生出版社紧紧抓住深化医教协同全面推动医学教育综合改革的历史发展机遇期,以规划教材创新建设,全面推进国家级规划教材建设工作,服务于医改和教改。为贯彻落实《医药卫生中长期人才发展规划(2011—2020年)》《国务院关于加快发展现代职业教育的决定》等文件精神要求,人民卫生出版社于2018年就开始启动第四轮高职高专口腔医学和口腔医学技术专业教材的修订工作,通过近1年的全国范围调研、论证和研讨,形成了第四轮教材修订共识,组织了来自全国25个省(自治区、直辖市)共计52所院校及义齿加工相关企业的200余位专家于2020年完成了第四轮全国高职高专口腔医学和口腔医学技术专业教材的编写和出版工作。

本套教材在坚持教育部职业教育"五个对接"的基础上,进一步突出口腔医学和口腔医学技术专业教育和医学教育的"五个对接":和人对接,体现以人为本;和社会对接;和临床过程对接,实现"早临床、多临床、反复临床";和先进技术与手段对接;和行业准入对接。注重提高学生的职业素养和实际工作能力,使学生毕业后能独立、正确处理与专业相关的临床常见实际问题。

本套教材修订特点：

1. 国家规划 教材编写修订工作是在国家卫生健康委员会、教育部的领导和支持下，由全国高等医药教材建设研究学组规划，全国高职高专口腔医学和口腔医学技术专业教材建设评审委员会审定，全国高职高专口腔医学和口腔医学技术专业教学一线的专家学者编写，人民卫生出版社高质量出版。

2. 课程优化 教材编写修订工作着力健全课程体系、完善课程结构、优化教材门类，本轮修订首次将口腔医学专业教材和口腔医学技术专业教材分两个体系进行规划编写，并新增了《口腔基础医学概要》《口腔修复工艺材料学》《口腔疾病概要》3种教材，全套教材品种增至17种，进一步提高了教材的思想性、科学性、先进性、启发性、适用性（"五性"）。本轮2套教材目录详见附件一。

3. 体现特色 随着我国医药卫生事业和卫生职业教育事业的快速发展，高职高专医学生的培养目标、方法和内容有了新的变化，修订紧紧围绕专业培养目标，结合我国专业特点，吸收新内容，突出专业特色，注重整体优化，以"三基"（基础理论、基本知识、基本技能）为基础强调技能培养，以"五性"为重点突出适用性，以岗位为导向、以就业为目标、以技能为核心、以服务为宗旨，充分体现职业教育特色。

4. 符合规律 在教材编写体裁上注重职业教育学生的特点，内容与形式简洁、活泼；与职业岗位需求对接，鼓励教学创新和改革；兼顾我国多数地区的需求，扩大参编院校范围，推进产教融合、校企合作、工学结合，努力打造有广泛影响力的高职高专口腔医学和口腔医学技术专业精品教材，推动职业教育的发展。

5. 创新融合 为满足教学资源的多样化，实现教材系列化、立体化建设，本套教材以融合教材形式出版，纸质教材中包含实训教程。同时，将更多图片、PPT以及大量动画、习题、视频等多媒体资源，以二维码形式印在纸质教材中，扫描二维码后，老师及学生可随时在手机或电脑端观看优质的配套网络资源，紧追"互联网+"时代特点。

6. 职教精品 为体现口腔医学和口腔医学技术实践和动手特色，激发学生学习和操作兴趣，本套教材将双色线条图、流程图或彩色病例照片以活泼的版面形式精美印刷。

为进一步提高教材质量，请各位读者将您对教材的宝贵意见和建议**发至"人卫口腔"微信公众号（具体方法见附件二）**，以便我们及时勘误，同时为下一轮教材修订奠定基础。衷心感谢您对我国口腔医学高职高专教育工作的关心和支持。

人民卫生出版社

2020 年 5 月

附件一 本轮口腔医学和口腔医学技术专业 2 套教材目录

口腔医学专业用教材（共 10 种）	口腔医学技术专业用教材（共 9 种）
《口腔设备学》(第 2 版)	《口腔设备学》(第 2 版)
《口腔医学美学》(第 4 版)	《口腔医学美学》(第 4 版)
《口腔解剖生理学》(第 4 版)	《口腔基础医学概要》
《口腔组织病理学》(第 4 版)	《口腔修复工艺材料学》
《口腔预防医学》(第 4 版)	《口腔疾病概要》
《口腔内科学》(第 4 版)	《口腔固定修复工艺技术》(第 4 版)
《口腔颌面外科学》(第 4 版)	《可摘局部义齿修复工艺技术》(第 4 版)
《口腔修复学》(第 4 版)	《全口义齿工艺技术》(第 4 版)
《口腔正畸学》(第 4 版)	《口腔工艺管理》(第 2 版)
《口腔材料学》(第 4 版)	

附件二 "人卫口腔"微信公众号

"人卫口腔"是人民卫生出版社口腔专业出版的官方公众号,将及时推出人卫口腔专培、住培、研究生、本科、高职、中职近百种规划教材、配套教材、创新教材和 200 余种学术专著、指南、诊疗常规等最新出版信息。

1. 打开微信,扫描右侧"人卫口腔"二维码并关注"人卫口腔"微信公众号。

2. 请留言反馈您的宝贵意见和建议。

注意:留言请标注"口腔教材反馈 + 教材名称 + 版次",谢谢您的支持!

第三届全国高职高专口腔医学和口腔医学技术专业教材建设评审委员会名单

主 任 委 员 马 莉 唐山职业技术学院

副主任委员 于海洋 四川大学 胡砚平 厦门医学院

口腔医学组

组 长 胡砚平 厦门医学院

委 员（以姓氏笔画为序）

马永臻 山东医学高等专科学校 李水根 厦门医学院
马惠萍 开封大学 李晓军 浙江大学
王 荃 昆明医科大学 宋晓陵 南京医科大学
左艳萍 河北医科大学 张清彬 广州医科大学
吕俊峰 苏州卫生职业技术学院 赵信义 空军军医大学
杜礼安 唐山职业技术学院 顾长明 唐山职业技术学院
李 月 深圳职业技术学院 麻健丰 温州医科大学

口腔医学技术组

组 长 于海洋 四川大学

委 员（以姓氏笔画为序）

马玉宏 黑龙江护理高等专科学校 项 涛 四川大学
吕广辉 赤峰学院 赵 军 日进齿科材料（昆山）
任 旭 黑龙江护理高等专科学校 有限公司
杜士民 开封大学 胡荣党 温州医科大学
李长义 天津医科大学 葛秋云 河南护理职业学院
李新春 开封大学 蒋 菁 唐山职业技术学院
陈凤贞 上海医学高等专科学校 潘 灏 苏州卫生职业技术学院
岳 莉 四川大学

秘 书 长 刘红霞 人民卫生出版社

秘 书 方 毅 人民卫生出版社 查彬煦 人民卫生出版社

7

前　言

2018 年 11 月，在教育部、国家卫生健康委员会的指导下，人民卫生出版社在河北唐山召开了"第四轮全国高职高专口腔医学和口腔医学技术专业教育部、国家卫生健康委员会'十三五'规划教材"主编人会议。会议明确了《口腔预防医学》为 10 种口腔医学专业用高职高专教材之一，本轮教材修订的方向，即以教材建设为抓手，不断汲取各院校在教学实践中的成功经验，体现教学改革成果，推动我国口腔医学职业教育规范化、全面性、创新性发展。同时，秉持"兼顾学科发展和人才培养"的原则确定了来自不同地区和院校的 14 位教师参加教材的修订编写。根据主编人会议精神，按照人民卫生出版社的要求，正式启动了《口腔预防医学》（第 4 版）教材的修订编写工作。

我们在本轮教材的修订过程中仍然坚持"三基、五性、三特定"的编写原则，在体现口腔预防医学学科特点的同时注重整套教材的整体优化。教材服务的主体是学生，我们对教材内容的增减、结构的设置、编写风格等都尽可能实现和满足学生的发展需求，力争实现"教材"向"学材"的转变。同时，为进一步体现高职教育特色，坚持以"必需，够用"为度，我们在保留第 3 版正确、适当的内容的基础上，对各章节内容均有一定的更新与补充，并删减、压缩了与其他课程教材重复的部分，同时为了便于学生学习，增加了数字化资源的内容。

在本教材的修订过程中，全体编者将自己的教学和临床经验融入本书的同时，还参考了大量相关的文献及著作，使教材质量得到进一步提高。因此，《口腔预防医学》（第 4 版）凝结着各版参编作者的汗水，在此谨向所有学者、参考文献的编著者表示衷心的感谢！同时也感谢人民卫生出版社编辑们的辛勤付出！

本书是集体智慧的结晶，难免存在缺点和不足之处，恳请读者多提出宝贵意见和建议，以帮助改进。

李　月　吕俊峰
2021 年 7 月

目　录

第一章 绪 论

　　医学是人类五千年发展进程中形成的保护人类、防治疾病的科学知识体系，是人类在求生存与发展，不断适应环境变化，与各种危害生命健康的危险因素做斗争的实践活动中产生和发展起来的。为人类提供卫生保健是医学的社会功能，现代医学已把它拓展为促进健康、预防疾病、医疗与康复四大领域。

　　人类五千年医学发展史表明，在各国的传统医学中都包含着预防和医疗两个部分。随着社会进步与科学技术的迅猛发展，尤其是最近 50 年，人类对医学的需求与期望不断提高，推进了医学发展的进程从个人到群体，以至全人类。20 世纪后半叶的现代医学发展已经开始抛弃把重点放在医治已患病人群的传统，而趋向于以预防人群疾病发生、控制疾病发展、维护人群健康为重点。1948 年世界卫生组织（World Health Organization，WHO）成立，提出"使所有的人都尽可能地达到最高的健康水平"，这一理念更新了医学与健康的概念，使医学成为人类健康的科学。

　　作为人体不可分割的一个重要组成部分，人的颅颌面、口腔与牙复合体的健康与机体的健康是密不可分的。科学研究发现，口腔中定植着大量微生物种群。口腔不仅是 300 多种微生物的贮藏库、集散地，而且是许多慢性疾病危险因素的进入渠道，还是许多传染病，如乙型肝炎、艾滋病等的传播途径。古人"病从口入"的概念，如今有了更多的含义与解读。龋病和牙周病为常见疾病，虽说归属于慢性非传染病之范畴，但又都是感染性疾病，其病因、发病机制受到多维因素影响，同时又影响着全身多种疾病的发生。口腔疾病引起的病理改变，口腔的不健康、不卫生状况对整个人类健康造成的危害与影响很大，治疗所耗费资源较多，拖累社会经济发展已成为国际共识。

第一节 口腔预防医学的基本概念

一、预防医学的定义和内容

预防医学是以人群为研究对象,应用宏观与微观的技术手段研究健康影响因素及其作用规律,阐明外界环境因素与人群健康的相互关系,制定公共卫生策略与措施,以达到预防疾病、增进健康、延长寿命、提高生命质量为目标的一门医学科学。预防医学强调环境与人群的相互依赖、相互作用和协调发展,并以人群健康为目的。因此,预防医学的内容主要包括医学统计学、流行病学、环境医学、社会医学、行为科学与健康促进、卫生管理学以及在临床医学中运用三级预防措施。

在不给任何治疗或干预措施的情况下,疾病从发生、发展到结局的整个过程称为疾病自然史,有几个明确的阶段:①病理发生、发展期;②症状发生前期;③临床期;④结局。是健康者接触致病因素到疾病发生、发展,经相应诊治措施而达到恢复健康或治疗无效而死亡的某个结局。按疾病自然发展史,预防措施可以从疾病发展的任何阶段介入,即预防贯穿于疾病发生前直至疾病发生后转归的全过程。1965 年 Leavell 和 Clark 根据疾病自然史,提出疾病预防的五个阶段,并分为三级(表 1-1)。根据各个阶段的特点与内容,可将其划分为三级预防策略。三级预防原则已成为现代预防医学的核心策略。

表 1-1 Leavell 和 Clark 的疾病预防的三级与五阶段划分

级别	阶段	内容
第一级预防	一阶段	增进健康
	二阶段	特殊预防手段
第二级预防	三阶段	早诊断早治疗
第三级预防	四阶段	防止功能障碍
	五阶段	修复

(一)一级预防或初级预防

一级预防(primary prevention)是指疾病处于病理形成前期,以病因预防为主,针对致病因素采取预防措施。强调自我保健、健康教育与促进,以及特殊的防护措施,即社区公共卫生措施,监测危险因素与疾病发展趋势。

(二)二级预防

二级预防(secondary prevention)又称"三早"预防,即早期发现、早期诊断、早期治疗,是指疾病已经进入病理形成期,但处于疾病的早期阶段,及时采取适当的治疗措施,以阻止病理过程的进展,尽可能达到完全康复。

(三)三级预防

三级预防(tertiary prevention)是疾病已发展到严重和晚期阶段,以防止伤残与康复功能为主要目的(如恢复器官的功能缺陷),尽可能恢复一定的生产能力和生活自理能力。

二、口腔预防医学的定义与研究对象

（一）定义

口腔预防医学（preventive dentistry）是口腔医学的重要组成部分，与口腔医学的各个领域都有着密切的内在联系，它是通过有组织的社会努力，预防口腔疾病，维护口腔健康和提高生命质量的一门科学和艺术。

口腔预防医学涉及口腔医学的各个方面，通过预防或减少口腔疾病的发生和发展，达到促进良好的口腔健康与功能的目的。因此，它很早就成为口腔医学的一门分支学科，关系到保存健康牙列，维持口腔结构尽可能长期处于一种适当的健康状态。就其战略地位的重要性而言，是口腔科学（基础口腔医学、临床口腔医学、预防口腔医学）三大组成部分之一。它包括初级预防：如氟化物应用、饮食控制、窝沟封闭、保护牙髓；二级预防（干预）：牙体外科、牙周病学、正畸学及其他领域的早期诊断与适当治疗；三级预防（修复）：固定与活动修复学方面的功能恢复与康复。

（二）研究对象

口腔预防医学以人群为主要研究对象，以研究群体的口腔疾病患病情况、群体预防措施和个人预防保健方法为基本要素，通过研究、发现并掌握预防口腔疾病发生与发展的规律，促进整个社会口腔健康水平的提高。口腔预防医学中的人群是指在一定范围内的人群，可以小到一个家庭，也可以大到全人类。在这个群体中既包括患者，也包括非患者，而且常把这些人和其周围环境联系起来，它也可扩大到包括自然环境、社会环境在内的一个生态学和社会学的群体。

除了口腔专业人员与卫生工作者，口腔预防医学要求政府的支持，社会的关注以及个人的积极参与，具有很强的社会实践性。一切有关口腔疾病预防策略的确定，措施方法的实施与推广，都必须经过科学实践的验证。不仅要为口腔专业人士所认可，而且还要为社会和个人所能承担和接受。

（三）研究范围

口腔预防医学的研究范围应包括患者和群体，可分为基础口腔预防医学、临床口腔预防医学和社区口腔预防医学。

1. 基础口腔预防医学 基础口腔预防医学是以社区群体、临床患者、实验动物为研究对象，采用生物学研究方法探索和评价临床和社区口腔预防技术和措施，阐明口腔健康促进与口腔疾病预防相关的生物学机制，使口腔预防医学在临床和社区的应用更加科学化。医学发展史证明，没有基础医学的发展，临床医学就很难进步。

2. 临床口腔预防医学 临床口腔预防医学是以临床就诊者为对象，采用口腔预防措施，改善患者口腔健康水平，提高个体自我口腔保健能力的学科，包括个人口腔卫生内容。

3. 社区口腔预防医学 社区口腔预防医学是以社区大众为对象，采用口腔预防措施，改善群体口腔健康状态，包括公共口腔卫生内容，如社区氟化饮水的实施，社区口腔卫生政策的制定均属社区口腔预防医学研究内容。

（四）研究内容

口腔预防医学的研究内容应包括口腔卫生措施、口腔流行病学、口腔疾病预防等分支学科，目前比较成熟的有以下几个方面：

1．口腔流行病学 口腔流行病学是研究口腔疾病在人群中的发展和分布规律，探索其病因、性质以及流行影响因素，从而制订并评价口腔疾病预防方案，提高口腔健康水平对策和措施的一门科学。临床口腔医师应明确口腔疾病流行的基本条件、掌握口腔流行病研究的基本方法，从而对口腔疾病的认识由个体上升到群体，由生物上升到社会。

2．口腔卫生措施 口腔卫生措施是研究口腔生物与致病环境，口腔卫生研究的重点内容是控制牙菌斑，消除软垢、食物残渣的方法，以及刷牙、漱口、牙邻面清洁、咀嚼、牙龈按摩、传统医学口腔保健功法等口腔卫生技术。临床口腔医师应熟练掌握个人口腔卫生技术，能够科学地对各类群体与患者针对性提出口腔卫生科学措施，进行口腔卫生技术指导。

3．口腔疾病预防 口腔疾病预防是研究口腔疾病临床预防技术的一门学科，特别是对龋病、牙周病、牙颌畸形等常见口腔疾病的预防，临床口腔医师应了解当今世界最成熟的临床口腔预防技术，能够开展一般性的临床口腔疾病预防技术。

（五）口腔预防医学的局限性

狭义的口腔预防医学的研究对象和范围局限于预防和控制人群口腔疾病的发生，降低疾病的发病率，但很难消除这些疾病。虽然一般来说，预防是廉价的，治疗是昂贵的，但某些预防计划耗资可能庞大，大规模教育活动的效果又不很清楚，很可能为了行之有效而花费很多资金。策略措施的选择是否适当颇为重要，有些疾病也并非属于能够通过社会行为的改变而可以预防的，如先天性缺陷与畸形。有些疾病的预防，虽然涉及行为方式的改变，但可能并不涉及文化或社会习惯的深刻变化。由此可见，口腔预防医学具有社会因素方面的局限性。

三、口腔社会医学

口腔社会医学是一门以口腔医学科学与社会科学为基础的边缘科学，它是研究人群口腔健康状况，影响人群口腔健康的因素，特别是社会因素以及改善人群口腔健康的社会措施。口腔社会医学脱胎于口腔预防医学，是口腔医学深化和发展的新阶段，反映了现在口腔医学高度分化与高度综合的必然结果，因而成为整个口腔医学现代化的重要标志。其研究对象与着眼点是从事人群口腔健康状况的研究，重视影响口腔疾病的社会因素，从预防着手，包括治疗、修复与康复。口腔医学社会化，把口腔卫生保健事业纳入整个社会发展总体系统内，为制订口腔社会卫生保健发展总体规划、目标、策略、措施与方法选择，更新观念并提出理论依据，从而改善社会口腔卫生状况，提高全民口腔健康水平。

口腔社会医学的基本任务是：研究社会政治、经济、文化、社会福利、行为习惯、生活方式、科学技术、卫生系统的组织机构和卫生保健体制等对人群口腔健康的影响及其相互作用；以社区为单位，以人群为对象进行口腔卫生状况及其改善的策略研究和社区口腔保健模式试点研究；为国家和地方决策、管理与技术实施部门提供口腔社会医学咨询与技术服务。

口腔社会医学的基本内容是：论述与口腔医学有关的社会诸方面因素——人口、环境、社会结构与功能、政治经济、法律道德和风俗习惯；阐述各种口腔健康问题与社会的关系——经济、社会文化、生产方式、生活方式、社会心理行为、口腔保健服务与口腔卫生立法；社会预防与控制措施——预防技术方法、健康促进、教育、行政、法律与经济措施、社会措施、监督与评价。

口腔预防医学和口腔社会医学这两门学科的关系非常密切，在我国现行的教育体制中尚不能将两者完全分开。口腔预防医学和口腔社会医学的发展,对未来口腔医学的发展与人群口腔保健具有重要的意义,两者缺一不可。但口腔预防医学与口腔社会医学两者也是有区别的,两者的主要的区别在于:口腔预防医学侧重于纵向研究自然环境、社会环境与人工环境致病因素对人体的影响,以其特有的知识与技能,为特定社会与特定人群提供服务,从不同的角度为预防和控制口腔疾病作出贡献,并为口腔社会医学研究与服务提供技术支持;口腔社会医学是研究大众口腔健康科学整体的本质及其发展规律的科学,它侧重横向研究影响人群口腔健康的社会因素,即以一定范围的社区和卫生系统为对象,以口腔健康问题为中心,做出适时的"社会诊断",制订相应的对策,选择或发展相应的干预措施。

第二节　口腔预防医学的历史与发展

根据美国牙医史学家 Malvin E. Ring 出版的《牙医学图解说明史》(1985)及我国牙医史学家周大成著《中国口腔医学史考》(1991)及郑麟蕃等主编《中国口腔医学发展史》(1988)的记述,世界与中国的口腔医学发展史起源可以追溯到远古的旧石器时代,也就是 100 多万年以前,还没有文字记载的化石。距今约 10 万年以前的山顶洞人的颌骨上已经发现有龋齿,距今约 1 万年至 4 千年前的新石器时代人头骨发现龋齿和严重牙周病。自古以来,人类就已经受到牙病的折磨,并寻找各种方法来解除痛苦。

1958 年 McGarvran EG 把健康科学的历史发展分成为 4 个时期:经验主义时代(从远古至 1850 年),基础科学时代(1850 年—1900 年),临床科学时代(1900 年—1950 年),以及公共卫生时代(1950 年至今)。从整个口腔预防医学发展过程来看,也大致可以分为 4 个阶段:

一、启蒙时期

启蒙时期或可称为经验主义时代,大约在公元前 14 世纪至公元 19 世纪 40 年代间。

我国公元前约 1400 年的殷墟甲骨文清楚记载了象形文字并刻下了"齿"字与"龋"字(图 1-1)。用齿字上面加一个小虫表示"龋"字,认为龋是由虫蚀造成的。宋代杨仁斋著《直指方》曰:"百物养生,莫先口齿"。若要维护人体健康,首先就要保持口腔的功能正常,足见古人对口腔卫生保健极为重视。古人在口腔卫生保健方面积累了丰富的经验,古籍中记载了多种口腔卫生保健的方法,如漱口、咽津、叩齿、剔牙、揩齿等,有些方法延续至今。

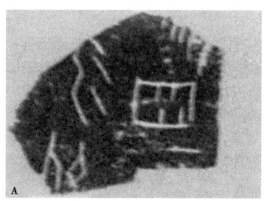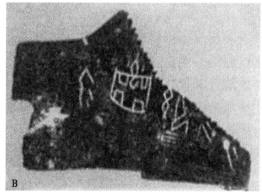

图 1-1　我国殷墟甲骨文中的"齿"与"龋"

（一）漱口

古代已认识到漱口对口腔卫生的重要性。公元前 1100 年，西周《礼记·内则》有"鸡初鸣，咸盥漱"的记载。公元 25 年《金丹全书》记载："今人漱齿每以早晨，是倒置也，凡一日饮食之毒，积于齿缝，当于夜晚洗刷，则污垢尽去，齿自不坏，故云晨漱不如夜漱，此善于养齿者。今观智者，每于饮后必漱，则齿至老坚白不坏，斯存美之功可见矣"。此时已认识到应早晚洗刷和漱口，并且夜间洗刷比早晨重要。西汉名医淳于意认为龋齿是"食而不漱"所致，李鹏飞著《延寿书》记载："食毕漱口数过，齿不蛀，口不臭""凡饮食讫，辄以浓茶漱口，烦腻即去而脾胃自和"，指出应当经常于饭后、睡前漱口，才能保持口腔卫生，避免龋齿的发生，也说明祖先早就有了良好的漱口习惯。到清代光绪年间，已有漱口药方，供慈禧、光绪漱口。直至今日，漱口已成为普通百姓的口腔卫生习惯。

（二）叩齿、揩齿与洁齿

公元前 500 年汉墓中的简帛医书——《养生方》记载："朝夕啄齿不龋"，"叩齿"似乎有一定的口腔保健作用。公元前 400 年《黄帝内经》中的《素问·诊要经终论》曰："齿长而垢"。唐代孙思邈（581 年—682 年）《备急千金要方》的"齿痛论"记载："每旦以一捻盐内口中，以暖水含，揩齿及叩齿百遍，为之不绝，不过五日，口齿即牢密"，这时已见"揩齿"之说。2 000多年以前，希腊医师就熟悉印度除口臭的配方，在白酒中加入洋茴香、莳萝与没药。最早的洁牙剂，特别是牙粉，源于古希腊。

（三）刷牙、植毛牙刷、牙签

我国于公元前数世纪已经开始用刷牙方法来清洁牙齿，但使用的工具很简单，就是用杨柳枝，东汉高世安译《佛说温室洗浴众僧经》中讲到洗浴时所需的七种用具，其中有"六者杨枝"之句。当时的杨枝，就是一种将杨枝的一端或两端砸扁成刷状制成的牙刷，形如扫帚，以蘸药刷齿。916 年—1125 年的辽代已有骨柄植毛牙刷。从内蒙古自治区赤峰县辽驸马墓的随葬品中见到两把骨制牙刷柄，与近代牙刷相似。元代的罗元益著《卫生宝鉴》提倡要早晚刷牙两次。到了明代，帝王们的一些牙上都有楔状缺损，说明刷牙已成为习惯。使用牙签的记载也相当久远：元代赵孟頫（1254 年—1322 年）在《老态》一诗中叙述"食肉先寻剔牙签"。1570 年英国女王 Elizabeth 收到一件装有 6 根金牙签还有"擦牙布"的礼物。莎士比亚在他的剧本里多次间接提到牙签，说明牙签是当时上流社会的一种时尚。

（四）砂糖损齿

唐初由孟诜撰写，张鼎增补改编的《食疗本草》中记载："多食砂糖有损牙齿"。北宋寇宗奭在其著作《本草衍义》中也记有"砂糖小儿多食则损齿"。而日本到 1881 年才有类似记载。16 世纪的英国牧师医师 Andrew Boorde 出版了一本最早的英国医学书，指出牙疼与糖有关系。

（五）牙结石与洁治术

《素问·诊要经终论》曰："齿长而垢"，《灵枢·卷三》曰："骨肉不相亲，则肉软却；肉软却，则齿长而垢，发无泽"，说明当时我国已经认识到牙齿伸长、牙垢堆积、牙周退缩等牙周疾病的主要症状。

皇甫谧著《针灸甲乙经》曰："齿动痛，不恶清饮取足阳明；恶清饮取手阳明"，记载了用针灸疗法治疗牙周病。《外台秘要》关于牙结石的记载甚为详细："附齿，有黄色物，如烂骨状，名曰食床，凡疗齿看有此物，先以钳刀略去之，然后依方用药；其齿内附着齿根者，形如鸡子膜,有如蝉翼缠着齿者,亦须细看之,不尔,甚齿龊永不附着齿根也"。可见当时对龈上结石和龈下结石都已有了明确的认识,并已能使用器具刮除牙结石,使牙龈重新附着。

(六)氟牙症

三国时期魏国学者嵇康在《养生论》中记载有"齿居晋而黄。推此而言,凡所食之气,蒸性染身,莫不相应"。晋指今山西省,根据其摘述有地方性齿黄的特点,他观察到住在山西的人牙齿是黄的,认为这种黄牙与生活环境有关,可能是生活中的某些物质,通过饮食影响牙齿和全身的健康,他还观察到:"熏之使黄,而无使坚",明确指出黄牙是不坚固的,这是世界上最早对氟牙症的记载,实如现代医学中的地方性氟中毒——氟牙症的特征。

总之,在口腔预防的启蒙阶段,不论在国内还是国外,已经开始发明并应用了多种原始的口腔保健用品与口腔卫生方法。但是,由于当时科学水平的限制,还不能确切地知道这些口腔保健方法的效果以及防病机制。

二、科学基础形成与临床科学发展时代

科学基础形成与临床科学发展时代又称理性发展阶段。以社会经济学发展与自然科学进步为基础,欧洲的文艺复兴运动推动了医学与口腔医学的发展。

(一)十七八世纪的欧洲

17 世纪,基础科学有了伟大发现,这些发现成了现代医学的基础,但是医学实践仍然是迷信、无知、没有活力的。

显微镜的发明开创了一个科学研究的新世界。17 世纪荷兰学者列文虎克发明了显微镜,并从一个 8 岁男孩的口腔内取出的牙垢上首次发现了细菌。他通过一系列观察研究得出结论:每个人口腔内都生活着比荷兰全国人口更多的"小动物"。

18 世纪,牙医学实践发生了深刻的变化,最终成为一门独立的学科。1728 年,被誉为牙科之父的法国牙医福查德(Fauchard)出版了《外科牙医学》,使牙医学知识更加系统化,从而奠定了牙科作为一门临床学科的基础。从 18 世纪至 19 世纪,用于牙科临床的器械和材料的发明比较多,例如拔牙钳、陶瓷牙、牙科椅、脚踏牙钻机等。1839 年,世界上第一本牙科杂志——《美国牙医学杂志》(*American Journal of Dental Science*)创刊。由于两位著名牙科医师 Hayden 与 Harris 的努力,1840 年美国马里兰州的巴尔的摩牙医学院成立,同时成立了世界上第一个全国性牙科医师学会。1859 年,美国牙医学会成立。1889 年在法国巴黎举办了第一次世界牙科会议。

(二)科学基础的形成

19 世纪末的 20 年间,两项主要发现——Miller 的关于龋病的化学细菌学说及氟化物防龋作用,推动了牙医学专业的革命并指出了新的口腔医学途径,它们的影响扩展到口腔医学的教学、研究以及临床实践的各个方面,为预防口腔医学的发展奠定了坚实的科学基础。

米勒(W.D.Miller)(图 1-2)是美国牙科医师、微生物学家,被誉为口腔微生物学之父。他于 1880 年—1896 年进行了口腔细菌学研究,证明细菌作用于糖,产生酸使牙釉质脱

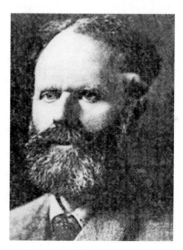

图 1-2 米勒(W.D.Miller)

矿而引起龋，于 1889 年在《人类口腔微生物学》一书中提出了龋病病因学说——化学细菌学说。1883 年提出了牙周病可能是多种因素的内源性感染，"人类口腔是个感染灶"。1896 年—1905 年 Plant 与 Vincent 先后发现杆菌和螺旋体与急性牙周炎有关，链球菌与慢性牙周病有关。1911 年 Hunter 指出感染的牙可引起许多系统性紊乱。1914 年 Rosemor 报道从感染牙分出的链球菌可定植于实验动物的某些组织中。

另一个重要发现是氟化物的防龋作用。1874 年 Ehrhardt 在德国月刊"*Memorabilia*"报告氟化物有增强牙釉质防龋的作用。当时在英国开始推荐儿童与孕妇用氟丸（氟化钾）防龋。1886 年 Moisson 分离出氟。1893 年 Hillebrand 首次报告了新墨西哥温泉饮水氟浓度为 5.2ppm（10.7%CaF$_2$）（1ppm 约等于 1mg/L）。1896 年德国人 A.Denniger 指出氟化物作为对抗牙科疾病的制剂，饮食中缺氟是引起牙病的重要因素，儿童、孕妇应补充氟化钙防龋。20 世纪初，美国 Frederick McKay、Black 通过调查发现斑釉牙似乎不增加龋齿易感性。1931 年美国 H.T.Dean 博士开展斑釉牙流行病学调查，结果表明随着饮水氟浓度增加，斑釉牙的严重程度增加，饮水氟浓度高是引起斑釉牙的最重要原因。随后对氟牙症与龋病之间可能存在着负相关的关系进行了调查，结果显示随着饮水氟浓度的增加，人群中龋的发生率降低，进一步研究显示在饮水氟浓度为 1mg/L 时龋病发病率最低。因此，1945 年美国在 Grand Rapids 开展饮水氟化项目，5 年后取得明显的防龋效果。奠定了大规模氟化物防龋的基础和开创了氟化饮水的项目。

20 世纪初，西方现代牙医学开始传入中国。随着牙科诊所、学校的建立，有关口腔卫生的刊物、宣传、展览、牙膏陆续开始出现，龋病、斑釉牙等调查开始进行。例如：公元 1919 年中国保牙会成立，并主编《口腔卫生月报》创刊，为我国早期的口腔健康教育组织和口腔卫生保健宣传刊物；1926 年上海生产的三星牌管状牙膏问世；1930 年科普读物《家庭口腔卫生学》出版；1935 年司徒博提出了"发展我国齿科医学事业，推行口腔卫生的计划"的报告；同年上海牙医公会举办了第一届口腔卫生展览会；1936 年对上海高桥小学学生进行了牙病调查；1936 年调查了吸烟对牙齿与口腔组织的影响；1942 年周大成在沈阳对农村学童龋蚀频度进行了调查；1944 年郑麟蕃在北京调查了中小学生的口腔状况；1945 年发表了贵州氟区斑釉牙调查，同年上海又有消治龙（磺胺）药物牙膏问世；1947 年朱端伯发表了氟与龋齿预防的文章。上述这些事件均表明具有一定科学基础的口腔预防医学在中国开始萌芽并逐渐开始发展。

 知识拓展

世界卫生组织（WHO）

世界卫生组织是联合国下属的一个专门机构，其前身可以追溯到 1907 年成立于巴黎的国际公共卫生局和 1920 年成立于日内瓦的国际联盟卫生组织。第二次世界大战后，经联合国经社理事会决定，64 个国家的代表于 1946 年 7 月在纽约举行了一次国际卫生会议，签署了"世界卫生组织组织法"。1948 年 4 月 7 日，该法得到 26 个联合国会员国批准后生效，世界卫生组织宣告成立。每年的 4 月 7 日也就成为全球性的"世界卫生日"。同年 6 月 24 日，世界卫生组织在日内瓦召开的第一届世界卫生大会上正式成立,总部设在瑞士日内瓦。世界卫生组织是国际上最大的政府间卫生组织,它负责对全球卫生事务进行领导,拟定卫生研究议程,制定规范和标准,阐明以证据为基础的政策方案,向各国提供技术支持,以及监测和评估卫生趋势。世界卫生组织的宗旨是使全世界人民获得尽可能高水平的健康。该组织给健康下的定义为:"身体、精神及社会生活中的完美状态"。1972 年 5 月 10 日,世界卫生组织承认中国的合法地位。截至 2015 年,世界卫生组织共有 194 个会员国。

三、口腔预防医学的诞生与发展时期

1948 年世界卫生组织(WHO)成立,在其宪章中明确规定了 WHO 的宗旨是"尽可能使全人类达到最高的健康水平",并明确阐述"健康是每个人的基本权利之一,不分种族、宗教、政治信仰、经济或社会状况"。从 20 世纪 50 年代开始,在把重点放在传染病、环境危害与营养缺乏的同时,建立了口腔卫生项目,以保持和促进全球人口达到可以接受的口腔健康水平的目标。在认识到充填治疗、拔牙与外科手术、冠桥与义齿修复并不能从根本上解决全球人口的基本口腔健康问题时,WHO 开始制订总政策,在全球范围内开展预防和控制口腔疾病的项目活动。最早支持在新西兰召开的氟化物研讨会以及在美国、加拿大等开始的饮水氟化项目,并组成了 15 个专家委员会作为 WHO 的专家咨询机构。20 世纪 60 年代以来,组织专家制定了口腔健康调查基本方法(1~5 版)、国际疾病分类法(1~10 版)。自 1969 年以来,建立了全球口腔资料库,每年发布一次全球龋病流行趋势报告。在 1975 年与 1978 年的两次世界卫生大会上,通过了有关饮水氟化预防龋病的两项决议,并向各成员国做出积极推荐。把 12 岁儿童的龋均不超过 3 作为一项指标纳入 2000 年人人享有卫生保健的指标体系之中,并提出了 2000 年人人享有卫生保健的同时也享有口腔卫生保健。1978 年把社区牙周治疗需要指数(CPITN)作为标准纳入口腔健康调查基本方法(第 4 版简化为社区牙周指数 CPI)。1979 年,WHO 与国际牙科联盟(FDI)联合提出了 2000 年全球口腔卫生保健目标的指标体系。1981 年 WHO 提出的人体健康十项标准,口腔健康作为第八项,其具体内容是"牙齿清洁,无龋洞、无痛感,牙龈颜色正常、无出血现象"。20 世纪 70 年代以来,WHO 口腔卫生处与 FDI 合作,组成了 15 个联合工作组,开展了广泛的合作研究。1970 年 WHO 制成了一个有 11 个国家参加的口腔保健提供系统国际合作研究项目(ICSⅠ),并在 70 年代中陆续在各个国家进行调查及开展资料收集工作,直至 1985 年才完成了整个调查工作并由 WHO 出版了《口腔卫生保健系统》的专项调查文集,其后又组织了由 6 个国家参加的 ICSⅡ项目,主要调查口腔卫生健康结果,到 20 世纪 90 年代中期完成整个报告。20 世纪 80 年代以来,WHO 的主要工作是开展社区预防并帮助发展中国家培训人员,建立机构,开展项目,统称为国际合作口腔卫生发展项目。在 1983 年和 1989 年世界卫生大会上的决议案中,确认把口腔卫生保健纳入初级卫生保健途径,并成为普遍的策略。1982 年在泰国清迈成立了 WHO 地区口腔卫生保健中心,开展了社区口腔保健模式的试点,尝试采用模拟操作培训基层口腔保健人员。不久,又在叙利亚大马士革成立第二个地区中心,开始了学校口腔健康教育的试点。到 20 世纪末,WHO 已在全球建立 38 个口腔卫生保健合作中心和 4 个地区合作中心。

　　在这一时期,另一个对全球口腔预防保健有深刻影响的权威机构是成立于 1948 年的美国国立牙科研究所(National Institute for Dental Research, NIDR)。NIDR 成立后的前 10 年,主要是确认了社区饮水氟化防龋项目的安全、有效与经济。1956 年在 Grand Rapids 的调查结果显示,儿童龋发率下降了 60% 以上,使饮水氟化项目取得了重大的科学突破,历史上第一次证明了龋病是可以预防的,是口腔预防医学的一项革命。如今,饮水氟化项目已经得到了世界上 150 多个科学与卫生组织的认可,已有 39 个国家 2 亿 1 千万人在饮用氟化水。饮水氟化被称为继饮水净化、牛奶巴氏消毒、免疫注射之后的第四次公共卫生革命。20 世纪 60 年代,NIDR 的主要贡献是证实了龋病与牙周病都是感染性疾病。20 世纪 70 年代 NIDR 的病毒学研究(如疱疹病毒等)得到了世界的公认,并且在全美氟水含漱示范项目、社会行为科学与口腔健康的关系等研究方面取得了进展。1998 年又将国立牙科研究所改名为国立牙科颅面研究所(NIDCR),进一步扩展了其研究范围。

　　我国口腔预防医学的发展始于 20 世纪中期。1945 年华西协合大学牙医学院成立牙科公共卫生学系,同时开设预防牙医学课程。20 世纪 50 年代初,预防牙医学曾作为一门课程在几所大学的牙医学系内讲授。50 年代后在口腔医学迅速发展的阶段,由于受到当时苏联教学模式的影响,预防牙医学不再作为一门课程,而并入口腔内科学范畴。20 世纪五六十年代,我国开展了龋病的社会调查、龋病病因学的研究、氟化物防龋的研究,并在广州、东莞相继开始饮水氟化防龋试点项目。这个时期一些口腔医疗小分队到学校、厂矿、居民区与农村开展口腔疾病普查普治与群防群治等工作。1958 年姜元川编著了第一本《牙病预防学》专著,比较全面地阐述了牙病预防的原理与方法,提出了牙病预防学的学科性质是"自然科学与社会科学的结合",对象是"群体口腔健康",内容是"调查统计、实验研究、宣教推广三个类型,组成相互联系的一门完整学科……是口腔科方面的一种社会医学和预防医学"。尽管从现代预防医学发展的水平看,在认识、内容和方法上还有欠缺与不完善之处,但对推动我国口腔预防医学的发展起到奠基的作用。此外,20 世纪 60 年代我国学者还在龋病、牙周病病因学、氟防龋作用等方面开展了研究,并对高氟地区的氟牙症流行状况进行了调查。20 世纪 70 年代,广州饮水氟化一度出现氟牙症而引起了学术争议。1975 年在全国推广保健牙刷,并开始了防龋涂料、变形链球菌与龋病关系的研究,分析了中国人的龋病患病状况。1979 年北京医科大学口腔医学系第一个成立了口腔预防科。

　　20 世纪 80 年代以来,WHO 开始帮助中国发展口腔保健项目。1981 年,在联合国开发计划署(UNDP)资助下,我国举办了首次全国高校教师培训班,引进了 WHO 的口腔健康调查基本方法。随后全国一些高校陆续成立了口腔预防医学教研室,口腔预防医学作为一门独立课程开始正式纳入教学课程。1982 年,在卫生部领导下采用 WHO 标准方法第一次进行了全国学生龋病与牙周病流行病学调查,使中国的口腔预防医学开始逐步与国际接轨。

　　1987 年第一版高等口腔医学专业教材《口腔预防医学》正式出版。同年中华医学会口腔医学专业委员会口腔预防医学学组在天津召开了全国第一次口腔预防医学学术会议,交流了中国口腔预防医学领域研究的进展。1988 年底全国牙病防治指导组成立。1989 年在北京举办了第二届国际预防牙医学大会,中国口腔预防医学与世界展开了国际交流。同年,九个部委联合发文确定每年的 9 月 20 日为"全国爱牙日",并以"爱牙健齿强身"为中心主题,开始了全国爱牙日活动。

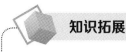 **知识拓展**

爱牙日及历年主题

1989 年,由卫生部、国家教育委员会等部委联合签署,确定每年的 9 月 20 日为全国爱牙日。宗旨是通过爱牙日活动,广泛动员社会的力量,在群众中进行牙病防治知识的普及教育,增强口腔健康观念和自我口腔保健的意识,建立口腔保健行为,从而提高全民族的口腔健康水平。建立爱牙日是加强口腔预防工作,落实预防为主方针的重要举措。

历年爱牙日主题:

1989 年:人人刷牙,早晚刷牙,正确刷牙,用保健牙刷和含氟牙膏刷牙。

1990 年:爱牙健齿强身。

1991 年:爱护牙齿从小做起。

1992 年:爱护牙齿,从小做起,从我做起。

1993 年:天天刷牙,定期检查。

1994 年:健康的生活需要口腔卫生。

1995 年:适量用氟,预防龋齿。

1996 年:少吃含糖食品,有益口腔健康。

1997 年:爱牙健齿强身,预防龋病。牙周疾病,健康的牙齿伴你一生。

1998 年:健康的牙齿,美好的微笑。

1999 年:老年人的口腔保健。

2000 年:善待牙齿。

2001 年:吸烟与口腔健康。

2002 年:预防牙周疾病　维护口腔健康。

2003 年:有效刷牙　预防牙周疾病。

2004 年:口腔健康与生命质量。

2005 年:关注孕妇口腔健康。

2006 年:婴幼儿口腔保健。

2007 年:面向西部,面向儿童。

2008 年:中老年人口腔健康。

2009 年:维护口腔健康,提高生命质量。

2010 年:窝沟封闭,保护牙齿。

2011 年:健康口腔,幸福家庭。

2012 年:健康口腔,幸福家庭。副主题——关爱自己,保护牙周。

2013 年:健康口腔,幸福家庭。副主题——关爱老人,修复失牙。

2014 年:健康每一天,从爱牙开始。

2015 年:定期口腔检查,远离口腔疾病。

2016 年:口腔健康,全身健康。

2017 年:口腔健康,全身健康。

2018 年:口腔健康,全身健康。副主题——护健康口腔、助健康体魄、享健康生活。

2019 年：口腔健康，全身健康。副主题——刷牙漱口用牙线 洁牙护龈促健康。

2020 年：口腔健康，全身健康。副主题——均衡饮食限糖减酸 洁白牙齿灿烂微笑。

2021 年：口腔健康，全身健康。副主题——从小养成刷牙习惯 一生乐享健康生活。

20 世纪 90 年代以来，口腔预防医学在国内取得的主要进展是：制订了 2000 年我国口腔预防保健目标规划，完成了第二次全国口腔健康流行病学调查与报告，连续开展了全国爱牙日活动并对其社会影响进行了检测与评价。成立了全国牙病防治基金会，资助了一批口腔预防应用研究项目，1996 年与 1997 年分别成立了中华预防医学会口腔卫生保健专业委员会与中华口腔医学会口腔预防医学专业委员会，同时举办了口腔预防保健最新进展国际学术报告会与第一届国际龋病预防学术研讨会，举办了非创伤性充填治疗技术（ART）培训班。在口腔预防医学的教学方面，编著出版了《口腔预防医学》全国统编教材。许多高等与中等院校都单独开设了口腔预防医学课程，并开始探索社会实践的途径，以便使新一代口腔专业人员在知识、态度与技能方面具备从事社区口腔保健工作的能力。

四、21 世纪口腔预防医学的发展与前景

随着 21 世纪的到来，人们对口腔健康的需求更多、期望更高。没有口腔疾病和保持最佳的口腔功能状态，已经成为人们追求高质量生活的目标之一。

人类的口腔除了易患口腔疾病，还是许多感染性疾病的传播途径和不健康因素的载体。例如：精神压力、烟酒及其他毒物，还有某些地方习俗都可能有损口腔和全身健康。因此，促进口腔健康信息的传播，防止有害因素对正常口腔功能及全身健康的损害，应该纳入 21 世纪口腔健康的目标之内。

氟化物的应用已经使龋病发生率大幅度下降，如果全面采取预防措施，将会使儿童与成人的龋病继续下降，至少到 2025 年时 50～60 岁的人会出现这种状况。某些工业化国家牙周健康已得到改善，原因主要是良好的口腔卫生起到关键作用：预计到 2025 年牙周病会有明显下降。最终消除龋病和牙周病这两大类口腔疾病不仅合理，而且很有可能，因为现代的知识已经足以控制龋病和牙周病。没有其他学科能像口腔预防医学这样，如此快地取得了巨大成果。

2000 年，第 53 届世界卫生大会推荐"把重点放在与多种疾病有联系的共同的、可以预防的、与生活方式有关的危险因素方面（如不健康的膳食、吸烟），包括口腔健康"。WHO 评价了 2000 年 WHO/FDI 的全球口腔健康目标的完成情况，并制订新的 2020 年目标。目的是为不同水平的卫生政策制定者提供一个框架，其目标主要着眼于全球水平，鼓励地方采取行动。

我国将口腔卫生工作作为公共卫生工作的重点内容之一。2004 年卫生部印发《中国口腔卫生保健工作规划（2004—2010 年）》，提出 2010 年达到"人人享有初级口腔卫生保健"的目标，标志着 21 世纪我国全民口腔保健时代的开始。2017 年公布的第四次全国口腔健康流行病学调查结果显示，一方面随着经济社会的发展，人们饮食习惯的改变，儿童龋病患病率呈上升趋势，成年人牙周健康状况不容乐观。另一方面，随着口腔卫生服务的供给侧改革的不断深入，我国居民口腔健康素养水平和健康行为情况均有不同程度的改善，口腔卫生服务利用水平有所上升。

我国口腔预防医学与大众口腔保健的未来发展将立足于近 20 年中国牙病预防发展的基础。《"健康中国 2030"规划纲要》和《中国防治慢性病中长期规划（2017—2025 年）》明确提出"12 岁儿童患龋率控制在 25% 以内"的目标。2017 年，国家卫生健康委员会联合国家体育总局、中华全国总工会、中国共产主义青年团中央委员会、中华全国妇女联合会共同印发《全民健康生活方式行动方案（2017—2025 年）》，在全国范围深入开展"三减三健"（减盐、减油、减糖、健康口腔、健康体重、健康骨骼）专项行动，将"健康口腔"作为重要内容进行深入推广，提升群众口腔健康意识和行为能力。2019 年国家卫生健康委员会基于口腔疾病防治现状和工作要求，印发了《健康口腔行动方案（2019—2025 年）》，明确了 2025 年总体目标和 5 个针对可量化的工作指标，提出了 4 项具体行动：①口腔健康行为普及行动。从健康知识普及和健康行为促进两方面入手，强调科学、广泛的口腔健康教育，针对含糖食品、烟草使用、咀嚼槟榔等对口腔健康危害较大的重点危险因素提出具体措施。②口腔健康管理优化行动。根据生命早期 1 000 天、儿童、中青年（职业）人群、老年人重点口腔问题，分类指导，强化早诊早治，推动疾病治疗向健康管理转变。③口腔健康能力提升行动。完善口腔健康服务体系，加强口腔专业人力资源建设。建立监测评价机制，加强数据分析利用，逐步实现居民口腔健康状况和防治信息的定期更新与发布。④口腔健康产业发展行动。充分发挥市场在口腔非基本健康领域配置资源的作用，引领口腔健康服务业优质发展，满足群众多样化、个性化的口腔健康需求。推动口腔健康制造业创新升级，推动科技成果转化和适宜技术应用。

总之，推动学科发展的动力来自群众的需求。通过科学研究提供充分的证据发展循证口腔保健，用于社会实践，促进全民口腔健康，提高全民生命质量是 21 世纪我国口腔预防医学发展的方向。

小 结

本章主要讨论了预防医学的重要性，并说明了预防措施可从疾病发展不同阶段介入三级预防的策略与途径。特别对口腔预防医学的基本概念、口腔预防医学的发展及前景做了较仔细的分析，帮助学生对口腔预防的个体预防、群体预防及全球（人类）预防，最后到口腔预防医学体系形成有了一个全面的认识，使学生了解本学科在整个口腔医学中为增进全民口腔健康的重要地位和作用。

思考题

1. 分析口腔预防医学与口腔医学各分支领域的关系。
2. 试述三级预防的定义与内容。
3. 浅谈口腔预防医学的发展史及未来的发展方向。

（李 月）

第二章 口腔流行病学

学习目标

1. 掌握：口腔流行病学概念、作用与常用研究方法；龋病流行病学指数和流行特征；牙周病流行病学指数和流行特征。
2. 熟悉：口腔健康状况调查的目的、常用方法、误差及控制方法。
3. 了解：其他口腔疾病的流行概况；调查数据的整理和统计分析。

第一节　口腔流行病学概述

一、口腔流行病学的概念

流行病学是研究疾病和健康状态在人群中的分布及其影响因素，借以制订和评价预防、控制和消灭疾病及促进健康的策略与措施的科学。流行病学不仅是预防医学的主导学科，而且随着流行病学研究方法的不断完善和应用领域的不断扩展，它也逐渐成为现代医学领域的一门重要的基础学科。

口腔流行病学（oral epidemiology）是流行病学的一个分支，即用流行病学的原则、基本原理与方法，研究口腔疾病在人群中的发生、发展、分布规律以及影响因素，同时研究口腔健康及其影响因素，探讨口腔疾病的病因、流行因素，为制订口腔保健计划，选择防治策略和评价方法提供依据。它是流行病学方法在口腔医学中的应用，是流行病学的重要组成部分，与预防医学、临床医学以及基础医学都有着非常紧密的联系。

二、口腔流行病学的作用

（一）描述人群口腔健康与疾病的分布状态

口腔流行病学可用于对人群口腔健康状况进行描述，横断面调查是其最常用的方法。它可以通过对一个地区、某一人群在一定时间内的某种或某些口腔疾病进行横断面调查，获得该地区特定人群口腔疾病的患病情况和分布特点。如我国已经完成的第四次全国口腔健康流行病学调查，描述了近年来我国人群的口腔健康状况，对了解我国龋病、牙周病、牙列缺失等常见口腔疾病的分布状态具有重要意义。

（二）研究口腔疾病的病因和影响流行的因素

横断面调查的方法难以进行疾病病因的研究，但它可以提供某种或某些疾病的流行因素线索，形成危险因子假设，然后用分析性流行病学的研究方法对该危险因子进行验证，借以判断该疾病的可能病因。在此基础上再采用其他的研究方法，如流行病学实验等，进一步揭示疾病的病因。

（三）研究疾病预防措施并评价其效果

口腔流行病学也可用于口腔疾病预防措施和预防方法的研究，并对其效果进行评价。如一种新的预防方法或预防措施，可用口腔流行病学实验方法对其效果进行检验，通常采用盲法把受试人群随机分为干预组和对照组，采取干预措施后经过一定的实验周期，比较两组人群的发病差异，即可评价这种新的预防措施的防病效果。1982 年 Driscoll 对含氟漱口液（900mg /L F⁻）用于学龄儿童的防龋效果进行评价，连续观察 30 个月，发现患龋率降低22%，证明含氟漱口液对龋病预防有效。

（四）监测口腔疾病流行趋势

口腔疾病的流行常受到多种因素的影响，如行为与生活方式、环境、卫生保健服务状况等，这些因素的改变常会导致口腔疾病流行情况的变化，运用口腔流行病学调查可以对口腔疾病进行监测并对其发展的趋势进行预测。WHO 在 1969 年建立了全球口腔数据库，每年发布一次全球龋病流行趋势的报告。我国于 1983 年对全国学生龋病、牙周病进行了抽样调查，后又分别于 1995 年、2005 年、2015 年开展了三次全国口腔健康流行病学抽样调查。这四次调查对了解我国人民的口腔疾病的现状和发展趋势都具有重要意义。

（五）为制订口腔卫生保健工作规划和评价实施效果提供依据

我国疆土辽阔，各地区经济状况、卫生保健状况、生活习惯、地理环境以及气候条件等相差很大。因此在制订口腔健康目标和规划时，需要有大量确切的流行病学调查资料作为依据，以保证项目规划的科学性。口腔流行病学调查的结果是各级卫生行政部门制订口腔健康目标，规划口腔保健措施的主要依据。

一个口腔健康目标和规划制订后，具体的实施效果如何，也需应用口腔流行病学方法对其进行中期评估和终末评价。

三、口腔流行病学的发展

口腔流行病学是在长期的医学实践过程中，不断地发展、充实和完善起来的。国际上，口腔流行病学起源于 20 世纪初。当时美国的牙科医师 McKay 和 Black 一起对科罗拉多州一些地区流行的条纹牙进行流行病学调查，以期找出这种现象的原因。1916 年他们公布的调查结果认为，这种条纹牙的发生与当地湖水中的氟化物含量过高相关，并将这种疾病定名为斑釉牙。

美国学者 Dean 1933 年对美国斑釉牙流行程度不同的 6 个市、镇进行流行病学研究，观察龋病、斑釉牙和饮水氟含量的关系。结果证实饮水氟含量与斑釉牙呈正相关，与患龋率呈负相关，从而证实了氟与龋病的关系。1945 年 Dean 等人在 Grand Rapids 首先开始了饮水氟化项目，1959 年报告降低龋病约 50%，证明饮水中加入 1mg/L 氟可降低龋病发病率。这些研究在推动口腔医学进步的同时，也发展了口腔流行病学。

我国较早的口腔流行病学调查的记载是在 1936 年,黄仁德对上海市高桥区的小学生进行牙的检查。1944 年,姜元川发表了《成都市小学生第一恒臼齿之研究》的调查文章。1957 年卫生部成立龋病牙周病全国性统计调查委员会,首次制定《关于龋病、牙周病全国统计调查规定》。各地根据此规定调查了 400 余万人,初步反映了我国牙病流行情况。1983 年在卫生部的领导下,杨是等采用 WHO 的标准方法组织了我国首次全国中、小学生的口腔健康调查,内容包括龋病、牙周病、氟牙症和四环素牙等。这次调查为我国制订 2000 年口腔健康目标提供了科学依据。1995 年在卫生部和全国牙防组的领导下,我国应用 WHO 推荐的指数年龄组、第三版基本调查方法及 NIDR 的根面龋调查方法,又开展了第二次全国口腔健康流行病学抽样调查,内容包括龋病、牙周病、氟牙症、口腔卫生状况,以及戴义齿、需义齿和无牙颌情况。这次调查还增加了问卷调查的内容,对了解我国人民的口腔卫生知识、态度、实践、习惯和观念,探索口腔疾病的发病因素具有积极的意义。2005 年由卫生部组织开展了全国第三次口腔健康流行病学调查。这次调查的特点是首次在全国 30 个省、自治区、直辖市开展口腔健康流行病学调查;调查的年龄包括 5 岁、12 岁、35~44 岁和 65~74 岁,共调查 93 826 人。2015 年我国进行了第四次全国口腔流行病学调查。调查对象包括全国 31 个省、自治区、直辖市的 3~5 岁、12~15 岁、35~44 岁、65~74 岁抽样人群,总样本量为 172 425 人。这次调查对了解我国居民口腔健康状况及其影响因素,口腔健康知识、态度、行为和口腔卫生服务利用情况,监测口腔健康状况的变化趋势,评估口腔卫生需求,制定中国口腔卫生保健工作规划提供了科学依据。

几十年来,在口腔专家的不懈努力下,我国的口腔流行病学从无到有,从局部规模发展到全国性调查,从描述性流行病学方法发展到分析性与实验性流行病学方法的应用,为我国口腔保健工作的开展提供了重要的科学依据,也培养了一批从事口腔流行病学研究的专业人员,对促进我国口腔医学发展,提高人群口腔健康水平起着重要的作用。

第二节 口腔流行病学的研究方法

流行病学研究的方法依据其性质可分为观察法、实验法及理论研究等。其中,观察法是流行病学研究的主要方法,包括描述性流行病学和分析性流行病学,用于客观收集人群有关暴露或疾病资料,评价暴露与疾病的联系。而在实验法中,实验者有控制实验条件的能力,并能控制其他混杂因素,评价暴露与疾病的联系。理论研究是在对疾病的病因、宿主和环境之间的联系所做的假设得到了验证后,用数学公式阐明疾病流行的规律。现将观察法和实验法中的常用方法介绍如下:

一、描述性流行病学

描述性流行病学(descriptive epidemiology)是观察法中的重要方法,也是流行病学中最常用的一种方法,主要用于描述疾病或健康状况及暴露因素在人群的分布、发生以及发展规律,并提出病因假设,为进一步调查研究提供线索。描述性流行病学主要有下面几种方法。

(一)现况调查

又称横断面调查,即调查目标人群中某种疾病或健康状况在某一特定时点(较短的时间内)或时期内的发生情况。它的作用在于了解疾病或健康状况以及相关因素在该调查人群中的分布特点,按不同暴露因素的特征或疾病状态进行比较分析,以便制订预防措施和为研究病因提供线索。我国进行的四次全国口腔健康流行病学抽样调查就属于横断面研究。

(二)病例报告

病例报告是临床上详细地介绍某种罕见病的单个病例或少数病例。借此,新出现的或不常见的疾病或疾病不常见的表现,能引起医学界的注意,从而可能形成某种新的假设。它是临床医学和流行病学的一个重要的连接点。如 1980 年 10 月,美国的 Gottlieb 医生遇到了一位口腔和食管发生了严重的白色念珠菌感染的患者。通过对该例患者和后续的 4 个病例的报告,引起了美国疾病预防控制中心的重视,继而对其病因进行探索,发现了艾滋病。

(三)病例系列分析

病例系列分析是临床医生最熟悉的一类研究方法。它是对一组(几例、几十例、几百例或几千例等)相同疾病的临床资料进行整理、统计、分析、总结并得出结论。其一般用来分析某种疾病的临床表现特征,评价预防、治疗措施的效果。病例系列分析可以发现以往工作中的问题,为进一步研究提供线索,并能显示某些病变的自然进程的规律性,提示研究的重点和方向。如口腔颌面部肿瘤的临床特征分析等。

(四)个例调查

又称个案调查或病家调查,指到发病现场对新发病例的接触史、家属及周围人群的发病或健康状况以及与发病可能有关的环境因素进行调查,查明所研究病例的发病原因和条件,控制疫情扩散及消灭疫源地,防止再次发生类似疾病。病例一般为传染病病人,但也可以是非传染病病人或病因未明的病例等。

(五)常规资料分析

又称历史资料分析,是对已有的资料或疾病监测记录进行分析或总结。如病史记录、疾病监测资料等。

(六)纵向研究

又称随访研究,即研究疾病或某种情况在一个人群中随着时间推移的自然变化。主要是通过对一组人群定期随访,两次或两次以上横断面调查结果的分析。其作用在于动态地观察某疾病或某现象的演变情况及其原因分析。如对某小学一年级学生的龋病发病情况进行连续监测,观察在小学阶段学生龋病的变化情况并分析其原因,就属于纵向研究。

(七)生态学研究

又称相关性研究,它是在群体的水平上研究暴露与疾病之间的关系,观察和分析的单位是群体,因此是种粗线条研究,仅能提供一定的病因线索。如龋病、氟斑牙和饮水氟含量的关系。

二、分析性流行病学

分析性流行病学(analytic epidemiology)就是对所提出的病因假设或影响因素在选择的人群中探索疾病发生的条件和规律,检验病因假设。它主要包括队列研究和病例 - 对照研究。

(一)队列研究

队列研究(cohort study)是将研究对象按是否暴露于某因素或暴露的程度分为暴露组与

非暴露组,追踪观察并比较两组成员在特定时间内与暴露因素相关结局发生率的差异,从而判定暴露因素与结局之间有无因果关联及关联程度的一种观察性研究方法。如果暴露组的发病率(a/n_1)与非暴露组的发病率(c/n_0)差别有统计学意义,则说明暴露因素与该病发生之间可能存在因果关系。这种研究方法是在疾病出现以前分组,追踪一段时间以后才出现疾病,在时间上是先有"因"、后有"果",属于前瞻性研究。队列研究资料归纳表基本格式如表 2-1。

表 2-1 队列资料归纳表

组别	发病人数	未发病人数	合计	发病率
暴露组	a	b	$n_1=a+b$	a/n_1
非暴露组	c	d	$n_0=c+d$	c/n_0
合计	$a+c$	$b+d$	N	

队列研究的使用方法是先确定危险因子,提出病因假设,然后根据研究人群中对这种危险因子的暴露与否分成暴露组和非暴露组。两组之间混杂因子的分布应基本接近,研究人数要足够。

队列研究的特点是研究资料可靠,因果时间顺序明确,可以观察一种暴露因素与多种疾病的关系,还可以获得发病率和死亡率,直接计算反映暴露与疾病关联强度的指标。但由于队列研究研究时间较长,观察费时,费用高,所以常在获得较明确的危险因素后进一步验证病因假设。

（二）病例 - 对照研究

病例 - 对照研究(case-control study)是根据研究对象是否患有所要研究的某种疾病或出现研究者所感兴趣的卫生事件,将研究对象分为病例组和对照组,通过询问、实验室检查或复查病史等方法,收集两组人群过去某些因素的暴露情况或暴露程度,测量并比较病例组与对照组中各因素的暴露比例之间的差别是否有统计学意义。如果病例组的暴露比例(a/m_1)与对照组的暴露比例(b/m_2)差别有统计学意义,则认为这种暴露与所研究疾病存在统计学关联。这种研究方法是了解和比较病例组与对照组过去的暴露情况,从病例开始以追溯的办法寻找疾病的原因,在时间顺序上属于回顾性质,因此又称为回顾性研究。病例 - 对照研究使用的归纳表基本格式如表 2-2。

表 2-2 病例—对照研究资料汇总表

暴露情况	病例组	对照组	合计
有暴露	a	b	$n_1(a+b)$
无暴露	c	d	$n_2(c+d)$
合计	$m_1(a+c)$	$m_2(b+d)$	N

病例 - 对照研究的特点是观察时间短、需要的样本量少,适合研究一些病程较长的慢性病和一些罕见的疾病。它同时可研究多个因素,尤其适合那些原因未明疾病的研究,可节省人力、物力。但由于病例 - 对照研究是对过去暴露因素的回顾性调查,只能推测暴露与疾病是否有关,且只限于统计学上的关联,因此难以证实暴露与疾病的因果关系,还有待于进一步研究证实病因假设,同时还可能会有较大的回忆偏倚。

三、实验流行病学

（一）实验流行病学概述

实验流行病学（experimental epidemiology）又称为流行病学实验，是指研究者根据研究目的，按照预先确定的研究方案将研究对象随机分配到试验组和对照组，对试验组人为地施加或减少某种因素，然后追踪观察该因素的作用结果，比较和分析两组或多组人群的结局，从而判断干预措施的效果。

实验流行病学有以下几个基本特点：

1．属于前瞻性研究，实验流行病学必须是干预在前，效应在后，所以是前瞻性研究。

2．随机分组，严格的实验性流行病学研究应采用随机分组的方法把研究对象分配到试验组或对照组，以控制研究中的偏倚和混杂。

3．具有均衡可比的对照组，实验流行病学中的研究对象均来自同一总体的样本人群，其基本特征、自然暴露因素和预后因素相似，这点与观察性研究不同。

4．有人为施加的干预措施，这是与观察性研究的一个根本的不同点。干预措施可以是治疗某病的药物、干预的方法措施及预防某种疾病的疫苗等。

（二）实验流行病学分类

根据研究的目的和研究对象的特点，实验流行病学研究可以分为临床试验、现场试验、社区干预试验和类实验四种。

1．临床试验 是以病人为研究对象的实验研究，常用于评价药物和治疗方法的效果。

2．现场试验 是以自然人群作为研究对象的实验研究，常用于评价疾病预防措施的效果，如评价疫苗预防传染病的效果。

3．社区干预试验 又称社区试验，是以社区人群整体作为干预单位的实验研究，常用于某些不便于落实到个体的干预措施效果的评价。

4．类实验 相对于严格的科学实验应当随机分组和设立均衡可比的对照组，有干预措施，类实验研究是因为受实际条件所限不能随机分组或不能设立平行的对照组，不能完全符合上述条件，这样的研究称为类实验或准实验。

（三）实验流行病学的应用与研究步骤

实验流行病学的应用范围日益广泛，尤其是在口腔医疗保健方面，主要用于：①验证病因假设；②预防措施的效果和安全性评价；③新药、新方法或新制剂的效果和安全性评价；④成本效果评价和成本效益分析。

流行病学实验的研究也是一种前瞻性的研究，和队列研究的相同之处在于都需要对研究对象随访，以确定结局；两者不同的是流行病学实验需要对研究对象随机分组并采取某种干预措施，而队列研究是按照研究对象的暴露状态或原有条件分组且不采取任何措施。由于这种研究方法是在严格控制的实验条件下进行的，所以验证假设的可信度较高。

实验研究设计的主要内容或步骤，包括以下几个方面：

1．明确研究目的 任何一项研究，首先必须明确目的：是进行单纯病因研究的验证，还是评价某项措施的效果。如果是后者，是预防试验（如窝沟封闭防龋），还是治疗试验（如新型材料充填效果）。如为预防试验，是控制个体发病还是控制疾病流行等。一般情况下，一次试验最好只涉及一个问题。

2. 确定研究现场　试验现场的选择有严格的条件限制：①试验地区目标人群在研究期间要保持相对稳定，以保证试验能顺利进行；②试验人群的疾病发病率符合试验要求；③试验单位有一定的卫生保健机构和人员，以帮助组织联络工作；④有关领导理解支持，群众可接受。

3. 确定研究对象　根据研究目的制定受试者的入选与排除标准，并严格执行。如观察窝沟封闭的防龋效果，就选择窝沟龋易感的儿童为试验对象。同时，受试者应有良好的依从性，能保证全程参加并遵守相关规定。

4. 确定样本量　试验样本量确定的主要依据在于：①事件在一般人群中的发生率高低；②试验组与对照组之间差异的程度；③检验差异的显著性水平 α（Ⅰ类错误）或 β（Ⅱ类错误）与检验功效（$1-\beta$）；④单侧检验还是双侧检验。如样本量过小，检验效能偏低，则所得结论不可靠。反之，如样本量过大，则会造成人力、物力、财力与时间的浪费。

5. 确定试验组与对照组　正确的分组是保证试验具有可比性的关键之一，目的在于减少偏倚、增加试验结果的准确性。分组方法应当遵循随机化的原则，随机选择试验对象，并随机分为试验组与对照组，以保证两组有同质水平，具有相似的临床特征和可能影响效果因素等，从而减少偏倚。

6. 开放试验与盲法试验　开放试验常用于对改变生活方式，如饮食、口腔卫生习惯、吸烟等干预效果的观察。

盲法试验可分为单盲、双盲或三盲。单盲是指受试者不知道自己的组别；双盲法是研究者与受试者均不知道受试者的组别；三盲法中包括资料收集、监督与分析者也不知道受试者的组别。其中双盲法比较常用。盲法更有效地避免由于主观因素作用而产生的信息偏倚。

7. 试验措施标准化　一是试验研究必须制订统一的措施、方法与标准。二是检查人员要进行严格的培训，合格方可参与研究。

8. 注意伦理问题　临床试验应当遵循赫尔辛基宣言的基本原则，以保证受试者的利益为基础。应当做到所有临床试验必须有正当的目的，有利于医学科学的进步；试验设计必须成熟和周密；研究的内容需要经过充分的基础研究和生物安全性实验；在试验过程中需要有经验丰富的专家和专业人员的严密观察，有应急救治措施；要避免损害受试者的利益，对可能造成的损害要给予补偿；受试者应该充分知情，必须得到受试者的知情同意书，并且受试者有权随时退出实验；试验方案必须得到医学伦理委员会的批准。

9. 确定观察期限　观察时间主要是根据试验的目的决定，如氟防龋效果观察，至少应持续 2 年，一般为 2～3 年。牙周病预防措施的效果观察一般为 6 周至 18 个月。

第三节　口腔疾病的评价标准与指数

分析疾病的流行趋势必须采用统一指数或指标，公认的描述疾病最常用的指标是率。率是指在调查期间某一特定受检人群中患病的频率，人口基数以百人计算，常以百分数表示。常见的口腔疾病有龋病、牙周病、氟牙症、牙颌异常、唇腭裂、口腔癌以及口腔黏膜疾病等，描述口腔常见疾病的患病情况常用患病率与发病率来评价，患病率是表明某个时间点人群中患病的频率，即指被检查人群中患病人数与受检人数的比率，反映了疾病在人群中分布情况；发病率是指一定时间内人群中新发生疾病的频率。而根据不同疾病患病高低情况又可用百分率、千分率、十万分率等表示，如龋病、牙周病、氟牙症、唇腭裂等，患病率高常用百分率评价；口腔黏膜疾病患病率相对偏低，可用百分率或千分率表示；口腔癌患病率低，在流行病学调查中常用十万分率来评价。

指数是表明某种现象变动的程度。在口腔流行病学中，指数是起到指标作用或指示作用的数值极差记述，常用一组序数作代号加上某种记述标准来说明口腔疾病在个体或群体中的表现程度，用数值级差作标准，测量和比较疾病的扩展范围和严重程度。指数越简单，准确性越差；越复杂，检查者的可靠性与一致性越难达到。对指数有以下的基本要求：

1. 简单价廉　易于学习、理解、掌握、操作及应用，书写简捷，能以最少的器材，快速完成检查程序。

2. 适用有效　指数测量能达到反映疾病状态的准确程度；能以数量上的差异反映疾病的发展阶段；并有利于大范围的调查研究工作。

3. 客观可靠　测量标准必须客观，允许检查者本人和多名检查者在相同的条件下进行重复检查，得到相同的结果记分，因此，检查者经很少的培训即可取得较好的一致性或可重复性。

4. 统计分析　对指数记分能进行统计学处理。

一、龋病常用指数

记录龋病患病状况的常用指数有龋失补指数、患龋率、龋病发病率与无龋率等，现分述如下：

（一）恒牙龋失补指数

恒牙龋失补指数，是检查龋病时最常用的指数。它是 1938 年由 Klein 等人研究龋病分布时提出的，以牙体硬组织在发生龋病后，形成不可逆的缺损，留下某种程度的永久记录为依据。

龋失补指数，即用龋（decayed，D）、失（missing，M）、补（filled，F）牙数（DMFT）或龋失补牙面数（DMFS）表示。"龋"指龋坏尚未充填的牙；"失"指因龋丧失的牙；"补"是因龋已做充填治疗的牙。DMFS 能更准确地反映患龋程度。作为个别患者统计时，龋失补指数是指龋、失、补牙数（DMF 指数）或牙面数（DMFS 指数）之和；而在评价人群中的龋失补指数高低时，多使用这个人群的平均 DMF 牙数或牙面数，通常称之为龋（牙）均（mean DMFT）或龋面均（mean DMFS）。

如果要说明人群口腔卫生工作水平、反映龋齿充填的工作量，可计算龋失补牙数构成比（或龋失补牙面数构成比），它是指一组人群中的龋（D）、失（M）、补（F）牙数在 DMF 总牙数中各自所占的比重。

成年人因牙周病失牙的比率较高，因此统计成年人龋失补牙数时有可能将因牙周病丧失的牙也计算在内。故按照世界卫生组织的检查记录方法，检查 30 岁以上者，不再区分是龋病还是牙周病导致的失牙，失牙数按一个人实际丧失牙数进行统计记录。

（二）乳牙龋失补指数

乳牙龋失补指数定义与恒牙类似，指乳牙的龋失补牙数（dmft）或龋失补牙面数（dmfs）（表 2-3）。但在计算乳牙失牙数时要注意区分因龋丧失的乳牙和生理性脱落的乳牙。世界卫生组织计算失牙的标准是：9岁以下的儿童，丧失了不该脱落的乳牙，如乳磨牙或乳尖牙，即为龋失。乳牙龋失补指数也可以用龋拔补牙数（deft）或龋拔补牙面数（defs）表示。"拔"指因重度龋坏，临床无法治疗被拔除的乳牙。另外，还可用龋补牙数（dft）或龋补牙面数（dfs）说明人群中乳牙的患龋情况。

表2-3 不同患龋情况的龋失补牙数和牙面数的计算方法

患龋情况	DMFT 或 dmft	DMFS 或 dmfs
一颗近中𬌗面患龋的牙	D(d)=1	D(d)=2
一个牙面有充填体另一牙面有原发龋的牙	D(d)=1	D(d)=1 F(f)=1
一个牙面上既有原发龋又有充填体的牙	D(d)=1	D(d)=1
一个牙上有两个牙面有充填	F(f)=1	F(f)=2
可疑龋	不记分	不记分
一颗龋失牙	M(m)=1	后牙龋失 M(m)=5 前牙龋失 M(m)=4

（三）龋均（$\bar{x}_{DMFT}$）和龋面均（$\bar{x}_{DMFS}$）

龋均是指记录人群中每人口腔中平均龋、失、补的牙数。而记录人群中每人口腔中平均龋、失、补的牙面数则称为龋面均。两者均是反映受检人群龋病的严重程度。计算公式如下：

$$龋均 = \frac{龋、失、补牙数之和}{受检人数}$$

$$龋面均 = \frac{龋、失、补牙面数之和}{受检人数}$$

在龋均与龋面均的描述中，还可能用到受检者龋均（龋面均）和患龋者龋均（龋面均）的概念。受检者龋均（龋面均）指对受检查人群的平均数，患龋者龋均（龋面均）是指对受检人群中患有龋齿的人群的平均数，患龋者龋均（龋面均）更能说明龋患人群龋病的严重程度。计算公式如下：

$$受检者龋均 = \frac{龋、失、补牙数之和}{受检人数}$$

$$患龋者龋均 = \frac{龋、失、补牙数之和}{患龋人数}$$

（四）患龋率

患龋率指在调查期间某一人群中患龋病的频率，人口基数以百人计算，故常以百分数表示。患龋率主要用于比较和描述龋病的分布，探讨龋病的病因和流行因素等。计算公式如下：

$$患龋率 = \frac{患龋病人数}{受检人数} \times 100\%$$

（五）龋病发病率

龋病发病率指在一定时间内（通常指至少在一年），某人群新发生龋病的频率。与患龋

率不同的是仅指这个特定的时期内,新龋发生的频率。计算公式如下:

$$龋病发病率 = \frac{新发生龋的人数}{受检人数} \times 100\%$$

在实际工作中估计龋病流行的强度,描述龋病的分布特点,探讨疾病发生因素,评价预防措施效果,以及前瞻性研究等,都常用这一指标。

(六)无龋率

无龋率指全口牙列均无龋的人数占全部受检查人数的百分率。这里的无龋人数指这些人口腔中没有龋坏牙,也没有因龋拔除失牙以及因龋充填的牙。这一指标主要用来表示某一人群中某些年龄组的口腔健康水平和评价预防措施的成果,计算公式如下:

$$无龋率 = \frac{该年龄组全口无龋的人数}{受检年龄组人数} \times 100\%$$

(七)根龋指数(root caries index,RCI)

根龋常发生在中老年人的牙颈部,多见于牙龈退缩后,发生在牙根面的龋和因牙根面龋而做的充填。通常所用的患龋率和龋均难以表达牙龈退缩与根面龋的关系。1980 年 Katz 提出根面龋指数,将牙龈退缩引入其中,计算方法如下:

$$根龋指数(RCI) = \frac{根龋数}{牙龈退缩牙面数} \times 100\%$$

根龋数包括患根龋的根面数目和因根龋而充填的根面数目,牙龈退缩牙面数指退缩后暴露的牙根面数。

例:某学校 1,2002 年检查某班 A,12 岁学生 60 人,其中患龋病者 36 人,龋失补牙数为:D=65,M=3,F=9,龋失补牙面数为:D=206,M=12,F=18;2 年后再对这 60 名学生检查,发现其中 12 名学生有新的龋损,新龋的牙数 D=16,牙面数 D=19。这班学生在 2002 年的龋均、龋面均、患龋率和 2 年后龋病发病率计算如下:

2002 年:患龋率 =36/60×100%=60%

无龋率 =(60−36)/60×100%=40%

龋均 =(65+3+9)/60=1.28

龋面均 =(206+12+18)/60=3.9

患龋者龋均 =(65+3+9)/36=2.14

患龋者龋面均 =(206+12+18)/36=6.56

龋齿充填率 =9/65×100%=13.85%

2004 年:患龋率 =(36+12)/60×100%=80%

无龋率 =(60−36−12)/60×100%=20%

龋病发病率 =12/60×100%=20%

二、牙周健康指数

(一)简化口腔卫生指数

简化口腔卫生指数(oral hygiene index-simplified,OHI-S)是 Greene 和 Vermillion 在他们 1960 年提出的口腔卫生指数(OHI)的基础上加以简化后提出的,更易于操作。两者的区别在于 OHI 需检查全口 28 颗牙，评价 12 个牙面（每个区段选择覆盖软垢、菌斑与牙石最多的 1 个唇面，1 个舌 / 腭面），而 OHI-S 只评价 6 个牙面（16、11、26、31 的唇 / 颊面，36、46 的舌面）。内容包括简化软垢指数（DI-S）和简化牙石指数（CI-S），简化口腔卫生指数常用于人群口腔卫生状况评价，也可用于个人。

1. 检查方法　检查软垢以视诊为主，根据软垢面积按标准记分，当视诊困难时，可用镰形探针自牙切缘 1/3 处向内颈部轻刮，再根据软垢的面积按标准记分。检查牙石时将探针插入牙远中面龈沟内，沿龈沟向近中移动，根据牙颈部牙石的量记分，然后将每个牙面软垢或牙石记分相加，即为个人简化口腔卫生指数。把个人简化口腔卫生指数相加再除以受检人数，即为人群简化口腔卫生指数。

2. 记分标准　见图 2-1、图 2-2，以及表 2-4。

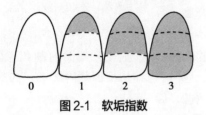

图2-1　软垢指数

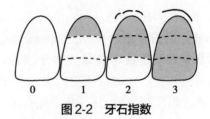

图2-2　牙石指数

表 2-4　OHI-S 记分标准

记分	DI-S	CI-S
0	牙面上无软垢	龈上、龈下无牙石
1	软垢覆盖面积占牙面 1/3 以下	龈上牙石覆盖牙面占牙面 1/3 以下
2	软垢覆盖面积占牙面 1/3 与 2/3 之间	龈上牙石覆盖面积占牙面 1/3 与 2/3 之间，或牙颈部有散在龈下牙石
3	软垢覆盖面积占牙面 2/3 以上	龈上牙石覆盖面积占牙面 2/3 以上 或牙颈部有连续而厚的龈下牙石

（二）菌斑指数

菌斑指数（plaque index，PLI）是根据牙面菌斑的厚度记分而不根据菌斑覆盖面积记分。1964 年由 Silness 和 Löe 提出，主要用于评价口腔卫生状况和衡量牙周病防治效果。

1. 检查方法　使用视诊结合探针检查的方法。检查时经漱口，吹干牙面后用探针轻划牙面，根据菌斑的量和厚度记分。菌斑指数可检查全口牙面，或选择 12、16、24、32、36、44 牙六颗牙检查。每颗牙检查 4 个牙面，即近中面、颊（唇）面、远中面及舌面。每颗牙记分为 4 个牙面记分之和除以 4，每个人的记分为每颗牙记分之和除以受检牙个数。

2. 记分标准　见图 2-3，表 2-5。

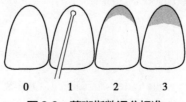

图2-3　菌斑指数记分标准

表 2-5　菌斑指数记分标准

记分	标准
0	龈缘区无菌斑
1	龈缘区的牙面有薄的菌斑,视诊不可见,用探针尖刮牙面可见菌斑
2	在龈缘或邻面可见中等量菌斑
3	龈沟内或龈缘区及邻面有大量软垢

（三）Turesky 改良的 Q-H 菌斑指数

相关研究认为牙颈部的菌斑与牙周组织健康关系更为密切,因此,1962 年 Quigley 和 Hein 提出了 0～5 级的菌斑指数记分标准。1970 年 Turesky 等对 Quigley 和 Hein 的这个菌斑指数做了修改,新的记分标准具体明确而且更为客观。

1. 检查方法　检查除第三磨牙以外的所有牙的唇（颊）舌面,也可以按照 1959 年 Ramfjord 提出的方法,只查选定的 6 颗牙,即 16、21、24、36、41、44,称为 Ramfjord 指数牙。先用菌斑染色剂使菌斑染色,再根据牙面菌斑面积记分。

2. 记分标准　见图 2-4,表 2-6。

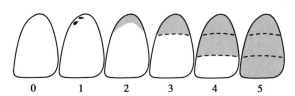

图 2-4　Quigley-Hein 菌斑指数的 Turesky 改良法

表 2-6　Quigley-Hein 菌斑指数的 Turesky 改良法记分标准

记分	标准
0	牙面无菌斑
1	牙颈部龈缘处有散在的点状菌斑
2	牙颈部连续薄带状菌斑,宽度不超过 1mm
3	牙颈部菌斑覆盖宽度超过 1mm,但在牙面 1/3 以下
4	菌斑覆盖面积占牙面 1/3 至 2/3 之间
5	菌斑覆盖面积占牙面 2/3 或以上

（四）牙龈指数

牙龈指数（gingival index,GI）只观察牙龈情况,检查牙龈颜色和质地的改变,以及出血倾向。1967 年为 Löe 和 Silness 修订提出,用于衡量人群牙龈健康状况。

1. 检查方法　使用钝头牙周探针,检查全口或几颗选定的牙。每颗牙须检查近中唇（颊）龈乳头、正中唇（颊）龈缘、远中唇（颊）龈乳头和舌侧龈缘 4 个牙面。每颗牙的记分为 4 个牙面记分的平均值,每人记分为全部受检牙记分的平均值。

2. 记分标准　见图 2-5、表 2-7。

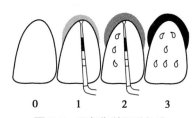

图 2-5　牙龈指数记分标准

表 2-7 牙龈指数标准

记分	标准
0	牙龈健康
1	牙龈轻度炎症:牙龈颜色轻度改变并轻度水肿,探诊不出血
2	牙龈中度炎症:牙龈色红,水肿光亮,探诊出血
3	牙龈严重炎症:牙龈明显红肿或有溃疡,并有自动出血倾向

群体牙龈炎的流行程度,可按以下标准估计:

牙龈指数(GI)	牙龈炎流行程度
0	无流行
0.1~1.0	轻度流行
1.1~2.0	中度流行
2.1~3.0	重度流行

(五)龈沟出血指数

牙龈炎时,牙龈一般都有红肿现象,但龈沟出血则是牙龈炎在活动期的表现,Mühleman 和 Son 认为龈沟的出血情况更能反映牙龈炎的活动状况。因此,1971 年 Mühleman 和 Son 提出了龈沟出血指数(sulcus bleeding index,SBI)。

1. 检查方法 使用钝头牙周探针,视诊和探诊相结合。检查时在观察牙龈颜色和形状的基础上,用牙周探针轻探龈沟,观察出血情况。要注意,检查龈沟出血指数应在检查菌斑指数之前进行,因菌斑指数检查时使用的染色剂可能影响龈沟出血情况的检查与辨别。

2. 记分标准 见表 2-8。

表 2-8 龈沟出血指数记分标准

记分	标准
0	龈缘和龈乳头外观健康,轻探龈沟后不出血
1	龈缘和龈乳头呈轻度炎症,轻探龈沟后不出血
2	牙龈呈轻度炎症,有颜色改变,无肿胀或水肿,探诊后点状出血
3	牙龈呈中度炎症,有颜色改变和轻度水肿,探诊后出血,血溢在龈沟内
4	牙龈呈中度炎症,有颜色改变、明显肿胀,探诊后出血,血溢出龈沟
5	牙龈有色的改变,明显肿胀,有时有溃疡,探诊后出血或自动出血

(六)社区牙周指数

1982 年 Ainamo 等学者提出社区牙周治疗需要指数,这个指数的特点是不仅反映牙周组织的健康状况,也反映牙周组织的治疗需要情况,且操作简便,因此被世界卫生组织推荐作为牙周病流行病学调查指数。1997 年 WHO 口腔健康调查基本方法第 4 版对社区牙周治疗需要指数作了修改,取名社区牙周指数(community periodontal index,CPI)。该指数操作简便,重复性好,适合于大规模的口腔流行病学调查。

1. 检查方法　要求使用特殊器械、对规定的牙位进行检查。

（1）器械：世界卫生组织推荐的 CPI 牙周探针（图 2-6）。探针尖端为一直径 0.5mm 的小球，在距顶端 3.5mm 至 5.5mm 处为黑色涂抹的区域，距顶端 8.5mm 和 11.5mm 处分别有一条环线。牙周检查时 CPI 探针的作用为：①检查牙龈出血情况，顶端小球可避免刺伤牙龈组织导致出血，而误诊为牙龈炎；②探测龈下牙石；③探测牙龈沟后牙周袋的深度，探针在 3.5mm 和 5.5mm 处的刻度便于测定牙周袋深度。

（2）项目：牙龈出血、牙石和牙周袋深度。

（3）方法：以探诊为主并结合视诊。检查时将 CPI 探针轻缓地插入龈沟或牙周袋内，紧贴牙根并与牙长轴平行。然后沿龈沟从远中向近中移动，并做上下短距离颤动，以感觉龈下牙石。同时查看牙龈出血情况，并根据探针上的刻度观察牙周袋深度。使用 CPI 探针用的力一般不超过 20g，用力过大会引起患者疼痛，有时还会刺破牙龈组织，影响检查效果。确定这种力量的方法是将探针末端放在拇指指甲沟内加压至指甲发白。

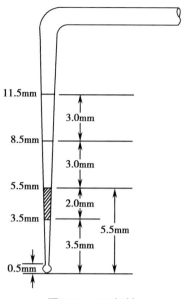

图 2-6　CPI 探针

（4）检查指数牙：将口腔分为 6 个区段，即：

17～14	13～23	24～27
47～44	43～33	34～37

检查每个区段指数牙的牙龈出血、牙石和牙周袋情况。20 岁以上者需检查以下 10 颗指数牙：

17　16	11	26　27
47　46	31	36　37

15～20 岁者，为避免第二磨牙萌出过程中产生的假性牙周袋，只检查以下 6 颗指数牙：

16	11	26
46	31	36

15 岁以下者，因上述原因，也只检查以上 6 颗指数牙，并且只检查牙龈出血和牙石情况，不检查牙周袋深度。

WHO 规定，每个区段内必须有两颗或两颗以上功能牙，并且无拔牙指征，该区段才做检查。成年人的后牙区段，如缺失一颗指数牙或有拔牙指征，则只检查另一颗指数牙。如果一个区段内的指数牙全部缺失或都有拔牙指征时，则要检查此区段内的所有其余牙，并以最重情况记分。而且每颗指数牙的所有龈沟或牙周袋都须检查到。每个区段两颗功能牙检查结果，以最重情况记分。以 6 个区段中的最高的记分作为个人 CPI 分值。

2. 记分标准　见图 2-7、表 2-9。

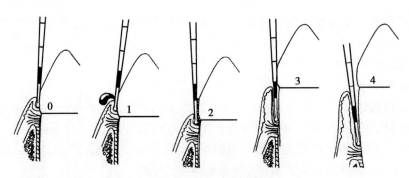

图2-7 CPI记分标准

表2-9 CPI记分标准

记分	标准
0	牙龈健康
1	牙龈炎，探诊后出血
2	牙石，探诊可发现牙石，但探针黑色部分全部露在龈袋外
3	早期牙周病，探针黑色部分被龈缘部分覆盖，龈袋深度在4～5mm
4	晚期牙周病，探针黑色部分被龈缘完全覆盖，牙周袋深度在6mm或以上
X	除外区段（少于两颗功能牙存在）
9	无法检查（不记录）

例：（1）女性，45岁，按CPI标准检查其10颗指数牙的牙周组织情况后，结果记录为：

4	2	3
2	2	X

说明她的右上区段至少一颗牙有深牙周袋，需要做复杂的牙周治疗。左上区段至少一颗牙有浅牙周袋，需要刮治。上下中区段和右下区段至少各有一颗牙有牙石，需要洁治。左下区段由于2颗功能牙已不存在，为除外区段。

（2）男性，13岁，按CPI标准对其6颗指数牙检查后，结果记录为：

0	1	0
1	0	1

表明他的上颌左右区段及下中区段牙周健康，不需要治疗。下颌左右区段及上中区段患牙龈炎，需要口腔健康教育。一旦形成良好的口腔卫生习惯后，牙龈可以恢复健康。

以上两例个人的CPI记分，前者为"4"，后者为"1"。

三、氟牙症指数

自从40年代Dean提出了氟牙症分类与诊断标准及其指数以来，也有许多学者分别提出了氟牙症的分类及诊断标准，用于临床与流行病学调查，每种分类都有其明确的诊断标准。如1953年由Smith提出的Smith分类法，1978年Thylstrup和Fejerskov按牙面受累及的程度将氟牙症细分为0～9个级别的TF分类法，1984年Horowitz等提出了主要用于临床的氟牙症牙面指数（TSIF）分类法，其主要特点是以牙面为计分单位。

目前应用最广泛并为 WHO 推荐用于口腔健康调查的是 Dean 氟牙症分类标准及其指数或称社区氟牙症指数。现重点介绍如下：

（一）Dean 分类法

氟牙症的评价是根据釉质颜色、光泽和缺损的面积来确定损害的程度。1934 年 Dean 提出了估计斑釉牙严重程度指数，初期分为 7 类；1942 年 Dean 修改了指数，减少了分类数，将其分为正常、可疑、很轻度、轻度、中度与重度 6 类（表 2-10）。其检查记分要点是，从每位受检者的牙列中找到受损害最重的两颗牙记分，如两牙受损程度不同，则根据较轻的一颗牙记分。

表 2-10 Dean 氟牙症分类系统标准

分类（加权）	标准
正常（0）	釉质表面平滑，有光泽，通常呈浅乳白色
可疑（0.5）	釉质透明度有轻度改变，可从少数白纹斑到偶见白色斑点。临床不能诊断为很轻度，而又不完全正常的情况
很轻度（1）	小的似纸一样白色的不透明区不规则地分布在牙齿上，但不超过唇面的 25%
轻度（2）	釉质的白色不透明区更广泛，但不超过牙面的 50%
中度（3）	牙齿的釉质表面有明显磨损，棕染，常很难看
重度（4）	釉质表面严重受累，发育不全明显，以至可能影响牙齿的整体外形。有几颗缺损或磨损区，棕染广泛。牙齿常有侵蚀现象

（二）社区氟牙症指数

1935 年，Dean 在制定氟牙症分类指数的基础上提出社区氟牙症指数（community dental fluorosis index，Fci），用于流行病学调查。根据氟牙症分类记分系统，可以换算出社区氟牙症指数，具体计算公式如下：

$$FciCFI = \frac{\sum(n \cdot W)}{N}$$

N 为总人数，n 为每一种记分人数，W 为每一种记分加权 Dean 分类计分。

$$Fci = \frac{(0.5 \times 可疑人数) + (1 \times 很轻度人数) + \cdots + (4 \times 重度人数)}{受检人数}$$

社区氟牙症指数表示一个地区人群氟牙症流行状况的严重程度，根据社区氟牙症指数范围，1946 年 Dean 把社区氟牙症指数记分作为有公共卫生意义的指征，并把氟牙症的流行情况分为 6 类（表 2-11）。

表 2-11 Dean 规定的社区氟牙症指数的公共卫生意义

公共卫生含义	氟牙症指数范围
阴性	0.0～0.4
边缘性	0.4～0.6
轻度	0.6～1.0
中度	1.0～2.0
重度	2.0～3.0
极重度	3.0～4.0

人群氟牙症指数在 0.0～0.4 范围内,属于正常,氟牙症率小于 10%,可能为散在的发生,并以可疑和很轻为主,不需要采用公共卫生措施;指数在 0.4～0.6 之间为许可范围,但已在流行的边缘,很轻度氟牙症在 10%～35% 之间;当指数超过 0.6 时,中度氟牙症小于 35%,即为氟牙症流行,需采取公共卫生措施,以降低氟牙症的发生率。我国于 2005 年进行的第三次全国口腔健康流行病学抽样调查,采用 Dean 分类法检查氟牙症,所调查的 30 个省市 12 岁人群,氟牙症指数为 0.25,患病率是 11.7%,属于正常范围。

四、牙颌异常

牙颌异常是指在儿童生长发育过程中,由于各种因素的影响,如不良习惯、疾病、替牙紊乱、发育异常、遗传等,从而导致的牙列不齐、骀关系紊乱等。牙颌异常与错骀畸形是常用的两个名词,早期各国多采用错骀畸形这个名称来指代与口腔相关的畸形疾病,但从字面的意思来理解会有部分疾病难以归入其中。1997 年 WHO 开始采用牙颌异常这个名称,它能较好地包括错骀畸形以及其他与口腔相关的畸形疾病。

牙颌异常的种类繁多,分类标准缺乏统一性,且主要是为临床诊断服务,不适用于流行病学的调查,因此 1997 年 WHO 根据牙颌异常的不同类型,推荐采用牙美观指数,作为流行病学调查的记分标准,一般用于 12 岁以后的年龄组。

1. 前牙和前磨牙缺失　这一标准包括前牙和前磨牙缺失。检查上下颌牙弓切牙、尖牙和前磨牙的缺失情况,记录缺失牙数。它是了解所有前牙缺失原因,即是否因美观原因而拔牙,如果缺牙后间隙已关闭,或该牙位恒牙未萌出乳牙仍滞留,或缺失的切牙、尖牙和前磨牙已被固定修复替代,则不能作为缺失牙记录。

2. 切牙段拥挤　两侧尖牙之间的间隙不足以容纳 4 颗切牙正常排列,切牙扭转或错位于牙弓之外。按以下标准记分:

0= 不拥挤

1= 一段拥挤

2= 两段拥挤

对于 4 颗切牙排列整齐而有一颗或两颗尖牙错位的情况,则不作为切牙拥挤记录。若有疑问,以低标准记分。

3. 切牙段出现间隙　上下牙弓左右尖牙之间的间隙超过容纳 4 颗正常切牙的需要,则出现间隙。如果一颗或多颗切牙的邻面没有牙间接触,此段记录为切牙有间隙。对于乳牙刚脱落恒牙即将萌出而出现的间隙,不记录为切牙间隙。切牙段出现间隙按以下标准记分:

0= 无间隙

1= 一段有间隙

2= 两段有间隙

若有疑问,以低标准记分。

4. 中切牙间隙过宽　指两颗上颌中切牙之间,在正常位接触点出现数毫米的间隙。可按两中切牙近中面之间最短的距离(mm)记录。

5. 上下颌前牙排列最不规则　指前牙扭转、错位排列于正常牙弓之外。用 CPI 探针测量最大排列相邻牙之间不规则部位的距离。测量时探针与骀面平行,与正常牙弓线垂直,探针的顶端置于舌向最突出或扭转的牙的唇面,根据 CPI 探针的刻度,可以估算出牙不规则的毫米数,以最短距离(mm)记分(图2-8)。排列不规则可以有前牙拥挤或者不拥挤,如果 4 颗切牙正常排列的间隙足够且仍有牙扭转或错位,按前牙排列最不规则记分,不按切牙拥挤记分。如果存在侧切牙远中面排列不规则也应记录。

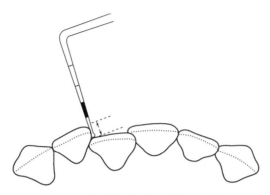

图2-8　前牙排列不规则的测量方法

6. 上前牙覆盖　指在正中颌位测量切牙间的水平距离。测量时,CPI 探针与水平面平行。测量上前牙覆盖时,测量最突出的上切牙唇切缘至相应下切牙唇面之间的距离;测量下前牙覆盖时,测量最突出下切牙的唇切缘至相应上切牙唇面之间的距离,以最接近的毫米数作为最大前牙覆盖的记分(图2-9)。

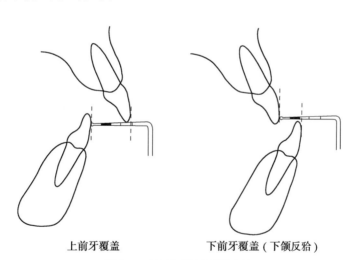

上前牙覆盖　　　　　　　下前牙覆盖(下颌反𬌗)

图2-9　前牙覆盖的测量方法

如果所有的上颌切牙缺失或反𬌗,则不作为上前牙覆盖记录。对刃𬌗记录为 0。任何下前牙向前或向唇侧突出于上前牙,即为反𬌗,记录为下前牙覆盖。应以最接近的毫米数记录最大的下前牙覆盖(下颌前突)或反𬌗。下切牙扭转造成的一部分切缘在唇侧(反𬌗),而另一部分在舌侧的情况不作为下前牙覆盖记录。

7. 前牙开𬌗　指相对应的任何前牙之间出现无垂直性覆盖,可用 CPI 探针按图示的方法，测量开𬌗的程度，以最接近的毫米数记录对应的上下切牙切缘之间最大的距离（mm）（图2-10）。

8. 磨牙前后错位关系 通常依据上下颌第一恒磨牙的关系进行测量（图2-11）。如果由于1颗或2颗第一恒磨牙缺失、未完全萌出或因为广泛龋坏或充填物不能依据磨牙前后关系测量，则可测量恒尖牙和前磨牙的关系。根据咬合时左右两侧出现的偏差情况，仅以正常磨牙关系的最大偏差记分。记分标准如下：

0＝正常

1＝半个牙尖，下颌第一恒磨牙与正常𬌗关系相比，向近中或远中错位半个牙尖

2＝一个牙尖，下颌第一恒磨牙与正常𬌗关系相比，向近中或远中错位一个牙尖

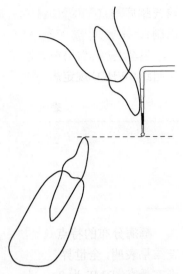

图2-10 前牙开𬌗的测量方法

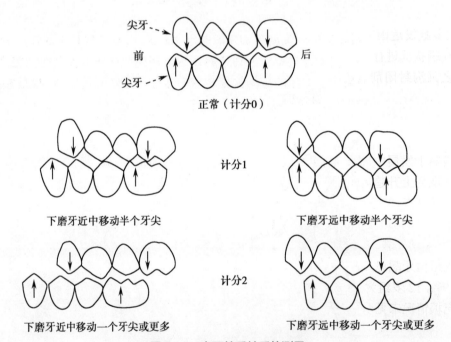

正常（计分0）

计分1

下磨牙近中移动半个牙尖　　　　　　　下磨牙远中移动半个牙尖

计分2

下磨牙近中移动一个牙尖或更多　　　　下磨牙远中移动一个牙尖或更多

图2-11 磨牙前后关系的测量

第四节　口腔疾病的流行病学

一、龋病的流行病学

龋病是人类最常见的口腔疾病，是一种在世界范围内广泛流行的疾病，任何种族、年龄、性别的人都可能罹患龋病。它的流行情况与社会经济状态密切相关。龋病流行病学是

研究龋病的重要手段之一,通过对龋病流行病学的研究可以了解龋病流行的历史、现状,从而制订恰当的预防措施。

世界各国龋病的患病率差别悬殊较大,为客观反映各国或各地居民患龋情况,世界卫生组织(WHO)规定患龋水平以12岁儿童龋均作为衡量指标(表2-12)。

表2-12 世界卫生组织对龋病流行程度的评价指标(12岁)

龋均(DMFT)	等级	龋均(DMFT)	等级
0.0~1.1	很低	4.5~6.5	高
1.2~2.6	低	6.6 以上	很高
2.7~4.4	中		

龋病分布的特点是高度工业化的国家患龋率高于发展中国家,1981年WHO发表的调查结果表明,全世界范围内,亚洲、非洲人口的患龋率最低,DMF为0.5~1.7;美国和西方国家最高,DMF为8~12。近20年来,一些发达国家的龋病逐步得到控制,出现下降的趋势。在美国,无论从局部或全国水平看,儿童和青少年的患龋率均有下降。其主要原因:一是氟化物的广泛应用,氟的抗龋作用被普遍认同。二是良好的口腔保健及其服务网的建立,大多数发达国家已基本建立建全了口腔预防保健制度和三级预防网络,定期对人群的口腔健康状况进行检查,进行口腔卫生宣传教育,基本做到对龋病早发现、早预防、早治疗。加之窝沟封闭剂的使用,以及使用各种化学、机械方法控制牙菌斑,采用糖的代用品等措施,也对控制龋病起到了有效的作用。而在发展中国家,龋病发病呈逐渐上升的趋势。其原因可能是人们生活水平的改善,食品结构发生变化以及口腔预防保健工作没有跟上所引起。

我国属于发展中国家,龋病患病较低,随着国家经济的发展,人民生活水平的提高,龋病患病表现为上升趋势,我国分别于1983年、1995年、2005年、2015年进行了四次全国口腔流行病学调查,12岁儿童龋均分别为0.67、0.88、0.54、0.86。其患病程度按WHO制定的龋病流行程度的标准衡量,尚属较低水平。2015年第四次全国口腔健康流行病学抽样调查结果与10年前比较,5岁年龄组乳牙龋患,12岁年龄组恒牙龋均呈明显上升趋势;35岁以上成年人组恒牙龋患严重,但各年龄组间比较差异不大(表2-13)。未得到治疗的龋齿,5岁组为95.9%,12岁组为83.5%,龋齿治疗情况较10年前(2005年)略有提高;中年组与老年组龋齿充填情况未见明显改善,在中年组与老年组龋齿充填构成比分别为12.5%、3.7%。

表2-13 2005与2015年成人龋病患病状况的比较

年份	患龋率 /%		龋均	
	35~44 岁	65~75 岁	35~44 岁	65~75 岁
2005	88.1	98.4	4.51	14.65
2015	89.0	98.0	4.54	13.33

(一)龋病流行特征

1. 地区分布 2000年WHO公布的全球各国12岁儿童龋均资料表明,世界各国龋病的分布特点已发生了很大的变化,原来龋病患病率较高的工业化国家由于口腔预防保健工作的广泛开展,龋病患病率及龋均进一步下降,工业发达国家的龋均按 WHO 标准已处于中等以下水平。目前龋均排在前十位的国家全部是发展中国家,如拉脱维亚、秘鲁、智利等国,工业发达的国家的平均龋均已低于发展中国家。但有些发展中国家在经济发展的同时,也比较重视口腔保健和健康教育,龋均呈下降趋势。如泰国调查 12 岁儿童龋均,1977 年是 2.7,1994 年为 1.6,龋病患病明显下降。

我国幅员辽阔,地理环境、气候条件以及生活习惯等均存在着较大的差异,所以不同地区患龋情况相差较大。但 2005 年第三次全国口腔健康流行病学抽样调查结果显示,调查的 30 个省、市、自治区,分东部、中部和西部三个区域统计分析比较,地区间的龋患差异已不明显(表 2-14)。

表 2-14　我国不同地区 12 岁年龄组人群恒牙龋均

地区	人数	D		M		F		DMFT 均数
		均数	构成比 /%	均数	构成比 /%	均数	构成比 /%	
东部	6 274	0.5	81.9	0.0	0.5	0.1	17.6	0.6
西部	8 605	0.4	93.3	0.0	0.5	0.0	6.1	0.5
中部	8 629	0.5	90.2	0.0	0.9	0.0	8.9	0.6
合计	23 508	0.5	88.8	0.0	0.6	0.1	10.6	0.5

龋病流行情况与地区的水氟含量和经济情况有一定的关系,水氟含量较高的地区,患龋率相对较低;经济发展好的地区,患龋率相对较高。但是随着经济的发展,人们口腔卫生知识的提高,碳水化合物摄入量的减少,口腔卫生习惯的培养等均可对龋病的流行产生影响。

2. 人群分布

(1)年龄特点:龋病患病随年龄发生变化,学龄前儿童较易患龋。乳牙萌出后不久即可患龋病,随年龄增长患龋率逐渐增高,在 3 岁左右患龋率上升较快,至 5~8 岁乳牙患龋率达到高峰,6 岁以后恒牙开始萌出,乳牙逐渐脱落,患龋率亦逐渐下降。第四次全国口腔健康流行病学抽样调查结果显示了乳牙患龋率快速增长的态势。

6 岁左右第一恒磨牙开始萌出,由于矿化不完全,患龋率较高,12~15 岁是恒牙龋病的易感时期,患龋率又逐步开始上升,到 25 岁以后由于釉质的再矿化,增强了牙对龋的抵抗力,龋患情况趋向稳定。进入中老年时期后,由于食物嵌塞的增加,以及牙龈退缩,牙根暴露,若个人口腔卫生没有做好,根面上常有牙菌斑堆积,容易引起邻面龋与根面龋。此时患龋率可能再次快速上升,所以 50 岁以后老年人的患龋情况比较严重,是继牙周病之后造成老年人失牙的另一个重要原因。

(2)性别差异:关于性别与龋病的关系,目前尚无明确的定论。多数调查显示乳牙患龋率男性略高于女性,而恒牙的患龋率则相反,女性略高。2015 年第四次全国口腔健康流行病学抽样调查资料显示 5 岁男女儿童乳牙患龋率分别为 72.2%、71.6%;而 12 岁组、35~44 岁年龄组恒牙患龋率女性明显高于男性,65~74 岁组因龋患严重,男女差异不显著(表 2-15)。这主要是由于女性生理上发育早于男性,故女性的乳牙脱落和恒牙萌出均早于男性,女性恒牙接触口腔环境的时间以及受到龋病侵蚀的可能性均早于男性之故。

表 2-15 我国 12~74 岁各年龄人群不同性别恒牙龋均和患龋率

年龄	性别	D	M	F	DMFT	患龋率 /%
12 岁	男	0.59	0.0	0.10	0.70	33.8
	女	0.84	0.0	0.17	1.02	43.1
35~44 岁	男	1.24	2.31	0.38	3.93	86.2
	女	1.89	2.50	0.75	5.14	91.8
65~74 岁	男	3.00	9.51	0.61	13.78	98.3
	女	3.67	9.50	0.49	13.33	98.0

(3)城乡差别:在发展中国家,一般城市居民患龋率高于农村。这可能是因为城市居民食物趋向精细,糖的摄入量与频率较高,若口腔卫生状况不好,口腔预防保健措施差,则患龋的可能性较大。但在一些社会经济状况较好地区的城市儿童,他们的口腔卫生习惯发生了改变,并且广泛接受口腔各类预防措施,如局部用氟的推广等,基本口腔卫生保健得到了有效的保障,这些地区儿童的龋病状况得到了控制。反之,城市郊县地区的农村儿童,由于预防保健措施未能与经济同步发展,患龋率仍然高,出现了农村儿童患龋率高于城市儿童的现象。2015 年第四次全国口腔健康流行病学抽样调查结果也表明,全国 5 岁年龄组儿童乳牙患龋率、龋均,12 岁年龄组学生恒牙患龋率与龋均,都出现农村高于城市的情况(表 2-16)。

表 2-16 我国儿童城乡患龋率和龋均(2015 年)

年龄 / 岁	患龋率 /%		龋均	
	城市	乡村	城市	乡村
5(乳牙)	70.4	73.4	4.03	4.47
12(恒牙)	37.0	40.0	0.83	0.88

(4)民族分布:一个国家内,不同民族间患龋情况也不同,这是由于饮食习惯、人文、地理环境等因素所致。据 1983 年我国中、小学生龋病、牙周病抽样调查资料表明,少数民族中彝族患龋率最高,回族患龋率最低。同一省内,汉族龋均高于回族、维吾尔族、哈萨克族。据美国 1985—1986 年成人口腔健康调查资料表明,18~64 岁的龋均,白人为 10.32,黑人为 6.84。

(5)牙位分布:龋病发生还有自身的特点,牙光滑面患龋率明显低于殆面与邻面,龋齿好发于磨牙,好发部位是殆面与邻面不易清洁的部位。第三次和第四次全国口腔健康流行病学抽样调查结果都表明,12 岁学生恒牙龋坏主要集中在第一恒磨牙,龋齿好发的牙位依次是下颌第一恒磨牙,上颌第一恒磨牙,下颌第二恒磨牙。

3.流行趋势 就世界各国龋病的发展与流行趋势而言,西方发达国家经过 20 世纪 60 年代的一个龋病高峰后,自 20 世纪 70 年代起患龋率逐渐下降,研究发现这种下降应归功于这些国家口腔预防保健工作的开展与成功,尤其是饮水氟化、含氟牙膏等氟化物的大规模推广应用。相反,一些发展中国家近 20 年来的经济有了较快发展,人民生活水平逐渐提高,糖的消耗量增加,而相应的口腔预防保健措施没有跟上,龋病发病却呈上升趋势。

我国1983年全国学生龋病流行病学抽样调查统计结果显示,12岁龋均(加权)最高的五个省、直辖市是北京、天津、广西、浙江和上海。而12年以后1995年第二次全国口腔健康流行病学抽样调查结果显示,北京、上海和天津的患龋情况已不再位居前列,显示了这些直辖市口腔预防保健措施的效果。比较全国2005年第三次与2015年第四次口腔流行病学调查结果,我国5岁年龄组乳牙和12岁年龄组恒牙龋病患病呈明显的上升趋势(表2-17)。因我国人口基数大,龋齿绝对数量多,应引起高度重视。

表2-17 2005与2015年儿童龋病患病状况变化对比

年龄组	患龋率/%		龋均	
	2005年	2015年	2005年	2015年
5岁	66.0	71.9	3.50	4.24
12岁	28.9	38.5	0.54	0.86

(二)龋病流行的影响因素

龋病流行特征常受到多种因素的影响,尤其是社会经济因素变化对龋病流行情况的影响有着重要的作用。另外,诸如人体氟摄入量、饮食习惯、家族因素等与龋病的患病情况也密切相关。

1. 社会经济因素 在社会层面,社会经济因素决定了为大众提供包括口腔公共保健服务在内的公共保健服务的程度。同时社会经济因素又从家庭层面对个体家庭经济情况、父母受教育程度、父母健康观念以及口腔卫生习惯等多方面产生影响。而这些因素的变化对个体患龋的情况会产生重大影响,因此普遍认为,社会经济因素是影响龋病流行的重要因素之一。

2. 氟摄入量 人体氟的主要来源是饮水,一般患龋率与水氟浓度呈负相关。我国调查结果表明:水氟浓度在0.6~0.8mg/L时,龋均及患龋率最低;氟牙症患病率在10%左右,无中度氟牙症发生;而当水氟浓度高于0.8mg/L时,氟牙症率直线上升;低于此浓度时,龋均、患龋率上升。由此说明,我国水氟浓度在0.6~0.8mg/L较适宜。当然要明确的是,人体氟的来源是多方面的,空气、食物也是人体氟来源的重要渠道,患龋率是与人体总氟摄入量呈负相关关系。

3. 饮食习惯 流行病学研究表明,糖的摄入量、摄入频率以及加工形式均与龋病的发生与发展密切相关。例如,第二次世界大战前后日本和挪威的调查资料显示了糖的消耗量和患龋率的相关性。战前日本平均每人每年糖的消耗为15kg,6~9岁儿童患龋率为90%;大战期间,每人每年糖的消耗量减少到1kg以下,患龋率下降50%~75%;战后1962年每人每年糖的消耗量增加到12~15kg,患龋率回升。Toverud研究挪威的患龋情况,6~12岁儿童每人每年糖的消耗量由战前15kg减少到10kg时,5年内7岁儿童患龋率从65%降低到35%。食糖的频率和糖加工形式与患龋率有关,如加工成黏性的蜜饯食品等更易致龋。

4. 家族影响 龋病常在家族之中流行,同一家族成员之间会以相似的形式传播。例如:父亲或母亲如果是龋病易感者,他们的子女常常也是龋病易感者。这究竟是遗传基因导致还是由于生活习惯相同所致目前尚无定论。有专家研究发现两代人口腔中致龋微生物相同，推测龋病在家族之中流行很可能与生活习惯导致致龋微生物传播有关。母亲在喂养婴幼儿时，口腔中的致龋微生物传播至她们的子女，使其也具备了龋病易感性，但这种在母婴之间的传播关系在父子之间很少发现。

二、牙周病流行病学

牙周病是一类严重影响人类口腔健康的疾病，是中老年人失牙的主要原因。牙周病的发生是由局部和全身因素共同作用的结果，如口腔卫生不良、牙菌斑、牙石积聚是主要的外部因素；机体免疫缺陷、营养不良、内分泌功能失调等体内原因导致机体抵抗力下降，也能造成牙周病发生。

牙周病患病情况在不同国家和地区有很大差别，世界卫生组织以 15 岁年龄组的牙石平均检出区段数作为牙周状况的评价标准，便于对不同国家或地区的人群牙周健康状况进行比较（表 2-18）。

表 2-18　WHO 牙周状况评价标准（15 岁）

牙石检出平均区段数	等级	牙石检出平均区段数	等级
0.5～1.5	很低	3.6～4.5	高
1.6～2.5	低	4.6～5.0	很高
2.6～3.5	中		

2015 年全国第四次口腔健康流行病学抽样调查结果显示，我国 12 岁少年牙龈出血率为 58.4%，牙石检出率为 61.3%。35～44 岁成人组的牙周袋百分率为 52.7%，牙石检出百分率达 96.7%。而 65～74 岁老年组牙周健康（无牙龈出血、无重度牙周附着丧失、无牙周袋）的比率仅为 9.3%。

（一）牙周病的流行特征

1. 地区分布　牙龈炎或牙周炎患病率高，几乎使所有的国家都有 70% 以上的成人受到影响。WHO 全球口腔资料库的资料表明，在发展中国家与发达国家中严重牙周病的患病率没什么不同，几乎都在 7%～15% 的范围内。但 20 世纪 80 年代以来的研究表明，口腔卫生发达国家好于发展中国家，发展中国家的牙龈炎、牙石等的患病程度高于发达国家（表 2-19），我国第三次全国口腔健康流行病学抽样调查结果表明，除 65～74 岁组以外，牙周疾病各种指标都呈现城市好于农村，东部地区好于中西部地区的现象。

表 2-19　几个国家 12～19 岁或 15～19 岁组牙周状况比较（WHO）

发展中国家			工业化国家		
国家	年份	牙石平均区段数	国家	年份	牙石平均区段数
泰国	1986	4.2	法国	1987	2.3
塞拉利昂	1989	3.5	德国	1987	3.0
印度尼西亚	1986	3.6	日本	1986～1987	1.8
约旦	1982	3.8	美国	1986	1.5

2. 人群分布

(1) 年龄特点：研究表明，牙周病患病率随年龄增长而增高的现象明显。5~6 岁就可能患牙龈炎，之后随年龄增长部分牙龈炎发展成牙周炎，因此牙龈炎患病率逐渐下降，牙周炎患病率逐渐上升。全国第三次、第四次口腔健康流行病学抽样调查显示，CPI 指数、牙龈出血和牙石检出百分率从 12 岁开始逐渐上升，35~44 岁时为最高峰。65~74 岁老年人因牙缺失、牙龈出血和牙石检出率有所下降。所有被调查人群的牙石检出率均处于很高水平。牙周袋检出率也随年龄增长而增加，老年人最高。

(2) 性别差异：牙周病与性别的关系不明确，但多数报告认为男性重于女性。据我国第四次口腔健康流行病学抽样调查结果显示（表 2-20），在受检者中 6 个区段均健康的人数百分率均为女性高于男性。12 岁组、15 岁学生牙石检出率分别达 61.3%、73.6%，而各年龄组中牙石检出平均区段数和检出率男性均高于女性。

表 2-20　我国 12~74 岁年龄不同性别牙周健康状况百分率

年龄 / 岁	牙龈出血 /%		牙石 /%		（牙周袋>6mm）%	
	男	女	男	女	男	女
12	59.3	57.5	64.1	58.4	—	—
15	65.9	63.4	75.2	71.9	0.1	0.1
35~44	88.0	86.8	98.0	95.5	9.6	4.3
65~74	82.5	82.6	90.5	90.1	16.6	12.9

(3) 城乡差别：牙周病的患病情况与口腔卫生状况有明确相关性。在我国，牙周病的流行情况农村地区要比城市更加严重。据第四次全国口腔健康流行病学抽样调查结果，除 65~74 岁组以外，12 岁、15 岁、35~44 岁 3 个年龄组的牙石平均检出区段数农村均高于城市（表 2-21）。

表 2-21　我国 12~74 岁各年龄组城乡牙周状况

年龄 / 岁	牙龈出血 /%		牙石 /%	
	城	乡	城	乡
12	59.4	57.3	60.9	61.6
15	64.6	64.7	72.6	74.6
35~44	86.3	88.5	95.8	97.7
65~74	91.9	83.2	90.6	90.1

(4) 民族分布：不同民族的牙周病患病情况差异很大，这可能与各民族不同的社会经济、环境文化、饮食卫生习惯等差异有关。据 1983 年全国中、小学生口腔健康调查资料，我国少数民族中牙龈炎患病率最高的是彝族（城市 94.7%，农村 96.9%），最低的是朝鲜族（城市 20.0%，农村 27.3%）。

(5) 教育特征：调查显示，受教育时间与牙周病的患病率及病变严重程度呈现负相关。1985 年美国国立研究所（NIDR）对 18~64 岁美国人调查显示，受教育时间超过 12 年的，牙周附着丧失≥3mm 的百分率为 41%，而当受教育年限不足 12 年时，百分率则达 61%。

3. 流行趋势　发达国家的儿童、青少年牙龈炎在 20 世纪 60 年代时患病率相当高。如 1969 年英国调查 756 名 11～17 岁学生，牙龈炎患病率高达 99.7%；1964 年苏格兰对 2 905 名 13 岁学生调查中发现，牙龈炎患病率为 99.4%。由于牙科公共卫生学的不断发展，到 20 世纪 70 年代后，人群中的牙病开始得到有效控制。首先是青少年儿童的龋病、牙龈炎患病情况持续下降，之后逐渐扩大到成年人。据 1985 年美国成年人口腔健康抽样调查资料显示，检查 18～19 岁青少年 2 个象限牙的牙周组织，每颗牙检查 2 个部位，结果只有 5.4% 的部位患牙龈炎，23.7% 的部位有牙石；检查 3 270 名 35～44 岁的工作人员，只有 5.7% 的部位患牙龈炎，35.6% 的部位有牙石，22.4% 部位有牙周附着丧失。

2015 年第四次全国口腔健康流行病学调查报告表明：12 岁年龄组牙周健康率为 41.6%，农村高于城市，女性高于男性；牙龈出血检出率 58.4%，人均有牙龈出血的牙数 4.31 颗，城乡差别不明显，男性高于女性；牙石检出率为 61.3%，人均有牙石的牙数为 3.79 颗，城乡差别不明显，男性高于女性。15 岁年龄组牙周健康率为 34.8%，农村略高于城市，女性高于男性；牙龈出血检出率 64.7%，人均有牙龈出血的牙数 5.77 颗，城乡差别不明显，男性高于女性；牙石检出率为 73.6%，农村高于城市，男性高于女性，人均有牙石的牙数为 6.27 颗，城乡差别不明显，男性高于女性。与 2005 年第三次全国口腔健康流行病学调查报告结果比较，12 岁组人群牙龈出血检出率、牙石检出率，差异不显著。但 35～44 岁年龄组和 65～74 岁年龄组的牙周健康率明显下降，牙龈出血、深牙周袋（≥ 6mm）的检出率明显上升（表 2-22），中老年人牙周健康状况较差。

表 2-22　2005 与 2015 年中老年人牙周健康状况对比

时间	35～44 岁年龄组			65～74 岁年龄组		
	牙周健康率 /%	牙龈出血检出率 /%	深牙周袋（≥6mm）检出率 /%	牙周健康率 /%	牙龈出血检出率 /%	深牙周袋（≥6mm）检出率 /%
2005 年	14.5	77.3	5.7	14.1	68.0	11.4
2015 年	9.1	87.4	6.9	9.3	82.6	14.7

（二）影响牙周病流行的因素

除地区、时间、年龄、性别以及民族等因素外，牙周病的流行，还受口腔卫生习惯、吸烟和营养等因素的影响。

1. 口腔卫生　口腔卫生状况与牙周病有直接关系。口腔卫生好，菌斑清除彻底，就无牙龈炎，牙周状况就好；反之，菌斑多，牙石堆积，牙龈炎患病率就高。若这种情况得不到改善，则会导致牙周炎的发生。口腔卫生与龈炎和菌斑的关系见图 2-12。由此可见，连续数天不刷牙，菌斑和牙龈记分迅速上升，刷牙后菌斑和牙龈记分很快下降。

2. 吸烟　吸烟是牙周病的高危因素之一，吸烟者患牙周病的危险明显高于不吸烟者。有研究报道，烟瘾不大者的牙周病危险性比不吸烟者高 2 倍，烟瘾大者更高达 7 倍。当人们吸烟史在 10 年以下时，患牙周病的概率是不吸烟者的 1.3 倍，而当吸烟史达 16～20 年时，患牙周病的概率是不吸烟者的 8.0 倍。从影响牙周病的严重程度看，吸烟对牙槽骨丧失、牙周袋加深、牙松动和牙丧失有剂量反应作用，吸烟次数越多，时间越长，牙周病越严重。

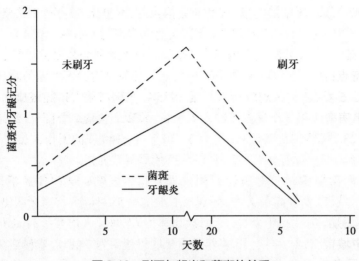

图2-12 刷牙与龈炎和菌斑的关系

3. 营养 人体需要的营养物质包括脂肪、蛋白质、碳水化合物、纤维和矿物质等,是代谢、修复和维持牙周组织正常功能所必需的。而这些营养物质的缺乏将对牙周组织的健康产生影响。例如,蛋白质缺乏可使牙周结缔组织变性,牙槽骨疏松;还可影响抗体蛋白合成,致免疫能力下降,易患牙周病;维生素与牙周组织胶原合成有关,它们的缺乏会造成牙周组织创伤愈合困难。

4. 全身疾病 一些系统性的疾病常伴有组织缺损和某些功能下降,或机体免疫调节能力减退,这使得牙周组织易于发生炎症或伤口难于修复,最终导致牙周病的发生。比较得到公认的系统性疾病是糖尿病。

三、氟牙症的流行病学

氟牙症是地方性氟中毒最敏感的流行病学监测指标,也是最容易发生的慢性氟中毒症状之一。

我国是地氟病流行较为严重的国家。地氟病流行的特点是分布广、发病率高、病情严重、危害大。20世纪60～70年代国家卫生部门组织人员对地氟病进行了大量的调查,据1994年报道我国除上海以外的各省、自治区、直辖市都有不同程度的地氟病流行。2001年全国地方病防治情况总结表明:我国共有4 026.24万人有氟牙症表现。2015年第四次全国口腔健康流行病学抽样调查结果表明,我国12岁年龄组氟牙症患病率13.4%,在氟牙症患者中有47.0%为极轻度。社区氟牙症指数(CFI)为0.28,农村高于城市,男女差别不明显。

(一)氟牙症的流行特征

1. 地区分布 氟牙症的流行具有明显的地区性,其发病与当地饮水、土壤、空气中的含氟量过多密切相关,氟含量过高,则氟牙症流行。饮用水是摄入氟的一个主要来源,一般认为饮水氟含量以0.8～1mg/L为适宜浓度,超过这个浓度将引起氟牙症的流行。我国的西北、华北、东北等一些地区,水氟浓度普遍超过3mg/L,饮水中氟含量明显高于正常浓度。有些地区即使水氟浓度很低,但由于燃高氟煤取暖、烘烤粮食造成气源性氟污染、食物性氟污染,也会导致居民摄入氟量过多,产生氟牙症,甚至氟骨症。氟牙症的流行及其严重程度与气候也有密切关系。如居住在热带地区的人，饮水多摄入的氟也多，氟牙症的患病率及患病程度也高。

2．人群分布

（1）年龄特点：胎盘对氟有一定的屏障作用，过量的氟难以通过胎盘屏障，所以乳牙较少发生氟牙症。6 岁以后恒牙开始萌出，氟牙症的患病率逐渐升高，至 12 岁左右恒牙全部萌出，氟牙症患病率维持一个相对稳定的水平。中年以后因龋病或牙周病可能导致恒牙逐渐脱落，患病率开始下降。

（2）性别差异：氟牙症患病情况在男女性别上未发现差异有显著性。第三次与第四次全国口腔健康流行病学抽样调查结果均显示，男女的氟牙症患病率和氟牙症指数无显著差异。

（3）城乡差别：第四次全国口腔健康流行病学抽样调查结果显示，12 岁组氟牙病患病 13.4%，其中城市 10.4%、农村 16.5%。城市与农村的差异，可能源于饮用水中氟含量不同。城市居民多以自来水为主，含氟量较易控制，而农村居民饮用水的来源较杂，控制不易。

（4）民族分布：氟牙症在不同民族人群中均可发生，患病情况在不同民族人群上未发现差异有显著性。

（二）影响氟牙症流行的因素

因不同地区人群摄氟量的种类、多少的不同，以及影响因素的差异，各地区氟牙症的流行程度也不尽一致。国内外众多的研究表明，影响氟牙症流行及其患病程度的决定性因素是人体总摄氟量。无论氟化物来源，只要人体总摄氟量超过一定范围，就有可能发生氟牙症，人体总摄氟量越多，氟牙症流行患病率及患病程度越高，人体总摄氟量与氟牙症流行程度呈正相关关系。影响人体总摄氟量的因素有：地区气候、环境因素，饮食习惯等，饮水中氟含量高低是影响氟牙症流行最常见的因素。

四、牙颌异常的流行病学

随着社会经济的发展、生活水平的提高，人们对口腔面容的美观要求越来越高，如何发现造成各类牙颌异常发生的原因，采取行之有效的预防手段，减少牙颌异常的发生，满足人民群众日益提高的美观需求，正是口腔流行病学需要研究的内容。牙颌异常流行病学特征如下：

1．地区分布　由于对牙颌异常的诊断标准不同，导致各国和各地区的调查结果难以比较，患病率从 28% 到 90% 不等。

2．年龄分布　到牙全部萌出时止，错𬌗畸形的患病率随年龄而升高，乳牙期除前牙反𬌗时有发生外，其他类型的错𬌗畸形患病率低。进入替牙期后，由于乳牙早失或滞留，出现恒牙早萌或替牙障碍，可能产生多种错𬌗畸形，使患病率上升。恒牙期错𬌗畸形患病率增高，主要原因是龋病致替牙紊乱、替牙时间紊乱、生长发育异常、口腔不良习惯等。

3．性别分布　错𬌗畸形在男女均可患病，性别之间差异无显著。

五、口腔癌的流行病学

不同国家、不同的肿瘤，发病率或患病率有很大差别，2008 年 Global Cancer Statistics 数据显示，头颈部恶性肿瘤的发病率较高，位居全身恶性肿瘤的第六位，其中口腔癌位于第12位。口腔癌的发生多由生活行为、环境因素与生物因素所致，吸烟、过度饮酒、不良饮食习惯、感染等是头颈部恶性肿瘤的危险因素。衡量口腔癌的患病情况多用患病率和发病率。一般用十万分之几来表示。多数国家口腔癌发病率1/10万～10/10万，个别国家达到15/10万甚至20/10万。在我国以舌癌、颊黏膜癌、牙龈癌、腭癌最为常见。尤其是舌癌，近年有上升的趋势。

（一）口腔癌的流行病学特征

1. 地区分布　口腔癌在全世界均有发现，不同地区之间发病率不同，总体情况，发展中国家的发病率高于发达国家，地域上从高到低排序为：亚洲、北美、欧洲、南美洲。东南亚地区发病率高，如孟加拉国、缅甸、柬埔寨、印度等国，这与当地居民有咀嚼烟草和槟榔的习惯有关。我国湖南与台湾等地也有这种习惯，因此发病率也较高。

2. 人群分布

（1）年龄特点：口腔癌可发生于所有人群，以成年人好发。西方国家的发病高峰在60岁以上，而我国发病的高峰为40～60岁，但20世纪80年代以后，特别是近年来，无论在西方国家还是在发展中国家，人群的患病年龄有逐渐增长的趋势，50%以上发生在65岁以上。主要原因可能与人群的平均寿命延长有关。口腔癌的发病率随年龄的增长而升高。

（2）性别差异：口腔颌面部恶性肿瘤男女都可发生，但男性明显高于女性，美国1989年的统计男女比例为2:1。国内统计男女构成比也约为2:1，近年来女性的发病率也有明显的上升趋势，可能与女性吸烟、饮酒习惯上升以及从事以前男性的工作有关。

（3）种族分布：不同种族之间口腔癌发病率不同。在新加坡，印度族人口腔癌发病率高于华人和马来西亚人，这可能与咀嚼烟草的习惯有关。

（4）好发部位：口腔颌面部良性肿瘤多见于牙龈、口腔黏膜、颌骨与颜面部。在我国，好发部位依次为舌癌、颊黏膜癌、牙龈癌、腭癌、上颌窦癌。癌瘤的好发部位与地区、气候、种族、生活习惯等均有一定关系。

3. 发病趋势　不同国家和地区口腔癌的发病随时间不同而变化。总体而言，无论是西方发达国家还是发展中国家，人群口腔颌面部肿瘤的发病率与患病率都有逐渐增高的趋势。2015年，我国第四次全国口腔健康流行病学调查报告表明：我国55～64岁年龄组的口腔黏膜恶性肿瘤检出率为43/10万，农村高于城市，男性高于女性。

（二）影响口腔癌流行的因素

口腔癌的发生与多种因素相联系，经济条件、环境因素、生活习惯与生物因素是影响口腔癌流行的主要因素，烟草、酒精、饮食习惯以及在日光下暴晒是口腔及周围组织癌变较明显的危险因素，有研究认为90%以上都归因于过度饮酒，咀嚼槟榔又是东南亚国家或地区高发口腔癌的主要原因；女性抽烟和饮酒习惯的增长，以及更多地参加原本为男性所从事的职业等因素，又被认为与女性口腔颌面部肿瘤增长有关。但这些致病因素与癌症发生的相关性还没有被完全证明，因此定期检查、早期发现、早期治疗口腔癌特别重要。

六、唇腭裂的流行病学

在胚胎发育过程中，由于遗传因素、环境因素等原因，致使各胚突的正常发育及相互连接融合的过程受到影响,造成的口腔颌面部发育畸形,导致唇腭裂。主要包括唇裂、腭裂和唇裂合并腭裂 3 种类型。唇腭裂的患病情况常用发生率或患病率来评价。其流行特征如下:

1. 地区分布　唇腭裂可在不同的地区国家人群中发生,但各地发生率不同,这种地区间差别发生的原因尚不清楚。根据调查报告显示,唇裂、腭裂、唇裂合并腭裂的患病率分别为 0.56‰、0.27‰ 和 0.82‰。内陆地区围产期婴儿患病率高于沿海地区,报告患病率最高的是海南、重庆和青海,报告患病率最低的是山东、福建和辽宁。

2. 城乡分布　调查表明,我国唇腭裂的发生在城乡之间差别有显著性,城市唇腭裂的发生率为 1.7‰,而农村的发生率为 2.1‰。这种情况可能与农村近亲婚配,妇女文化教育程度低、缺乏孕期健康意识等有关。另外,不正当的不全人工流产、不科学堕胎和营养缺乏也可能影响胎儿的正常发育。

3. 性别分布　男婴唇腭裂发生率高于女婴,据 1986 年的调查,男婴唇腭裂发生率为 2.0‰,女婴发生率为 1.6‰。

4. 种族分布　据美国疾病控制中心的检测资料显示,白人的唇腭裂缺陷率显著高于黑人。我国各民族之间是否有差异尚未见报道。

七、口腔黏膜疾病的流行病学

口腔黏膜疾病是指发生在口腔黏膜和口腔软组织的多种感染和非感染性疾病。可分为两大类,一类是原发性口腔黏膜疾病,一类是全身性疾病在口腔表现为黏膜损害。常见的疾病有溃疡、扁平苔藓、白斑、盘状红斑狼疮、口腔炎、舌炎等。口腔黏膜病多发于颊、唇、舌、软腭等黏膜,亦可与皮肤病同时发病。其发病原因复杂,有些是感染引起,有些是变态反应性疾病,也有些与内分泌紊乱有关,更有些原因至今未明。下面仅简要介绍口腔扁平苔藓和白斑的流行病学情况。

(一)口腔扁平苔藓

口腔扁平苔藓是一种发生于皮肤和黏膜上的伴有慢性浅在性炎症的角化性病变。口腔的主要表现为黏膜上的白色线状、网状或环状条纹。在流行病学调查中,扁平苔藓的评价指标主要为患病率。例如,在以人群为基础的研究中,女性口腔扁平苔藓患病率为 1.11%。

口腔扁平苔藓的流行病学分布显示,其发病年龄相差较大,1974 年 Silverman 报道的发病年龄最小是 22 岁,最大的超过 80 岁;1980 年李辉奉报道最小年龄 12 岁,最大年龄为 68 岁,但发病最多的是中年人。口腔扁平苔藓女性比男性略为多发。1983 年 Landstrom 的调查显示,男女比例是 1:2.3。其发病原因尚不清楚,严重时亦有癌变的可能。

(二)白斑

世界卫生组织 1979 年制定了白斑的定义,指发生在口腔黏膜上的白色损害,不能擦去,在临床和组织学上不能诊断为其他疾病。白斑发生的部位多见于颊黏膜、上下唇等处。流行病学调查中,评价白斑的指标是患病率,全球口腔白斑患病率为 1.7%～2.7%。

从流行病学的分布来看,白斑好发于 40 岁以上中年人,患病率随年龄增加而增高。我国 1980 年的调查显示白斑的好发年龄为 50～59 岁。白斑患者以男性居多,1978 年李辉奉等在武汉调查了 15 280 人,男女比例是 2:1。白斑是一种癌前病变,据调查其癌变率为 3%～6%,吸烟是引起白斑的主要危险因素,停止吸烟后白斑可以消除。

第四次全国口腔健康流行病学调查报告表明：全国 55～64 岁年龄组的口腔黏膜异常检出率为 6 792/10 万，农村高于城市，男性高于女性。口腔扁平苔藓检出率为 735/10 万，农村高于城市，男性高于女性；口腔黏膜白斑检出率为 368/10 万，农村低于城市，男性（698/10 万）大大高于女性（43/10 万）。

八、牙齿缺失的流行病学

随着年龄的增长，缺牙人数与缺失牙数均逐渐增多。失牙原因多为龋病与牙周病。从口腔健康观点考虑，缺牙占全口牙的 1/4 以上时，就会影响到口腔的正常功能，尤其是咀嚼功能，从而影响食物的消化与吸收。

口腔内牙的保存与无牙颌状况在国家之间及地区之间存在较大差别。一些高度工业化国家，60 岁以上年龄组无牙颌百分率很高，而像非洲一些国家老年人缺失牙均数常不超过 5 颗，还有低达 2 颗的地区人群。从总体情况看，中国老年人无牙颌率小于西方国家，平均保留牙数高于西方国家。这可能与我国人群龋病患病率较低有关；另一重要原因是，由于我国口腔医生少，治疗与修复工作都满足不了患者的需要，病人口中大量的无功能牙（如残根、Ⅲ度松动牙等）存留，没有及时拔除等，造成无牙颌患者比率较低。我国近三次全国口腔流行病学调查结果表明，在 1995—2015 年的 20 年间，我国中老年人无牙颌率出现明显下降趋势（表 2-23）。同时，中老年人存留牙数都有明显上升，近 10 年来，65～74 岁年龄组平均存留牙数由 20.97 颗变为 22.50 颗，增加了 1.53 颗。

表 2-23 2005—2015 年中老年人无牙颌率情况 /%

		35～44 岁			65～74 岁		
		1995	2005	2015	1995	2005	2015
城乡	城	0.10	0.03	0.00	9.67	5.57	3.79
	乡	0.11	0.08	0.00	12.19	8.07	5.22
性别	男	0.00	0.04	0.00	9.17	6.29	4.55
	女	0.12	0.07	0.00	11.87	7.35	4.44
合计		0.11	0.06	0.00	10.51	6.82	4.50

第五节 口腔健康状况调查

口腔健康状况调查（oral health survey）是口腔流行病学中最常用的一种方法，是指在特定的时间内收集人群患口腔疾病的频率、流行强度、分布及流行规律的资料，了解某人群的口腔健康状况，掌握口腔疾病的流行特征，提示影响口腔疾病发生的因素及流行趋势，为进一步开展口腔健康流行病学研究和制订口腔保健工作规划提供科学的依据。它是一种横断面调查，因此调查时间应尽可能的短，否则会使调查的疾病及其相关因素发生变化，失去准确性。

口腔健康状况调查工作从起草调查方案，到最后统计分析得出结果，都要按计划有序的进行（图 2-13）。

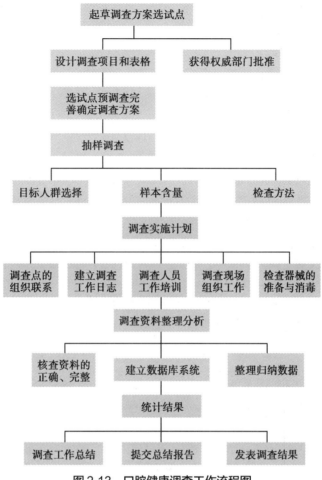

图 2-13 口腔健康调查工作流程图

一、调查目的

口腔健康状况调查有很强的目的性，一次调查最好不要涉及太多的问题，以免影响调查质量。口腔健康状况调查的目的：①查明口腔疾病在特定时间内的发生频率、分布特征及其流行规律；②了解和分析影响口腔健康的有关因素；③为探索病因，建立和验证病因假设提供依据；④选择预防保健措施和评价其效果；⑤评估治疗与人力需要。

二、调查项目

调查项目即调查涉及口腔健康状况的主要内容，它是根据调查目的而确定的。一般分为两类：一类是直接的口腔健康状况信息，如龋病、口腔卫生状况等，这些项目将用于统计分析；另一类是背景状况信息，如年龄、姓名、编号等，部分用于统计分析，部分用作信息管理；还有一类为问卷调查项目，如口腔健康相关知识、行为习惯、态度等。

（一）一般项目

常列入口腔流行病学调查表的第一部分，包括受检者的姓名、性别、年龄、职业、民族、籍贯、文化程度、经济状况、宗教信仰、出生地区、居住年限等信息。这些项目可以反映疾病分布的差异,调查以后将这些项目与健康状况项目结合分析,可能会发现某种口腔疾病的流行特征。一般可通过询问或从户口本上获得。

(二)口腔健康状况项目

包括各种口腔常见疾病,这是口腔健康状况调查的主要内容,最常用的调查项目有龋病、牙周病、牙列状况等,具体内容根据调查目的而定。

(三)问卷调查项目

主要包括口腔卫生知识、态度、信念、行为与实践等方面的具体内容,如个人口腔卫生、刷牙、牙刷与牙膏选择、龋病与牙周病预防意识与就医行为等。问卷有开放性问卷和封闭式问卷,其题型有选择题、填空题、排列题、配对题、是非题及量表题,可根据调查目的确定题型。

口腔健康状况调查目的确定后,应根据不同调查目的来确定调查项目,设计不同的调查表。本章以 WHO 设计的标准口腔健康调查表为例做简单介绍。根据 WHO 出版的口腔健康调查基本方法(第 5 版,2013 年)中列出的调查项目,包括调查的识别信息、基本信息、口外检查、牙列状况(牙冠、牙根)、牙周状况、附着丧失、氟牙症、酸蚀症、牙外伤、口腔黏膜病变、义齿状况(固定义齿或可摘义齿)、急症处理和转诊需要、注意事项等项目(表 2-24)。下面对调查表中的一些常用项目的填写进行说明。

表 2-24 WHO 成人口腔健康调查表(2013)

(1)□□□□(4)	年 月 日 (5)□□□□□□(10)	编号 (11)□□□□(14)	原始/复查 □(15)	检查者 (16)□□(17)

一般状况 (姓名)

性别 1=男,2=女 □(18)	出生日期(19)□□□□□□(24)	年龄(25)□□(26)
民族 (27)□□(28)	其他分组(29)□□(30)	受教育年限(31)□□(32)
职业□(33)	社区(地理区域)(34)□□(35)	
居住地 城市(1) 郊区(2)	农村(3) □(36)	
其他数据(37)□□(38)	其他数据(39)□□(40)	
其他数据(41)□□(42)	口外检查(43)□□(44)	

牙列状况	恒牙 状况
18 17 16 15 14 13 12 11 21 22 23 24 25 26 27 28 牙冠(45)□□□□□□□□□□□□□□□□(60) 牙根(61)□□□□□□□□□□□□□□□□(76) 牙冠(77)□□□□□□□□□□□□□□□□(92) 牙根(93)□□□□□□□□□□□□□□□□(108) 48 47 46 45 44 43 42 41 31 32 33 34 35 36 37 38	0=无龋 1=有龋 2=充填有龋 3=充填无龋 4=因龋失牙 5=其他原因失牙 6=窝沟封闭 7=固定修复的基牙、特殊冠/贴面、种植牙 8=未萌牙 9=不作记录

续表

牙周状况（改良 CPI）	牙龈出血
	记分
18 17 16 15 14 13 12 11 21 22 23 24 25 26 27 28	0= 无
牙龈出血（109）□□□□□□□□□□□□□□□□（124）	1= 探诊出血
牙周袋　（125）□□□□□□□□□□□□□□□□（140）	9= 除外牙
牙龈出血（141）□□□□□□□□□□□□□□□□（156）	X= 缺失牙
牙周袋　（157）□□□□□□□□□□□□□□□□（172）	**牙周袋深度**
48 47 46 45 44 43 42 41 31 32 33 34 35 36 37 38	记分
	0= 无
	1= 牙周袋 4～5mm
	2= 牙周袋 6mm 或以上
	9= 除外牙
	X= 缺失牙

附着标签		氟牙症□（179）
严重程度　　　　　　　　　　　　　　　　指数牙		严重程度
0=0～3mm	17/16　11　26/27	0= 正常
1=4～5mm　　CEJ 在黑区内	（173）□□□（175）	1= 可疑
2=6～8mm　　CEJ 在黑区上线和 8.5mm 刻度间	（176）□□□（178）	2= 很轻
3=9～11mm　　CEJ 在 8.5mm 和 11.5mm 刻度间	47/46　31　36/37	3= 轻
4=12mm 及以上　　CEJ 超过 11.5mm 刻度		4= 中度
9= 除外牙		5= 重度
X= 缺失牙		8= 除外牙
*15 岁以下儿童不查		9= 不作记录

牙酸蚀症	牙外伤	
严重程度□（180）	状况□（183）	
0= 无	0= 无	**累及牙数**
1= 侵及釉质	1= 外伤已治疗	（184）□□（185）
2= 侵及牙本质	2= 釉质折断	
3= 侵及牙髓	3= 釉质和牙本质折断	
累及牙数	4= 外伤及髓	
（181）□□（182）	5= 外伤失牙	
	6= 其他损伤	
	9= 除外牙	

口腔黏膜		义齿修复	
□（186）	□（189）	上颌　　　　下颌	
□（187）	□（190）	□（192）　　□（193）	
□（188）	□（191）	状况	
状况	部位	0= 无	
0= 无	0= 唇红缘	1= 可摘局部义齿	
1= 恶性肿瘤（口腔癌）	1= 口角	2= 全口义齿	
2= 白斑	2= 唇	9= 不作记录	
3= 扁平苔藓	3= 唇颊沟		
4= 溃疡（阿弗他、疱疹型、溃疡型）	4= 颊黏膜		
5= 急性坏死性龈炎	5= 口底		
6= 念珠菌病	6= 舌		
7= 脓肿	7= 硬腭和（或）软腭		
8= 其他情况（请注明）	8= 牙槽嵴 / 牙龈		
9= 不作记录	9= 不作记录		

续表

急症处理 □（194）

0= 无需治疗

1= 需预防性或常规治疗

2= 尽早治疗（包括洁治）

3= 因疼痛或牙 / 口源性感染需急症处理

4= 需转诊进行全面评估或全身 / 口腔治疗

表内设计的小方格是为计算机统计用的。每个方格只许填一位数字。制订调查方案时，要将所有调查点和检查者列表分别赋予代码。若需要记录其他相关信息，如水氟含量或氟化物应用情况，也应分别赋予代码。复制表格前，应在原始调查表上用大写字母注明调查国家。表中 1～4 格为 WHO 的保留号，用于填写国家编码，调查者不用填写。重要信息包括检查日期（5～10 格），受检者的唯一编号（11～14 格），标明原始检查表或复查表的代码（15 格），检查者编码（16～17 格）。基本信息部分需要记录下列信息：姓名（若允许则填写），性别（18 格），出生日期（19～24 格），年龄（25～26 格），民族（27～28 格），其他分组（29～30 格），受教育年限（31～32 格），职业（33 格），社区或地区（34～35 格），居住地类别（36 格），其他调查特定数据（37～42 格）。口外检查结果记录在 43 和 44 格。表格中氟牙症项目根据 Dean 指数记录，根据牙列中氟牙症患病最严重的 2 颗牙记分，如 2 颗牙患病程度不同，则记录患病较轻一颗牙的记分。

表格中牙周状况（改良 CPI）记录于"109～172"方格内，每个方格记录指数牙中患病较严重的一颗牙的记分。

表格内牙列状况及治疗需要中牙位的标记，是遵循 WHO 和世界牙科联盟（FDI）提出的标记系统。口腔分为 4 个象限，其次序按顺时针方向：右上 - 左上 - 左下 - 右下。每颗牙用两位阿拉伯数字表示，第 1 位数字表示所在象限。第 2 位数字表示牙在牙列中的具体位置（图 2-14），读法应注意，如右上中切牙应读为"1""1"[yi][yi]，而不读为"11"[shi-yi]。恒、乳牙的 2 位数标记法如下：

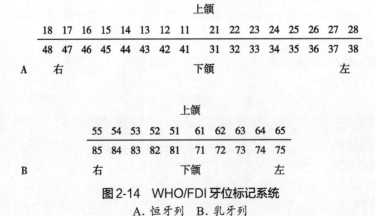

图 2-14 WHO/FDI 牙位标记系统

A. 恒牙列　B. 乳牙列

在牙列状况项目中，方格"45～60"和"77～92"应根据 WHO 标准，填入上下颌牙冠情况，方格"61～76"和"93～108"应填入牙根情况，具体填写符号与相应标准见调查表内各项说明。

三、指数和标准

要根据调查的目的来确定需要使用的指数和调查标准。常用的社区牙周指数 CPI,龋病指数 DMFT、DMFS 等,氟牙症的 Dean 指数。

调查标准的确定非常重要,标准不一致会导致收集的资料缺乏可比性,因此调查设计中首先要根据目的来确定调查标准。

冠龋的诊断标准是:使用 CPI 探针探到牙的点隙窝沟或光滑面有明显龋洞存在、釉质下的破坏或可探到沟壁、洞底软化者。对于釉质上的白斑,着色的不平坦区,探针可插入的着色窝沟,但底部不发软以及氟牙症所造成的釉质上硬的凹陷,均不诊断为龋。

根龋的诊断标准是:用 CPI 探针在牙根面探及软的或皮革样的损害即为根龋。

牙周病流行病学诊断标准是:使用 WHO 推荐的 CPI 指数,判断牙龈出血、牙石积聚和牙周袋深度。

氟牙症诊断标准是:Dean 指数,以釉质表现光泽度、颜色改变程度、缺损程度和侵犯面积作为依据。

四、调查方法

(一)普查

普查是指在特定时间范围内,一般为 1～2 天或 1～2 周,对特定人群中的每一个成员进行的调查或检查,又称全面调查。普查的优点是能发现调查人群中的全部病例,早发现、早诊断并给予及时治疗,全面描述疾病的分布特点,并能普及医学知识;还可以同时调查目标人群中多种疾病或多种健康状况的分布情况;比较容易被公众所接受,不存在抽样误差。但普查的应答率要求不低于 95%,否则会对结果的正确性产生较大的影响。它的缺点是工作量大,成本太高,因此只能在较小范围内使用,如计划在一所或几所学校或某个社区开展口腔保健活动,在此之前可使用普查以获得准确的疾病基线资料。

(二)抽样调查

抽样调查是指在特定时点、特定范围内的某人群总体中,按照一定的方法抽取一部分具有代表性的个体组成样本进行调查分析,以此推断该人群总体某种疾病的患病率及某些特征的一种调查。

与普查相比,抽样调查具有节省人力、物力和时间以及由于调查范围小、调查精度较高的优点,在流行病学调查中占有很重要的地位,是最常用的方法。但是抽样调查的设计、实施与资料分析均比普查要复杂,重复和遗漏不易被发现;不适用于变异较大的资料和普查普治的情况;不适用于患病率较低的疾病。具体抽样的方法有:

1. 单纯随机抽样　也称简单随机抽样,是最简单、最基本的抽样方法。从总体的 N 个对象中,利用抽签或随机数字法抽取 n 个对象,构成一个样本,总体中每个对象被抽到的概率相等(n/N)。

2. 系统抽样　又称机械抽样或间隔抽样。它是按照一定的顺序,机械地每隔若干单位抽取一个单位的方法。如一所学校有 1 000 名学生,根据调查要求只需抽取 100 名学生作为调查对象,抽样比例为 10%。抽样前先对学生编号,先在 1～10 号学生中随机抽取一个号,然后每隔 10 个编号抽取一名学生。

3. 整群抽样 整群抽样就是从总体中直接抽取若干群组(如村、居委会、班级、车间等)作为观察单位组成样本。用此方法抽样时,抽到的不是个体,而是由个体所组成的集体(即群体),被抽到的群组中的全部个体均作为调查对象。如:欲了解 25 所幼儿园 60 000 名儿童的龋患率,抽样比例定为 20%。由于儿童太多,且分散在 25 所幼儿园内,用单纯随机抽样的方法太麻烦,此时可先随机抽取 5 所幼儿园,再对抽到的幼儿园的全部儿童进行调查,这样组织比较简便。它适用于群间差异较小的调查单位。

4. 分层抽样 先根据某种特征将总体分为若干次级总体(层),然后再从每一层内进行单纯随机抽样,组成一个样本,这种抽样方法称分层抽样。用来分层的特征通常是调查研究的主要变量。分层抽样可以提高总体指标估计值的精确度,分层可以将内部变异很大的总体分成一些内部变异较小的层,保证总体中每一层都有个体被抽到,在样本相同时比单纯随机抽样、系统抽样和整群抽样的抽样误差都要小。常用的分层类别有年龄、性别、居住地、文化程度、经济条件等。

5. 多阶段抽样 在大型流行病学调查中,常同时将上面几种抽样方法结合起来使用,把抽样过程分为不同阶段。其实施过程为:先从总体中抽取范围较大的单元,称为一级抽样单位(如省、自治区、直辖市),再从每个抽得的一级单元中抽取范围较小的二级单元(县、乡、镇、街、道),以此类推,最后抽取其中范围更小的单元(如村、居委会)作为调查单位。我国第四次口腔健康流行病学抽样调查就采用这种方法,称为分层、不等比、整群抽样和随机抽样的方法。多阶段抽样的优点是可以充分利用各种抽样方法的优势,弥补各自的不足,节省人力、物力,缺点是在抽样前要掌握各级调查单位的人口资料及特点。

在使用上述口腔流行病学调查方法时,应根据不同情况加以选择,除了以上这些调查方法,WHO 还推荐了试点调查和捷径调查两种调查方法。

(三)试点调查

一般在开展大规模流行病学调查前,对没有基线资料的人群,为了初步了解该人群的患病特点,提供制订计划所需的最低限资料,可以先进行试点调查,以获得少量的参考资料,便于制订计划,又称小规模调查。

(四)捷径调查

当无法采用概率抽样方法来获得调查样本时,可采用非概率抽样方法。目的在于使调查样本包括了可能处于不同患病水平的最重要的亚组。这样,以最小的花费就可获得疾病检测所需的、可靠的、与临床相关的数据。如 5 岁、12 岁、15 岁、35~44 岁、65~74 岁等年龄组,其中 5 岁年龄组反映乳牙列患龋水平及发病情况;12 岁年龄组反映新生恒牙的情况,被定为全球性龋病监测年龄,用于对该疾病趋势进行国际性比较和监测等。这种方法经济实用,节省时间和人力,故称为捷径调查。

五、样本含量

样本含量大小会直接影响调查效果,样本含量小则抽样误差大,不易得到能说明问题的结果;而样本含量太大则造成浪费。根据采用的流行病学方法不同,样本含量确定的方法不同。主要依据调查对象的变异情况、患病率大小、要求的精确度和把握度大小。一般来说,调查对象变异大、患病率低,对调查要求的精确度和把握度大,所需的样本含量就大,反之则小。以龋病现况调查样本含量估计为例:

$$N = K \times \frac{Q}{P}$$

其中 N 为样本含量；P 为某病预期现患率；$Q=1-P$；K 为系数，当误差在 10% 时，$K=400$；当误差为 15% 时，$K=178$；当误差为 20% 时，$K=100$。

六、误差及其控制方法

影响口腔健康调查结果真实性的因素主要有随机误差和偏倚（或偏性）。随机误差又称机遇误差或偶然误差，是由某事件发生的概率造成的测量值与真实值之间的差异，是随机的，通常造成的差异在真实值的两侧波动。虽不能完全避免，但可测量其大小，并能通过抽样设计和扩大样本来加以控制，以减少抽样误差。偏倚则是由于某些原因造成检查结果与实际情况不符，是一种错误，属于系统误差，应该尽量防止。常见的偏倚种类有选择偏倚、信息偏倚和混杂偏倚。

因检查者的某种原因造成检查结果有误差，为检查者偏倚。检查者偏倚有两种：

（1）检查者之间偏倚：调查队伍中往往有数名检查者，当他们对同一名受检者做口腔检查时，由于标准掌握不一致，导致结果有误差，为检查者之间偏倚。

（2）检查者本身偏倚：指一名检查者给一名患者（或健康者）做口腔检查时前后 2 次检查结果不一致。

防止检查者偏倚的方法是：一是疾病的诊断标准要准确；二是调查前要认真培训，诊断标准要统一；三是调查前要做标准一致性试验。其中，标准一致性试验也就是可靠度的检验，它包括了检查者本身可靠度检验和检查者之间可靠度检验。有多种方法可以用来评估检查者之间与检查者本身的一致性，推荐使用 Kappa 统计法作为衡量检查者之间一致性的依据。具体做法是：选 15～20 名受检者，由检查者及 1 名参考检查者各对受检者做 1 次口腔检查。检查者于隔日上午再做 1 次检查，然后每个检查者的检查结果按相同牙位与参考检查者比较，观察检查者之间技术误差大小，比较检查者 2 次检查结果，观察本身诊断误差大小。

Kappa 值即内部一致性系数，是作为评价判断的一致性程度的重要指标。取值在 0～1 之间。Fleiss 规定的 Kappa 值的大小与可靠度的关系见表 2-25：

表 2-25　Kappa 值与可靠度的关系

Kappa 值	可靠度	Kappa 值	可靠度
0.40 以下	可靠度不合格	0.61～0.80	可靠度优
0.41～0.60	可靠度中等	0.81～1.0	完全可靠

七、数据整理和统计分析

口腔流行病学的现场调查工作做完后，会获得大量的数据资料，为保证资料的完整性与准确性，对这些资料中的数据要先进行整理，然后才能进行统计学分析。

（一）数据整理

整理资料的目的是把杂乱无章的原始资料系统化、条理化，便于进一步计算统计指标和分析。整理工作一般分三步：

1. 资料核查　资料收集到以后的第一步就是要对数据进行严格、认真的核对。对调查表中的每一个项目都要仔细检查,一般项目中的性别、年龄、职业等是否相符,口腔健康状况项目中是否有缺漏,有无不符合逻辑的错误。如:在龋病检查中,已经在牙列状况一栏中某一个牙记录为"已填充牙有龋",但在下面的治疗需要栏中却记录为"不需治疗";有时在牙列状况一栏中填了左上颌牙列齐全,但在牙周健康状况项目中的左上象限却记录为"除外区段"。这些差错在流行病学调查的资料中常会看到,对此必须纠正,以保证资料的完整性和准确性。

2. 分组　在资料核对无误的基础上,接下来要做的就是分组。就是把调查资料按照一定的特性或程度进行归类。常按不同地区及不同人群分组,如性别、年龄、城乡、种族等组别。也可按照某种疾病的患病严重程度进行分组,常见的如按患龋牙数或牙周袋深浅分组等。它是口腔流行病学调查中进行统计分析的关键一步。在"同质"条件下进行恰当的分组可以正确反映疾病的流行特征,提示各种影响流行的因素,并能建立病因假设,而如果分组不恰当,会掩盖许多有用的信息。另外,在对连续性变量进行分组时必须考虑到变量分界点的选择,这要遵照习惯的分界点或国际上普遍使用的分界点作为分组标志,以便于对统计的数据进行相互比较。例如,当我们对某一调查资料按年龄分组时,如果国际上普遍以每10岁为一组,而我们却以每5岁为一组,相互之间结果就难以比较。

在分组时要注意:①正确选择和确定分组标志。在研究龋病时,常用的分组标志有年龄、性别、地区等;在评价预防工作效果时还有质量标志和数量标志。②确定适当组距。组距的大小取决于资料的性质和数量,对于数量大而疾病变化较为平稳时,组距可分大些。

3. 计算　资料分组后清点每组中的频数。人工整理时,可用计数法,将每一组中的频数相加。但在进行大规模的口腔流行病学调查时,变量多达几千万或更多,人工整理费时、误差大,因此多采用计算机整理。计算机整理可以借助各种数据库软件,如 Foxpro、Epi Info、Epi Data 等软件对于口腔流行病学研究非常有用。

（二）统计指标

在口腔流行病学资料统计分析时,首先必须要确定所用的一些特定的统计指标。常用的统计指标如下:

1. 计量资料的统计指标　计量资料是对每个观察单位用定量的方法测定某项指标所得的资料。这类资料多用测量工具或仪器获得。常用集中趋势和离散趋势这两个重要的总体分布特征,定量地描述数据的平均水平和变异程度。计量资料常用指标包括算数均数、标准差、标准误、区间估计等。

（1）平均数:平均数是分析计量资料中最常用的,它是反映一组性质相同的观察值的平均水平或集中趋势的统计指标。包括算术均数、几何均数、中位数等,其中算术均数较为常用。如调查某学校的学生口腔健康状况,其中12岁男生共检查120人,检出108颗龋齿,从120个变量中得出一个平均数,即为每人平均患龋数。

公式为: $\bar{x} = \dfrac{\sum x}{n}$

$\bar{x}$ 代表平均数, $\sum$ 为求和的符号, x 代表变量（观察值）, n 代表受检人数。

本例

$$\bar{x} = \frac{108}{120} = 0.9$$

120名12岁男学生,每人平均患0.9颗龋。

(2)标准差:标准差是用来说明一组观察值之间的变异程度,即离散度。如检查两组儿童患龋病情况,每组检查8人,其龋齿数都是24,龋均为3,患龋情况的分布:一组为3、4、2、2、5、3、4、1;另一组为0、1、1、9、8、1、2、2,前组分布比较集中,个人患龋的牙数变异较小,而后者比较分散,变异较大。表示观察值变异程度大小最常用的指标是标准差。

标准差的计算方法可直接用计算器或计算机的统计功能计算;若用人工计算,可用标准差加权计算法,它适用于有较多相同观察值的资料。

上例120名12岁男生龋病标准差计算方法见表2-26。

$$\sum f = 120 \quad \sum fx = 108 \quad \sum fx^2 = 282$$

标准差的计算公式为:$s = \sqrt{\dfrac{282 - \dfrac{(108)^2}{120}}{120-1}}$

本例:$s = \sqrt{\dfrac{282 - \dfrac{(108)^2}{120}}{120-1}} = 1.25$

120名男生龋齿的标准差为1.25。

表2-26 标准差加权法计算表

分组	频数 f	fx	fx²
0	70	0	0
1	15	15	15
2	18	36	72
3	11	33	99
4	6	24	96
合计	120	108	282

(3)标准误在抽样调查中,造成样本均数(或率)与总体均数(或率)之间出现差别的重要原因之一是存在抽样误差。标准误就是用来表示抽样误差的大小。

均数标准误计算公式为:$S_{\bar{x}}$(均数标准误)$= \dfrac{s}{\sqrt{n}}$

如果标准差为1.25,样本含量为120,则标准误的计算如下:

$$S = 1.25 \qquad n = 120$$

$$S_{\bar{x}} = \frac{1.25}{\sqrt{120}} = 0.11$$

(4)区间估计是将样本统计量与标准误结合起来,确定一个具有较大置信度的包含总体参数的范围,该范围称为总体参数的置信区间。统计学上习惯用95%可信区间及99%可信区间。95%或99%可信区间即总体均数(或率)有95%或99%的概率(或可能性)在此区间范围内。在实际工作中,95%的可信度更为常用。

样本例数在100例以上时,

总体均数的95%可信区间为 $\bar{x} \pm 1.96 S_{\bar{x}}$

总体均数的99%可信区间为 $\bar{x} \pm 2.58 S_{\bar{x}}$

如 $\bar{x}=0.9$ $S_{\bar{x}}=0.11$ $n=120$ 时

95%可信区间的估计值为:0.9±1.96×0.11   即 0.68～1.12

99%可信区间的估计值为:0.9±2.58×0.11   即 0.62～1.18

2. 计数资料的统计指标 计数资料是按观察单位的某种特征(或属性)分类,再清点各种观察单位的个数所得到的资料。这类资料可计算相对数,如率、构成比等。

(1)率:率是表示在一定条件下,某现象实际发生的例数与可能发生该现象总例数之比,用来说明单位时间内某种现象发生的频率或强度。在评价口腔疾病的患病状况时,常用率来表示人群中患病状况的高低,一般用百分率、千分率、万分率或十万分率表示。龋病的流行病学研究中,患龋率主要用于对比和描述龋病的分布,探讨龋病的病因和流行因素等。计算公式如下:

$$率 = \frac{某现象实际发生人数}{可能发生某现象的总人数} \times 100\%$$

如:患龋率 = 患龋患者数 / 受检人数 ×100%

(2)构成比:是用来说明事物内部各构成部分所占总体的比重。以龋病为例,龋、失、补的牙数各占龋总数的百分比,即龋、失、补的构成比。

$$构成比 = \frac{某一构成部分的个体数}{事物各构成部分个体数的总和} \times 100\%$$

一组构成比之和应为100%。

(3)标准误:率的标准误计算公式为:

$$s_p(率的标准误) = \sqrt{\frac{p(1-p)}{n}}$$

p 代表样本率,n 为样本量。

如调查200名18岁青年患龋情况,其患龋率为60%,标准误的计算如下:

$$s_p = \sqrt{\frac{60\%(1-60\%)}{200}} = 3.46\%$$

(4)区间估计:在计数资料的区间估计中,当 n 足够大,且 P 不接近零时:

总体率的95%可信区间为:$P \pm 1.96 \times s_p$;

总体率的99%可信区间为:$P \pm 2.58 \times s_p$。

(三)数据的统计分析方法

在抽样调查中,即使是随机抽样,也不可避免会产生抽样误差。由于生物固有的个体变异的存在,从某一总体中随机抽取一个样本,所得样本统计量与相应的总体参数往往是不同的,这种差异为抽样误差。如调查某地区小学生患龋病情况,随机抽取10岁学生1 000人,龋均为2.0;如再从该地区重新随机抽取10岁小学生1 000人,龋均就不一定仍为2.0。而每一次的随机抽取结果也不一定能恰好等于该地区10岁小学生的实际龋均。造成样本均数(或率)之间及样本均数与总体均数(或率)差别的原因,可能是由于抽样误差所致,也可能两均数确实存在质的差别。对两种可能性进行判断的方法,要用显著性检验,进行统计推断。

显著性检验的目的是以样本间的差异,推断总体间是否确有差异,是抽样误差导致的范围内的波动,还是有本质上的差异。若是由于抽样误差引起的可能性很小,就可以推断它们间确有本质差别。以 P 值表示概率大小,常用 5%(即 0.05)和 1%(即 0.01)作为判断有无统计学意义的标准。

统计资料一般分为计量资料与计数资料,不同的统计资料有不同的统计分析方法。

1. 计量资料的统计分析方法

(1)两样本均数的比较:检验两个样本均数差异是否有统计学意义时,若满足条件且样本量较小,则采用 t 检验;样本含量大时可用 u 检验。

(2)多个样本均数的比较:检验两组以上样本均数间差别是否有统计学意义,通常用方差分析、秩和检验方法。

(3)多个样本均数的两两比较:经方差分析各组均数之间差别有显著性,就需进一步检验哪些均数间差别有显著性,哪些没有。

2. 计数资料的统计分析方法

(1)两个样本率差异的显著性检验:检验两个样本率差异是否有显著性,一般用 u 检验。

(2)卡方检验:卡方检验是一种用途较广的显著性检验,两个或两个以上样本率和构成比之间差别的显著性检验常用这种方法。

数据统计分析可以使用公式计算,但是计算量大,耗时长。目前主要是借助计算机统计软件计算。由于各种统计分析软件如 SPSS(statistical package for social science)、SAS(statistical analysis system)等的应用,使得资料统计与分析非常方便、快捷、准确。

小 结

本章主要介绍了口腔流行病学的定义、作用和基本方法。作为口腔预防医学的基础知识,通过学习,使学生能够熟悉口腔流行病学的定义及其用途,重点掌握有关龋病、牙周组织疾病的指数、流行特征及其影响因素(牙周疾病的指数、流行特征及其影响因素)。此外,对于其他一些常见的口腔疾病,如氟牙症、牙颌异常、口腔黏膜病、唇腭裂、口腔癌等的指数和流行特征也应有所了解。掌握口腔健康调查的基本原则与方法,尤其要掌握口腔健康调查设计中的各项要求和方法,并且了解一些常用的数据整理与统计分析的方法。

思考题

1. 分析性与描述性流行病学的研究方法包括哪几种,简述其中较常用的一种。
2. 试述龋病及牙周病的流行特征及影响因素。
3. 龋病及牙周病流行病学的常用指数有哪些?其各自含义是什么?

4. 常见的偏倚种类与控制方法有哪些？

5. 口腔流行病学数据整理的主要过程是什么？

6. 口腔健康调查的常用调查方法。

7. 常用的统计指标有哪些？是如何进行分类的？

（万呼春　马　莉）

第三章　龋病的预防

学习目标

1. 掌握：龋病的危险因素、预测和早期诊断方法、预防方法；氟化物的防龋机制及应用；窝沟封闭、预防性树脂充填和非创伤性修复治疗的定义、适应证及操作方法。

2. 熟悉：氟的毒副作用和防治；窝沟封闭的临床效果。

3. 了解：儿童殆面龋的患病状况及特点、窝沟封闭和非创伤性修复治疗发展；氟的分布、人体氟的来源及代谢。

龋病是在以细菌为主的多种因素作用下，牙体硬组织发生慢性进行性破坏的一种细菌感染性疾病，是一种口腔常见病、多发病。

第一节　龋病致病因素

随着人们对龋病病因的认识和研究的不断深入，相继出现了化学学说、寄生腐败学说、蛋白溶解学说、蛋白溶解 - 螯合学说、Miller 化学细菌学说和三因素（细菌、食物、宿主）理论等多种学说。目前得到广泛认可的理论是 Newbrun（1978 年）提出的四联因素学说（图 3-1），即细菌、食物、宿主、时间四因素同时存在，共同作用，龋病才能发生。随着预防医学及生态学的发展，使人们认识到社会环境及人的行为因素同样也影响着龋病的发生发展。

一、细菌因素

在龋病发生的过程中，细菌是多因素中的主

图 3-1　龋病发病的四联因素理论

要生物因素。大量研究已经证实，在无菌环境下的牙不会发生龋病，细菌的存在是龋病发生的先决条件。

　　口腔内天然菌群的种类和数量繁多且复杂。通过一系列的研究，目前公认的主要致龋细菌是变形链球菌，其次是某些乳杆菌属和放线菌属。这些致龋细菌通过黏附、产酸和耐酸发挥作用，导致龋的形成。

　　1. 黏附　细菌在牙齿表面的定植能力，是牙菌斑形成的核心。黏附的实质是菌体表面黏附素与牙表面获得性膜上受体的分子结合。致龋菌有多种附着功能，在龋发生中起作用的主要是由致龋菌产生的细胞外多糖及表面附着蛋白 I/II（或称 Pac 或 SpaA）。变形链球菌能分泌两种胞外酶：葡萄糖基转移酶和果糖基转移酶，其中葡萄糖基转移酶是公认的致病因子。

　　2. 产酸　致龋菌能产生乳酸、甲酸、乙酸、丙酸等多种有机酸，其中主要是乳酸，目前研究公认，它也是一个重要的致龋因子。

　　3. 耐酸　随着菌斑内细菌代谢的酸性产物的堆积，当 pH 值降到 5.0 以下时，多数产酸菌不能继续生长，但变形链球菌、乳酸杆菌仍能继续生存并产酸，使菌斑内 pH 值持续降低，从而促使脱矿。

 知识拓展

牙齿的脱矿与再矿化

　　牙是由外胚叶和间质来源的坚硬器官，其表面的牙釉质形成后无细胞、血管、神经等生命成分，所以不能对微生物入侵产生炎症反应，也不能通过细胞修复达到自愈。但它能进行重要的物理 - 化学交换反应，如再矿化。牙釉质的主要无机成分为羟磷灰石，还有少量碳酸盐、蛋白质、脂肪、水等。因此牙釉质可视为结合有水、蛋白质和脂肪的含碳羟磷灰石晶体。化学物质就是通过水、蛋白质和脂肪构成通道进行牙釉质的脱矿和再矿化。

　　羟磷灰石能溶于酸。在酸的作用下，牙中的矿物质发生溶解，钙和磷酸盐等无机离子由牙中脱出称为脱矿。

　　人牙龋损的形成不是一个简单的持续性脱矿过程，而是脱矿与再矿化的连续性反应。牙再矿化现象不仅发生在龋病的早期，在龋病进展的各个过程中都有再矿化现象，同时牙釉质在未发育成熟时在口腔中亦进行着再矿化。所以再矿化应包括使钙、磷和其他矿物质离子沉积于正常或部分脱矿的牙釉质中或牙釉质表面的过程。这些矿物质离子可以来自唾液或合成的再矿化液等，也可来自牙组织早期脱矿溶解的矿物质的再沉积。局部钙离子和氟离子浓度可促进再矿化，当然影响牙齿再矿化的因素还有很多。主要利于阻止龋病发展，促进再矿化的因素有：首先减少致龋物质，如使用非致龋甜料添加剂和减少碳水化合物的摄入频率以减少菌斑产酸，从而减轻脱矿；其次仔细刷牙，在牙面不形成厚的牙菌斑，仅维持一层保持性薄膜，并通过良好的唾液缓冲保护牙齿；第三增加机体的矿物质利于再矿化，经常规律性地使用低浓度的含氟饮水和（或）含氟漱口液，可在牙釉质表面形成更具抗龋能力的氟磷灰石样物质，并能增强唾液源性再矿化作用。

二、宿主因素

指宿主对龋病的易感程度，主要包括牙、唾液、机体的全身状况、行为习惯及生活方式。

1. 牙 牙是龋病发生的底物。牙和牙弓形态在龋病发展过程中有重要影响。而牙冠的裂隙、窝沟及异常发育沟，牙列中邻牙之间的接触面、拥挤牙与重叠牙之间的接触面等都是不易清洁的菌斑滞留区，也是龋的好发部位。牙的理化性质、钙化程度、微量元素含量等因素也影响龋病发展。牙釉质中氟、锌含量较高时，患龋率较低。矿化不好的牙及牙根外露、无牙釉质保护的部位容易患龋。

2. 唾液 唾液是牙齿及细菌的外环境，对维持口腔正常 pH 值，保持牙面完整性，阻止牙齿脱矿、促进再矿化等方面具有重要作用，在口腔微环境中起着微生态平衡的调节作用。唾液的质与量的改变、缓冲能力大小及抗菌系统的变化都与龋病发生过程有着密切关系。正常的唾液分泌，对口腔有物理清洁、抗菌斑附着、抑菌等作用。唾液量减少，口腔内细菌数明显增加，牙齿表面菌斑量增加。一般情况下唾液致龋菌数的变化，在一定情况下反映着龋的活性。唾液的缓冲系统维持着口腔恒定的中性环境（pH 值 6.0～7.0），它随时调节口腔内的 pH 值，维持一定的钙饱和度，防止脱钙。若缓冲能力减弱，则容易患龋。

3. 机体的全身状况 与龋病发病有一定关系，而全身状况又受到营养、内分泌、遗传、机体免疫状态和环境等因素的影响。

4. 人的行为和生活方式 在人的生活习惯、饮食结构里存在着有利或不利于龋病发生的因素，例如，不良的口腔卫生可以使口腔菌斑过量堆积，从而增加了患龋的危险因素。饮食中精制的含糖食物过多、吸烟等不良习惯，有利菌斑聚集，促使龋的发生发展。而良好的口腔卫生习惯，合理的饮食结构，改变不良嗜好，则可以减少龋的发生。

三、饮食因素

食物既是人体营养的主要来源，也是口腔微生物进行合成分解代谢的能源，部分食物成分还是致龋菌产生毒力因子的物质基础，故饮食是龋病发生的重要因素之一。

大量研究表明，碳水化合物即我们通常说的糖类与龋病发生有着密切关系。主要有蔗糖，其次有葡萄糖、淀粉等。含糖食品富有黏性，易附着于牙面，滞留在不易自洁的部位，在细菌的利用下产酸并合成细胞外多糖，促使牙脱矿，发生龋病。

糖的致龋作用与其种类、食糖生物性状、摄入量、摄糖频率和方式有关。其中蔗糖致龋能力最强，其他碳水化合物如葡萄糖、麦芽糖、乳糖、果糖等都可以被细菌利用产酸，但致龋作用均比蔗糖弱。甘露醇、山梨醇、木糖醇、甜菊糖则不能被致病菌利用产酸，因而可以作为防龋的糖代用品。一般固体含糖食品（如糖块）比液体（如饮料）更容易致龋；进餐次数越多，且在两餐之间进食含糖食品，龋发生的危险性越大。

四、时间因素

龋病是牙体硬组织慢性破坏性疾病，与其他慢性疾病一样，有一定的时间因素。从获得性膜的产生、附着到菌斑形成，从细菌分解代谢碳水化合物产酸到牙釉质脱矿等龋病发病的每一个过程都需要一定的时间才能完成。作为致龋因素，时间含义包括：牙萌出以后的时间；碳水化合物滞留于牙面上的时间；致龋菌斑在牙面滞留的时间；菌斑内酸性产物持续的时间;菌斑及唾液环境低于临界 pH 值(范围 5.0～5.5)所持续的时间。以上因素的持续时间越长,龋病发生危险性越大。

上述各因素提示,预防龋病应采取综合性防龋措施,控制菌斑、增加宿主抗龋能力,建立合理的膳食饮食习惯,养成良好的口腔卫生习惯,及时采取有效防龋措施是降低人群龋发生率的有效途径。预防措施持续的时间越长则效果越显著。

第二节 龋病预测与早期诊断

龋病的现代概念是依据科学研究的证据和临床实践已经接受的诊断标准,并不一定意味着新的,也不一定需要新的诊断技术。在文献中有多种方式来确定"龋病"的存在。现代的证据揭示,龋病的存在状态从亚临床(牙釉质表面下层发生改变),进一步发展到临床上可以探查到的表面下龋(表层"完整"的龋损),到显微镜下的各个阶段龋损以及其后的宏观牙釉质龋洞形成,并明显地侵及牙本质。因此,龋病比仅为龋洞的范围要广泛得多。

龋病的发病机制可以用以下的过程来描述:口腔菌斑中的酸源性细菌对进入口腔内的碳水化合物发酵,之后产生有机酸,进而扩散进入牙釉质、牙本质或牙骨质,部分地溶解矿物晶体。矿物质从牙扩散出来,如果这一过程继续,最终导致龋洞形成。若钙、磷与氟化物一起扩散进入牙,可以使牙釉质的脱矿化过程逆转。在无洞性龋损的晶体残余部分沉积一个新的覆盖层。新的矿物晶体表面与原来的碳酸盐羟磷灰石矿物晶体相比对酸更有抵抗力。这就是龋损过程中脱矿和再矿化现象。

一、龋病预测

(一)临床预测

下列临床现象应作为龋易感的预测信号,应及时采取防龋措施。

1. 乳牙龋发生数量多 乳牙龋多预示儿童口腔已具备了多个致龋的危险因素。

2. 牙根面外露 中老年患者常因牙周炎造成牙槽骨吸收、牙龈萎缩,使易脱钙的牙根牙骨质外露,再加上牙间隙及龈缘菌斑滞留,预示龋发生的危险。

3. 牙釉质发育不全 全身及局部原因引起的发育性牙釉质缺陷,牙釉质缺失部位抗酸蚀能力弱,特别是青少年易发生龋,应尽早采取预防措施。

4. 早产儿和低出生体重儿 常伴牙发育缺陷,属龋好发的弱势群体。

5. 口干症患者 多种原因引起的口干症患者,预示猖獗龋可能发生。特别是头颈部癌症经放射治疗后出现口干症的患者,应在治疗的同时,采取相应防龋措施。

6. 菌斑滞留 可引起单个牙或牙列菌斑滞留的部位,是龋的好发部位。特别在患者接受正畸矫治、邻面充填及固定修复等治疗的同时,应注意控制牙菌斑。

7. 阻生牙 阻生齿窝沟龋,相邻第二磨牙远中邻面龋,是常见的临床表现。

8. 口腔卫生不良 应警惕菌斑滞留部位的龋病发生。

9. 不合理饮食习惯 进食含糖食品与饮料的量及频率多的人,是龋好发的人群。

(二)实验室预测

以致龋菌及酸性产物为指标,检测龋发生危险因素的试验称龋活性试验。目前较成熟的方法如下：

1. Dentocult SM 试验　原理是观察唾液中变形链球菌数量来判断龋的活性。

2. Dentocult-LB 试验　原理是观察唾液内乳酸杆菌数量来判断龋的活性。

3. Cariosta 试验　原理是检测牙菌斑内细菌的产酸能力来判断龋的活性。

4. Deutobuff Strip 试验　原理是了解唾液的缓冲能力来判断龋的活性。它是一种含 pH 指示剂的标准化酸性试纸条，用来检测唾液的 pH 值。

5. 刃天青纸片法　原理是利用变形链球菌对蔗糖消耗的氧化还原反应程度来判断细菌的数量，进而判断龋的活性。

6. 定量 PCR 方法　以变形链球菌特异性引物，用定量 PCR 方法检测受试者唾液内变形链球菌数量判断龋的活性。

二、早期诊断

传统的概念是"有洞为龋，无洞不定为龋"。而龋病的新概念是白斑龋，即牙釉质表面呈现白斑，则可诊断为早期龋，或可直接称为白斑龋。龋病的发生发展，是从初期由牙釉质表面下可逆性脱钙到不可逆性龋洞（浅龋—深龋）形成。龋洞是疾病发展的结果，不是诊断的界限。因此龋病的早期症状的发现，在预防上尤为重要：白斑龋具有可逆性。只要预防措施得当，可以完全恢复为健康牙。另一方面是龋临床试验的意义：如果龋病的诊断标准包括早期龋在内，可以减少临床试验的样本量，缩短临床试验的周期，降低临床试验的成本。

早期龋的诊断方法分为两种：①视觉与视触觉诊断；②仪器检测。

（一）视觉与视触觉诊断

1. 光滑面早期龋　光滑面（包括牙𬌗面、唇颊面）的牙釉质表面下脱矿，表现白垩色斑称龋白斑。为避免覆盖唾液的折光现象，干燥牙面后观察白垩色斑的存在。为避免破坏表面再矿化层，尽量不用尖探针划探，防止对矿化膜的破坏。

2. 窝沟早期龋　观察颜色变黑，探粗糙感，可初步确定龋坏。

3. 邻面早期龋　是容易忽略部位，呈表面粗糙或 X 线显示牙釉质表面下脱矿透影表现。应选择适当 X 线投射方法，如平行𬌗翼片投射方法，能较好显示邻面表面下脱矿现象。用牙科探针感觉粗糙感，再辅助 X 线投射，可确定早期龋的存在。

（二）仪器检测

1. X 线诊断　早期龋的 X 线诊断是临床常用的方法，多用牙𬌗翼片及根尖片，适合邻面龋或继发龋诊断，牙𬌗翼片比根尖片准确率更高些。由于 X 线剂量、曝光及投照技术的改进，早期龋的诊断率也在不断提高。

2. 激光荧光诊断

（1）激光荧光龋检测仪：是目前临床多用的早期龋诊断仪器。原理是以蓝绿范围的可见激光照射源，照射牙面组织有机及无机物吸收激光后，产生不同程度的荧光，龋坏部位荧光反应比正常硬组织反应强，探头将不同荧光反应转换信号，以数据显示。该仪器重复性强，简便，准确率高于 X 线检查。

（2）定量光导荧光法：用氩离子激光器照射龋脱矿区，产生荧光，与健康牙釉质比较，荧光辐射少，显黑色，经 CCD 信号在 PC 机显示实时图像，以脱矿区显示暗区定量表示，设备昂贵。可对早期龋如窝沟龋、继发龋及邻面龋检测,但方法有待进一步完善。

3. 电阻法 牙釉质是不良导电体,电阻大,当牙釉质出现脱矿后,牙釉质表面出现可浸入唾液的微孔间隙,而增加了导电性,局部电阻下降,下降值与龋损程度呈正相关,以此为诊断早期龋的依据。

其他早期诊断仪器还有:内镜、超声波、光线透照及荧光染色等,这些方法仍在研究及使用中。

第三节 龋病的预防措施和方法

一、分级预防

(一)一级预防

1. 促进口腔健康 普及口腔健康知识,增强口腔保健意识,建立良好口腔卫生习惯,定期口腔检查。

2. 实行特殊防护措施 在口腔医师的参与及指导下,合理采取各种防龋措施,如进行窝沟封闭、应用防龋涂料等。

(二)二级预防

早发现、早诊断和早治疗,包括定期临床检查、X 线片等辅助检查,在检查诊断基础上做早期充填等治疗。

(三)三级预防

1. 防治龋的并发症 对龋病引起的牙髓病及根尖周病的患牙,应进行牙体牙髓治疗以保存自然牙列,阻止炎症向牙槽骨、颌骨深部扩展;对于严重破坏的残冠残根应拔除,以防止牙槽脓肿、颌面化脓感染及全身感染。

2. 恢复功能 修复牙体组织的缺损和牙的缺失,以修复牙颌系统的生理功能,保持身体健康。

二、预防方法

龋病是一种多因素疾病,其防治方法是以多种因素为基点,阻断其致龋作用。以下从控制菌斑,改变不合理膳食,增强宿主抗龋能力等方面介绍一些防龋方法。

(一)控制菌斑

龋只有在菌斑存在的环境中才可能发生,因此有效地清除或控制菌斑是防龋的主要环节。控制菌斑措施包括控制菌斑数量、滞留时间、致龋菌的毒性作用。具体方法如下:

1. 机械方法 机械清除菌斑是简易的自我保健方法,是指用牙刷、牙膏、牙线、牙间清洁器等保健用品,清除口腔内牙菌斑。长期维持良好的口腔卫生习惯是控制菌斑的有效方法。

2. 化学方法 氯己定又称洗必泰,为广谱杀菌剂,对革兰氏阳性、阴性菌均有强的抑菌作用,对变形链球菌、放线菌作用显著。它可以和获得性膜蛋白的酸根结合,滞留于牙表面,阻止附着。防龋制品有漱口剂、牙膏、防龋涂漆及缓释装置等。缺点是使牙齿、舌背黏膜及充填体着色,但可通过刷牙及其他机械方法去除。其使用较广泛,效果也肯定,局部使用比较安全。

3. 其他方法

（1）植物提取物：包括黄芩、厚朴、五倍子、金银花、三颗针、两面针、三七及茶叶等，主要功能是抑制致龋菌。

（2）生物方法：主要指酶类，有特异性及非特异性酶。

（3）抗菌斑附着剂：包括有茶多酚、甲壳胺等，这些物质除有弱的抑菌作用外，主要作用是阻止菌斑在牙表面附着。

（4）替代疗法：是用致龋菌毒性因子缺陷野生株定植于口腔的方法，以达到减少龋发生的作用。

（5）免疫方法：防龋疫苗是主动免疫，以致病的特异性抗原使机体产生特异性抗体，中和致龋菌的毒性因子，使机体保持较长时间的预防作用。但到目前为止，在防龋疫苗的实际应用上还存在着一些主要障碍：①变形链球菌定植在牙菌斑内，体内产生特异性抗体后再分泌到口腔，实际上不容易在口腔环境中发挥有效的免疫作用；②诱导变形链球菌抗体与心内膜组织有交叉反应，可引起心内膜炎的副作用；③变形链球菌与口腔内其他链球菌有交叉反应性抗原，影响抗体的效价。因此，防龋疫苗在应用于人群作为防龋措施前，还需要一段时间对安全性、稳定性、有效性的验证，才能用于人体临床试验。

（二）控制糖的摄入和使用糖代用品

1. 控制糖的摄入　在预防龋方面最主要的建议是减少摄取游离糖的量和频率。

（1）糖的致龋性和含糖食物：蔗糖是致龋性最强的糖，但饮食中的葡萄糖、果糖、麦芽糖等也有一定的致龋性，而乳糖的致龋性最弱。

（2）进食频率：摄取糖的频率对龋的发生十分重要，因此要减少摄糖频率，但也不能忽视摄糖量。

（3）饮食中糖的来源：对于学龄儿童，三分之二的游离糖来源于零食、软饮料和餐桌上的糖。水果味的含糖饮料是牙健康的最大危害。

2. 使用糖替代品　蔗糖的致龋性最强，而山梨醇、甘露醇、木糖醇、异麦芽酮糖醇等不易被菌斑中的产酸菌利用，可使致龋菌的葡聚糖产生减少，常用作蔗糖代用品。其中木糖醇防龋效果显著，目前已广泛使用，近年来异麦芽酮糖醇的防龋作用正引起重视。甜菊糖是一种强甜味剂，比蔗糖甜度高 20 倍，经研究证明有抑菌作用，但它供给的能量低，甜味中含中药苦味，不易被人接受，作为糖代用品有待于进一步改进。从营养及经济的角度考虑，目前还没有一种糖代用品可以完全替代蔗糖，它们只能起到限制蔗糖食用的辅助作用。

（三）增强牙的抗龋能力

1. 氟防龋　氟是人体必需的微量元素之一，能影响细菌的生长，促进牙体硬组织再矿化，提高牙齿的抗龋能力。经过半个多世纪的实践经验证明，全身和局部应用氟化物能有效地防龋。目前主要的氟化物防龋方法是公共饮水氟化和含氟牙膏的使用。另外一些国家和地区提出了氟片、氟凝胶、含氟漱口剂、含氟食品的使用。

2. 激光防龋　激光是一种单色高能量、短脉冲光束。经过多年的防龋实验证明：低能量激光对牙齿有增强抗龋齿的性能，而高能量激光能使牙釉质爆炸呈裂纹，削弱牙齿的强度。激光防龋的主要功能是：经激光照射后的牙釉质，可形成抗酸性强的玻璃样物质，可减少牙脱矿量。激光照射与氟化物结合,可促使氟透过牙骨质、牙本质小管,促进矿化,封闭牙本质小管,提高抗酸蚀效果。经激光照射后致龋菌如变形链球菌生长受到抑制。

目前用于防龋研究的激光物质有：He-Ne、Nd-YAG、CO_2、XeCl 等激发物。

在实际应用研究上,除经激光照射防止牙冠部龋外,近年来根面龋防治的研究较多,用低能量激光照射与氟化物应用相结合的方法,对减少根面龋的发生已取得一定的进展,但仍处于实验室研究阶段,能否应用于人体尚有待于某些关键问题的解决,如激光器件的稳定性和机器操作的灵活性、可行性等。

(四)替代疗法

替代疗法是根据口腔内微生态环境中细菌间定居竞争特征,利用同种、同属(类)无致病毒性的菌种替代致龋毒性的菌种,替代菌种称"效应菌株"。有关研究包括两个方面：一方面是在清除牙面致龋变形链球菌的基础上用变形链球菌葡萄糖基转移酶、细胞内多糖代谢基因缺陷株或乳酸脱氢酶活性缺陷株占据牙面定居点,排斥有毒性的野生型变形链球菌种,减少龋的发生;另一方面是利用同类菌如唾液链球菌替代菌斑内变形链球菌。两方面研究尚未在人体口腔内应用,因此"效应菌株"有待安全性验证及审批,才能广泛应用。

总之,龋病是多因素慢性细菌感染性疾病,龋病的预防应采取综合性的防治措施。

第四节 窝 沟 封 闭

窝沟封闭又称点隙裂沟封闭(pit and fissure sealant)是指不去除牙体组织,在𬌗面、颊面或舌面的点隙裂沟涂布一层粘接性树脂,保护牙釉质不受细菌及代谢产物侵蚀,达到预防龋病发生的一种有效防龋方法。用于窝沟封闭的高分子材料,称窝沟封闭剂。

当牙面的窝沟被封闭之后,一方面存在于窝沟中的细菌的营养来源被断绝,起到了预防龋病发生的作用,另一方面窝沟封闭也能阻止已存在的早期龋损的发展,在早期龋损尚未成龋洞之前达到治疗的目的。窝沟封闭在提供有效、高质量的龋病预防措施中起到了非常重要的作用。

一、窝沟封闭的适应证与非适应证

决定是否采用窝沟封闭防龋涉及很多因素,其中最重要的是窝沟的外形和评价。

点隙裂沟容易患龋与很多因素有关,第一是点隙裂沟的解剖形态、结构容易有细菌聚集定植;第二是点隙裂沟的深度不能直接被患者与专业人员清洁所达到;第三是点隙裂沟中由于再生牙釉质上皮、食物残渣甚至菌斑阻挡,阻止了局部氟的进入;第四是点隙裂沟可能接近釉牙本质界,某些情况下可能实际位于牙本质内,由于覆盖在牙本质上的牙釉质层较薄,因此龋的发生,较之光滑面早而深。

(一)窝沟封闭的适应证

1. 窝沟深,特别是可以插入或卡住探针(包括可疑龋)。

2. 患者其他牙,特别对侧同名牙患龋或有患龋倾向。

牙萌出后达到𬌗平面即适宜做窝沟封闭,一般是萌出后 4 年之内。如乳磨牙在 3~4 岁,第一恒磨牙在 6~7 岁,第二恒磨牙在 11~13 岁为最适宜封闭的年龄。牙釉质发育不全,窝沟点隙有初期龋损,𬌗面有充填物存在但未做封闭的窝沟等,可根据具体情况决定是否做封闭。总之，封闭的最佳时机是牙齿完全萌出，龋齿尚未发生的时候。

（二）窝沟封闭的非适应证

1. 殆面无深的沟裂点隙、自洁作用好。

2. 患者不合作，不能配合正常操作。

3. 牙齿尚未完全萌出，被牙龈覆盖。

4. 已患龋或已做充填的牙。

二、窝沟封闭剂的组成、类型和特点

（一）窝沟封闭剂的组成

窝沟封闭剂通常由合成有机高分子树脂、稀释剂、引发剂和一些辅助剂（溶剂、填料、氟化物、涂料等）组成。

1. **树脂基质**　为封闭剂主要成分，目前广泛使用的是双酚 A- 甲基丙烯酸缩水甘油酯。

2. **稀释剂**　常在树脂基质中加入一定量活性单体作为稀释剂，以降低树脂黏度。一般有甲基丙烯酸甲酯、二缩三乙二醇双甲基丙烯酸酯、甲基丙烯酸缩水甘油酯等。

3. **引发剂**　可分为光固引发剂与自凝引发剂两种。光固引发剂中，可见光固化引发剂采用 α- 二酮类光敏剂如樟脑酯，紫外光固化引发剂用安息香醚类。自凝引发剂常由过氧化苯甲酰和芳香胺，如 N-N 二羟乙基对甲苯胺组成。

4. **辅助剂**　封闭剂一般是无色透明的，可在封闭剂中加入少量白色或红色涂料，以便检查识别其保留率。其中有些封闭剂添加了一定量的填料，以提高其压缩强度、硬度和耐磨性，但粘接强度、固化时间和保留率不受影响。

（二）窝沟封闭剂的类型与特点

依照固化方式，窝沟封闭剂可以分为光固化与自凝固化两种。

可见光光固封闭剂的优点是：光固合成树脂有较大抗压强度和光滑的表面，与紫外光固化相比固化深度更大，且花费时间较少（10～20 秒）。另外，使用时不需调拌，克服了自凝固化在调拌及操作过程易产生气泡及固化过快或过慢的缺点，可以调控操作时间，操作方便，容易掌握。但操作需要特殊设备光固化机，尤其在大面积开展群体预防工作时需要大量光固化机，从而增加花费。目前常用的光源为 430～490nm 的可见光。在使用可见光固化机时，其波长、光密度与固化深度和硬度有关，应注意其性能。由于高亮度的可见光波对视网膜有害，应注意防护。

自凝固化的方法不需要特殊设备，花费较少。涂布前需调拌混合树脂基质与催化剂，材料经聚合反应在 1～2 分钟内即固化，因此调拌后术者须及时涂布，在规定时间内完成操作过程，否则会由于操作时间长，增加污染的机会而影响封闭的质量。此外，自凝固化在调拌及操作过程易产生气泡且固化过快或过慢也会影响封闭的质量。一般而言，自凝固化的封闭剂优于紫外光固化的封闭剂。

三、窝沟封闭的操作方法

窝沟封闭的操作一般分为清洁牙面、酸蚀、冲洗和干燥、涂布封闭剂、固化、检查 6 个步骤（图 3-2）。封闭是否成功，有赖于每一个步骤的认真操作，这是封闭剂完整保留的关键。光固化封闭剂或自凝封闭剂，虽然固化方式不同，但操作步骤却大同小异。

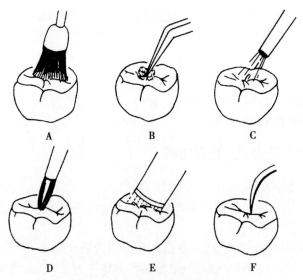

图3-2 窝沟封闭的操作示意图

A.清洁　B.酸蚀　C.冲洗和吹干　D.涂布封闭剂　E.照射固化　F.术后检查

（一）清洁牙面

首先应对需要封闭的牙面进行刷洗清洁，特别是对窝沟作彻底清洁，去除窝沟内的食物残屑及菌斑等。方法是在低速手机上装好锥形小毛刷或橡皮杯，蘸取适量清洁剂刷洗牙面（也可不用清洁剂采用干刷）。清洁剂不能含有油脂或过细磨料，可以用浮石粉或不含氟牙膏。彻底冲洗牙面后冲洗漱口，再用尖锐探针清除窝沟中残余的清洁剂。

如果有条件，最好在放大装置（4倍）下检查窝沟情况，对于裂沟有可疑龋的，可以采用空气喷磨法，或用最小号球钻和金刚砂钻磨除龋坏牙釉质。

（二）酸蚀

酸蚀可除去牙釉质表层，使新鲜的牙釉质表面产生微孔结构，增大与树脂的粘结面积。清洁牙面后通常用棉纱球简易隔湿（有条件最好采用橡皮障隔湿），将牙面吹干后用细毛刷、小棉球或小海绵块蘸取酸蚀剂放在要封闭的牙面上。酸蚀剂可为磷酸液或含磷酸的凝胶，目前多数学者研究认为使用35%～38%的磷酸可获得最佳酸蚀效果。酸蚀面积应为接受封闭的范围，一般为牙尖斜面的2/3。一般认为凝胶对保持酸蚀区固定在某一部位较好。两种类型的酸蚀剂都应轻轻搅拌，以保证酸蚀的牙釉质表面接触到新鲜的酸。

恒牙酸蚀的时间一般为20～30秒，乳牙酸蚀为60秒。注意酸蚀过程中不要擦拭酸蚀牙面，以免破坏被酸蚀的牙釉质面，降低粘接力。酸蚀剂的用量要适当，不要溢出到口腔软组织，还要注意避免产生气泡。

（三）冲洗和干燥

酸蚀后用蒸馏水水枪或注射器加压彻底冲洗牙面10～15秒，去除牙釉质表面的酸蚀剂和反应产物。如用含磷酸的凝胶酸蚀，冲洗时间应加倍。冲洗时应用吸唾器随时吸净口内液体，冲洗后立即更换隔湿棉卷，不能让患者自行吐出或漱口。随后用无油无水的压缩空气吹干牙面约 15 秒,也可采用挥发性强的溶剂如无水乙醇、乙醚等辅助干燥。

封闭前保持牙面干燥、不被唾液污染是封闭成功的关键。酸蚀牙面干燥后呈白色雾状外观,如果酸蚀后的牙釉质没有这种现象,则应再次酸蚀。操作中要确保酸蚀牙面不被唾液污染,若发生唾液污染,则应再冲洗牙面,彻底干燥后重复酸蚀。

(四)涂布封闭剂

采用自凝封闭剂时,每次封闭前要取等量 A、B 组分(分别含有引发剂和促进剂)调拌混匀。调拌时要注意掌握速度以免产生气泡,影响固化质量。两者一经混合即刻发生化学反应,其含量与环境温度均影响固化速度,含量多、温度高则固化加快,一般自凝封闭剂固化时间为 1~2 分钟,通常调拌时间为 10~15 秒,完全混匀后应在 45 秒内完成涂布,此后自凝封闭剂进入初凝阶段,黏度增大,流动性降低,故调拌涂布要掌握好时机,在初凝阶段前完成。涂布后不要再污染和搅动。

光固化封闭剂不需调拌,直接取出涂布在牙面上,如连续封闭多个牙,注意取量不宜过多,因为在自然光下光固化封闭剂也会逐渐凝固。

涂布方法:用细刷笔、小海绵或制造厂家的专用供应器,将封闭剂适量涂布在酸蚀牙面上。注意使封闭剂渗入窝沟,使窝沟内的空气排出,并覆盖全部酸蚀面。在不影响咬合的前提下,应尽可能涂有一定的厚度,有时可能会有高点,但 2~3 天后就可被磨去。如果涂层太薄就会缺乏足够的抗压强度,容易被咬碎。

(五)固化

自凝封闭剂涂布后 1~2 分钟即可自行固化。光固封闭剂涂布后,立即用可见光源照射引发固化。照射距离牙尖约 1mm,照射时间通常为 20~40 秒,具体照射时间要根据可见光源性能与使用的封闭材料类型决定。照射的范围要大于封闭剂涂布的范围。完成后漱口和用棉卷将表面的氧化物去除。

(六)检查

封闭剂固化后,用尖锐探针进行全面检查,观察固化程度、与牙面的粘接情况、有无气泡存在,寻找遗漏或未封闭的窝沟并重新封闭,观察有无过多封闭剂和是否需要去除,如发现问题及时处理。如果封闭剂没有填料可不调拾,2~3 天后可被磨去;如使用含有填料的封闭剂,又咬合过高,应调整咬合。

封闭后还应定期(3 个月、半年或一年)复查,观察封闭剂保留情况,如脱落应重新封闭。对已完成封闭的儿童应做好登记,以便复查。

四、窝沟封闭失败的原因及预防方法

(一)窝沟封闭的临床效果评价

对窝沟封闭的临床效果评价,常采用封闭剂保留率和龋降低率两个指标。封闭剂保留率的统计一般以牙为单位,即统计每个封闭牙封闭剂在窝沟的保留情况,可分为完整、部分脱落、全部脱落三种情况,分别计算所占总封闭牙的百分比。

计算封闭剂保留率的公式如下:

$$封闭剂保留率 = \frac{封闭剂保留的牙数}{复查的总牙数} \times 100\%$$

龋降低率的计算公式则如下：

$$龋降低有效率 = \frac{（对照组患龋牙数 - 实验组患龋牙数）}{对照组患龋牙数} \times 100\%$$

防龋效果与保留率直接相关，只要封闭剂完整保留，就能达到理想的防龋效果。封闭剂在临床应用时，如能6～12个月随访，对封闭剂脱落的牙重新涂布，将会得到更满意的效果。研究结果表明，窝沟封闭的保留率，年龄大较年龄小高，下颌牙较上颌牙高，恒牙较乳牙高，前磨牙较磨牙高，𬌗面较颊舌沟高。

实践证明，窝沟封闭是减少窝沟龋发生的一种非常有效的方法。10年的随访研究表明，接受窝沟封闭的牙仅有21.7%的磨牙患龋，而没有应用窝沟封闭的牙，10年后有68.3%的磨牙患龋。与对照组相比，窝沟封闭减少了68%的龋发病率。

（二）窝沟封闭失败的原因及预防方法

窝沟封闭的每一个步骤操作不当都可能导致失败。失败的原因主要包括：适应证选择不当、术者操作不当、封闭剂材料的性能不足等。

1. 适应证选择不当　如过浅的窝沟；误诊为深窝沟或初期龋的较深隐匿性龋；患者不配合，不能正常操作而导致封闭失败等。

预防方法：应严格选择适应证，对自洁作用好的浅窝沟不需要封闭治疗；如果有龋洞，应进行充填治疗；对不配合的患者可采用其他预防措施或进行长期监控。

2. 术者操作不当

（1）隔湿不当，早期封闭失败最主要的原因之一就是没有很好地避免唾液对酸蚀牙釉质的污染，致使封闭剂脱落率较高。由于唾液污染，阻止了树脂渗透进入酸蚀后形成的微孔结构，因而在多数情况下，封闭材料脱落。在有的情况下封闭剂保存下来，但污染的表面不能与树脂很好的结合，在其下形成一个通道，细菌及有机酸可在封闭材料下进入窝沟。研究表明，酸蚀牙釉质面只要暴露于唾液中1～60秒，污染层就不能用高压水汽喷吹去除，故酸蚀技术成功的关键是保护酸蚀牙釉质不受唾液污染。操作中一定要注意隔湿，及时更换隔湿棉球，使用吸唾器或橡皮障，不能让患者漱口。如果发生唾液污染应彻底清洗干燥，重新酸蚀。

（2）酸蚀效果不佳，酸蚀牙面未冲洗干净，有酸蚀剂及（或）酸蚀代谢产物遗留。

（3）压缩空气含有油或水，此时吹干牙面时可在酸蚀面上覆盖一层油膜或水膜而影响树脂浸入牙釉质。可以通过向口镜上吹气来检查是否有污染。

（4）光照强度不够、时间不足，使光固封闭剂固化不完全。

（5）自凝封闭剂调拌时各组分的比例不当，调拌时产生气泡或调拌时间过长等，使封闭材料的性能下降。

（6）封闭剂未固化前被触及而移动。故自凝封闭剂涂布后不要再搅动。

（7）涂布封闭剂方法不当，封闭剂下面出现空隙。涂布窝沟时，细刷笔上下微微抖动有助于封闭剂向窝沟内渗入，挤出其中空气。

（8）封闭剂涂层太薄，缺乏足够的抗压强度，在咀嚼压力下可使封闭剂破损。可以在不影响咬合的情况下，封闭剂尽可能有一定的厚度。

（9）遗漏未封闭的窝沟，尤其是下颌磨牙的颊面点隙，上颌磨牙的舌侧沟。应全面检查重新封闭。

3．封闭材料的性能不足

（1）封闭剂对牙面的粘接强度不够。

（2）封闭剂的机械强度和耐磨性不足。

（3）封闭剂与牙面间微渗漏：封闭剂在固化过程中体积收缩，产生微漏，即便在所有操作都标准的情况下仍难避免；封闭剂的热膨胀系数与牙体硬组织不一致，使边缘封闭不良等。

（4）周围环境温度影响固化时间。

预防方法：应选用合格的封闭材料或通过改进封闭剂材料的性能提高封闭效果。

综上所述，封闭的成功关键在于牙的选择、术者训练程度、临床操作技术、工作态度和患者的配合程度。临床上只要掌握好适应证，术者具有足够的临床经验和严谨的态度，改进封闭剂材料的性能，就能避免和减少窝沟封闭的失败。研究也证实，尽管表面树脂已部分或全部脱落，封闭过的牙面龋患也明显减少。这可能是由于树脂突仍然保留在牙釉质中起着一定防龋作用的结果，当然这并不意味封闭剂脱落之后就可以不重新封闭。

第五节　预防性树脂充填

预防性树脂充填是仅去除窝沟处的病变牙釉质或牙本质，根据龋损的大小，采用酸蚀技术和树脂材料充填早期窝沟龋，并在殆面上涂一层封闭剂，是一种窝沟封闭与窝沟龋充填相结合的预防性措施。由于不采用传统的预防性扩展，只去除少量的龋坏组织后即用复合树脂或玻璃离子材料充填龋洞，而未患龋的窝沟使用封闭剂保护。这样就保留了更多的健康牙体组织，是一种预防早期龋进一步发展的治疗方法。

预防性树脂充填的优点是使用复合树脂或玻璃离子材料作为充填剂与牙釉质机械或理化性的结合，再与封闭剂化学性粘接，减少了漏隙产生的可能性。

自从 1978 年采用预防性树脂充填技术以来，对其保留率与龋发生率进行了长期的临床研究观察（表 3-1）。结果表明预防性树脂充填与窝沟封闭的保留率相似，较单纯封闭的防龋效果更好。同时证明，预防性树脂充填是处理局限于窝沟的早期龋的一种临床治疗方法。

表 3-1　预防性树脂充填保留率与龋发生率

封闭后的时间 / 年	保留率 /%			龋病发生率 /%
	完全保留	部分保留	完全脱落	
5	76	19	4	6
5	72	22	6	7
6.5	65	19	15	11

一、预防性树脂充填的适应证

1．深的点隙窝沟有患龋倾向；

2．窝沟有龋损能卡住探针；

3．沟裂有早期龋迹象，牙釉质混浊或呈白垩色；

4．无邻面龋损。

二、预防性树脂充填的分类

基于龋损范围、深度和使用的充填材料,预防性树脂充填可分为 3 种类型。

1. A 型　需用最小号圆钻去除脱矿牙釉质,用不含填料的封闭剂充填。

2. B 型　用小号或中号圆钻去除龋损组织,洞深基本在牙釉质内,通常用稀释的树脂材料充填。

3. C 型　用中号或较大圆钻去除龋坏组织,洞深已达牙本质故需垫底,涂布牙本质或牙釉质粘接剂后用后牙复合树脂材料充填。

三、预防性树脂充填的操作步骤

预防性树脂充填除了去除龋坏组织和使用粘接剂,其操作步骤与窝沟封闭相同。

1. 用手机去除点隙窝沟龋坏组织,圆钻大小依龋坏范围而定,不作预防性扩展。

2. 清洁牙面,彻底冲洗干燥、隔湿。

3. C 型酸蚀前将暴露的牙本质用氢氧化钙垫底。

4. 酸蚀𬌗面及窝洞。

5. A 型仅用封闭剂涂布𬌗面窝沟及窝洞;B 型用稀释的树脂材料或加有填料的封闭剂充填,固化后在𬌗面上涂布一层封闭剂;C 型在窝洞内涂布一层牙釉质粘接剂后用后牙复合树脂充填。

6. 术后检查充填及固化情况,有无漏涂、咬合是否过高等。

操作中术者应特别注意避免唾液污染酸蚀后的牙釉质和保持酸蚀面绝对干燥。

第六节　非创伤性修复治疗

非创伤性修复治疗(atraumatic restorative treatment,ART)是指使用手用器械清除龋坏组织,然后用有粘接、耐压和耐磨性能较好的新型玻璃离子材料将龋洞充填。ART 是一种阻止龋病进展、最大预防和最小创伤的现代治疗方法。

ART 具有许多优点:如不需电动牙科设备,术者容易操作,患者易于接受,玻璃离子的化学性粘接可避免去除过多牙体组织,玻璃离子中氟离子的释放可使牙本质硬化以阻止龋的发展,兼有治疗和预防效果等。其最大优点是可以随身携带,口腔医师可以离开诊所深入到患者生活的环境,让更多的人获得口腔保健的机会。该项技术得到世界卫生组织的推荐,已先后在许多国家开始使用。

但是目前 ART 技术还存在着一些问题,如玻璃离子的调拌、强度及微渗漏的问题;公众对玻璃离子及 ART 技术的认识误区等。虽然目前 ART 临床试验有相当高的成功率,但在临床上,对 ART 修复与充填长期保留率的研究不够,且对乳牙 ART 充填的研究很少。

ART 技术体现一种基本原理,即要求最少的创伤和最佳的预防。它的应用不应该只依赖于一种修复材料。随着新的充填材料在粘接性、耐磨性、微漏、再矿化能力方面的改进,ART 技术将成为更成功修复牙的治疗方法。ART 技术具有很大的发展潜力,适用于所有经济发展水平的所有人群,符合现代预防和口腔修复的概念,具有很好的发展前景。

一、非创伤性修复治疗的适应证

1. 适用于恒牙和乳牙的中小龋洞,能允许最小的挖器进入。

2. 无牙髓暴露,无可疑牙髓炎。

二、非创伤性修复治疗的基本材料和器械

1. 材料 玻璃离子粉、液,牙本质处理剂。

2. 器械 主要有口镜、镊子、探针、挖匙、牙用手斧(或称锄形器)、雕刻刀、调拌刀、调拌纸等。

ART方法治疗的成功有赖于操作者掌握各种不同器械的作用和正确的使用,器械也必须保持一个良好的功能状态。

口镜:牵拉口角,反射光线到术区,观察龋患。

探针:探查龋病损坏,也用来去除沟裂中的菌斑,注意不要用来探查有可能伤及牙髓或有髓腔暴露的深龋洞。

镊子:取放棉卷或棉球。

挖匙:去除软龋,清洁窝洞;一般分三号,小号的直径0.6mm,中号直径1.5mm,大号直径2.0mm。

牙用手斧(或锄形器):扩展洞形,用于进一步扩大洞口使挖器易于进入。

调拌刀和调拌纸:用于混合玻璃离子材料。

雕刻刀:有两种作用,扁平的一端用于将材料放入充填的洞,尖锐的一端用于去除多余的充填材料及修整牙的外形。

树脂条和T形带:用于恢复牙的邻间隙外形的成形片,前者用于恒牙,后者用于乳牙。

木楔:用于放入邻面固定树脂条,使材料不至于压入牙龈,应用软木制成。

三、非创伤性修复治疗的操作步骤

1. 洞形准备 使用棉卷隔湿保持牙面干燥,用湿棉球清洁牙面菌斑,再用干棉球擦干表面,确定龋坏的大小。如果龋洞在牙釉质开口小,则使用牙用手斧扩大入口,部分无基釉可能破碎,使用小的湿棉球去除破碎牙釉质,继续手术时再用棉球擦干。使龋洞湿润,以便于去除软龋组织。使用挖匙去除软龋组织。根据龋洞大小选用不同型号挖匙。特别注意使用挖匙通常应垂直围绕洞的边缘转动,去除软龋并达釉牙本质界,接近牙髓腔的牙本质应保留,避免牙髓暴露。将挖匙去除的龋坏组织放在棉卷上并清洁器械,用棉球保持龋洞干燥清洁。此时要求患者咬合,观察对殆牙是否接触龋洞,这有助于充填后修整及调整咬合。

多面洞采用与单面洞同样的原则备洞。

2. 清洁 在牙本质表面使用手用器械将导致牙本质玷污层的产生,必须用牙本质处理剂清洁窝洞,去除玷污层,以提高玻璃离子材料与牙面的化学性粘接。牙本质处理剂一般为10%的弱聚丙烯酸,不能由树脂材料修复过程中使用的酸蚀剂替代。

牙本质处理剂还可预先激活牙齿组织中的钙离子,促使牙齿组织能更有效地与玻璃离子进行离子交换,增强两者之间的粘接力。

用小棉球或小海绵球蘸一滴处理剂涂布全部窝洞10秒,立即冲洗2次,用干棉球擦干。如窝洞被血及唾液污染,应及时止血,冲洗并干燥,用干棉卷隔湿再涂处理剂。

3. 混合与调拌 根据厂家推荐的粉液比例,将粉先放在调拌纸或调拌盘上,分为两等份,将液体瓶水平放置片刻使空气进入瓶底,然后竖直将一滴液体滴入粉中。使用调拌刀将粉与液体混合而不要使其到处扩散。当一半粉剂湿润后,再混合另一半粉。调拌应在20~30秒内完成。

注意事项:每种类型的玻璃离子材料都有其自身的特点,请根据厂家产品说明的粉液比例、调拌时间使用。仅在调拌时才打开包装瓶,取出粉、液剂;使用之后将装粉剂的瓶盖旋紧,以防受潮。

4. 充填 材料调拌好后立即放入要充填的洞内。充填应在材料失去光泽之前进行,如果材料已经失去光泽变干,应重新调拌,不能使用已经变干的材料充填。

(1)单面洞:注意工作环境保持干燥,用棉球擦干窝洞,调拌好玻璃离子后用雕刻刀钝端将其放入备好的洞内,用挖匙凸面压紧玻璃离子。为避免空气气泡,充填材料要稍高于牙面,包括将余下的点隙窝沟一并充填。

通常采用"指压技术"进行充填,即在戴手套的示指上涂少许凡士林放在材料上向龋洞内紧压,使玻璃离子进入窝洞内,当材料不再有黏性后再移开手指(约30秒),以避免将材料带出窝洞。立即用器械去除多余材料,使用凡士林覆盖充填物材料,维持充填物干燥时间30秒。充填后用咬合纸检查咬合情况,如咬合高用器械去除多余材料,调整到正常咬合。最后让患者漱口并嘱患者一小时内不要进食。

(2)复面洞:复面洞充填与单面洞操作基本相同,通常复面洞龋坏较大并涉及多个牙面,因此,充填时应特别注意确保充填物外形正常。

1)前牙复面洞充填:使用棉卷保持工作环境干燥,用棉球清洁擦干窝洞;在牙的邻面放置成形片,用其恢复邻面的外形;将软木楔放置在牙龈缘之间固定成形片;根据前述方法调拌玻璃离子放入窝洞并少量超填;用手指紧紧平行牙面方向压住成形片,使其紧紧包绕唇面让材料充满窝洞,用拇指紧按约30秒,直到材料固化。去除成形片,用雕刻刀去除多余材料,检查咬合并再涂一层凡士林。最后嘱患者一小时内不要进食。

2)后牙复面洞充填:操作步骤与前牙复面洞充填方法相同。恒牙后牙复面洞使用树脂条和木楔固定修复邻面外形;乳牙不一定总是要求完全修复邻面外形,可根据龋洞大小及牙齿在口腔中可能保留的时间而定,为了避免牙齿邻面嵌塞食物,乳牙列中较大的邻面龋损可恢复为一斜面,可选择T形成形片。

第七节 氟化物防龋

20世纪口腔预防医学对人类最大的贡献之一是发现了氟化物能够预防龋病。氟是维持人体健康所必需的一种微量元素,它广泛地存在于自然界中,因此人类不可避免地要与氟接触。适量的氟可以预防龋病,摄入氟过多或过少则都会给人体健康带来不利的影响,特别是在牙萌出之前的牙形成和矿化期间。

经过几十年的探索研究,人们对氟化物有了比较全面的了解。氟化物防龋技术也获得了WHO和许多国家的口腔医学界、卫生界权威机构的推荐,得以在世界范围内广泛应用。

WHO、世界牙科联盟（FDI）、国际牙科研究学会（IADR）在 2006 年 11 月召开的"使用氟化物促进口腔健康全球专家大会"上，进一步强调使用氟化物来预防龋齿是目前降低人群患龋率最切实可行的方法。因此，面对目前群众对使用氟化物的疑虑，我们应该用科学的态度对待氟化物，"除氟害，兴氟利"，使它真正成为综合防龋措施的基石。

一、氟化物与人体健康

（一）人体氟来源

氟是人体必需的微量元素之一。人体的平均含氟量 37～70μg/g，其 90% 存在于骨骼、牙齿等硬组织中。人体每人每日需氟 0.3～4.5mg，它们绝大部分来源于每天摄入的水和食物。

1．饮水　人体氟的主要来源是饮水，约占人体氟来源的 65%。水中氟很容易被吸收，机体从饮水中摄入氟量的多少直接受到饮水氟浓度和饮水量的调控。饮水摄入量又与个体的年龄、生活习惯及当地的气温等因素有关，12 岁以前的饮水量约占液体总摄入量的 50%，成人饮水量每日 2 500～3 000mL。热带地区饮水量显著大于严寒地区。茶叶含氟量很高，一个嗜好饮茶的人，每日从茶叶中可摄取 1～3mg 的氟。

2．食物　人体每天摄入的氟约有 25% 来自食品。所有食品中都含有一定的氟，同一地区的不同种类的食物，不同地区的同类食品的含氟量都存在着一定的差异。

3．空气　空气中的氟含量很低，但在某些特殊环境条件下引起空气氟污染，这样，空气中的氟可通过呼吸道进入人体。

4．其他可能的氟来源　随着口腔局部用氟产品的广泛应用，人体从中摄取的氟也越来越受到重视。有些局部用氟产品中氟浓度很高，使用不当可导致机体摄入氟含量增高。年幼儿童使用含氟牙膏后由于吞咽反射尚不能有效得到控制，也可使机体的氟摄入量增高，因此婴幼儿不推荐使用含氟牙膏。

5．氟的总摄入量　氟的总摄入量为每日从空气、水、膳食等摄取氟量的总和（mg/d）。

氟的总摄入量包括两个含义，一是适宜总摄入量，简称适宜摄氟量，另一个是安全总摄入量，简称安全摄氟量。适宜摄氟量是指防龋和维护其他正常生理功能的生理需要量，是制订各种氟载体卫生标准的科学依据。因此在确定适宜摄氟量时，必须综合考虑机体摄氟的多种途径，才能使适宜摄氟量有比较准确的限定。安全摄氟量是指人体最大可能接受的量，长期超过此量将会导致慢性氟中毒的发生。

计算氟的总摄入量虽然理想，但问题较复杂。由于氟的适宜和安全总摄入量的标准难以统一，因此只提供一个范围，即每公斤体重的摄氟量在 0.05mg 到 0.07mg 之间为适宜的，一般不应超过上限。中国营养学会常务理事会 1989 年通过推荐的每日膳食中营养素供给量的说明中，关于氟的适宜和安全总摄入量见表 3-2。

表 3-2　氟的适宜摄入量和安全总摄入量

年龄	氟摄入量 /（mg·d⁻¹）	年龄	氟摄入量 /（mg·d⁻¹）
初生～6 个月	0.1～0.5	7 岁以上	1.5～2.5
6 个月～12 个月	0.2～1.0	11 岁以上	1.5～2.5
1 岁以上	0.5～1.5	成人	1.5～4.0
4 岁以上	1.0～2.5		

6. 国家氟化物卫生标准 见表3-3。

表3-3 我国有关氟化物的卫生标准

项目	标准	备注
饮用水	不超过 1.0mg/L	《中华人民共和国生活饮用水卫生标准》(GB5749-2006),2007 年 7 月 1 日起实施
环境空气	适用于城市地区: 日平均浓度: 0.007mg/m³(标准状态) 1 小时平均浓度: 0.02mg/m³(标准状态) 适用于农、林、牧业区: 月平均浓度: 1.8~3.0μg/(dm³·d) 植物生长季平均浓度: 1. 2~2.0μg/(dm³·d)	《环境空气质量标准》(GB3095-2012),2016 年 1 月 1 日在全国实施
粮食 大米、面粉 其他	≤1.0mg/kg ≤1.5mg/kg	《食品中污染物限量》(GB2762-2005),2005 年 10 月 1 日起实施
豆类	≤1.0mg/kg	
蔬菜	≤1.0mg/kg	
水果	≤0.5mg/kg	
肉类	≤2.0mg/kg	
鱼类(淡水)	≤2.0mg/kg	
蛋类	≤1.0mg/kg	

(二)人体氟代谢

了解氟化物的代谢过程,对安全有效地应用氟化物是非常重要的。通常氟的代谢过程可分为吸收、分布与排泄(图3-3)。

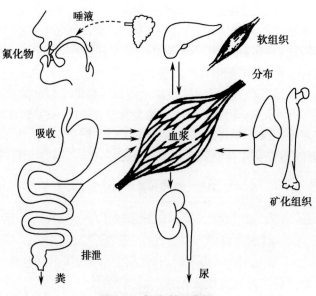

图3-3 氟代谢示意图

1. 吸收 氟可以通过消化道、呼吸道和皮肤接触等途径进入人体。通常氟随饮水、食物或借助一种氟载体被摄取，根据氟的溶解性和理化特性，各种浓度的氟被吸收后迅速进入循环系统。

氟化物的吸收主要在消化道和呼吸道，经皮肤吸收的量很少。氟吸收是一个被动扩散的过程，氟在胃、肠道均可被吸收，氟在胃的吸收机制与胃的酸度有关。氟化物可通过胎盘，这是胎儿吸收氟的一种特殊的途径。

2. 分布

（1）血液：血浆是氟分布至机体各部位及排出体外必须流经的中心部位，吸收入血的氟大约有 75% 存在于血浆内，其余的主要存在于红细胞内部和表面。氟在血浆中通常以两种形式存在：离子型与非离子型（与血浆蛋白质结合的），两者保持着动态平衡，统称为血浆氟。游离氟不与血浆蛋白结合，参与生理反应。

（2）骨和牙：氟是钙化组织的亲和剂，对骨骼和牙齿的亲和力很强，骨骼甚至可称为人体的"氟库"，可以容纳大量的氟。体内 99% 的氟出现在钙化组织中，氟以氟磷灰石或羟基氟磷灰石的形式与骨晶体相结合。

骨氟的含量可作为个体一生中氟摄取量的指标。氟与骨的结合是可逆的，蓄积在骨中的氟还可以释放到血液中。

牙齿比骨骼含氟稍低。氟在牙体硬组织中的浓度以牙骨质最高，牙本质次之，牙本质含氟量为牙釉质的 3 倍，牙的氟含量随饮水氟浓度增加而提高，牙釉质氟主要聚集在外层，牙釉质外层较内层高 5～10 倍。值得注意的是，牙釉质一经形成就不再重建，氟在牙齿内的交换是极其有限的。

（3）唾液和菌斑：一般来说唾液中的氟浓度低于血浆氟浓度，但在一定程度上可反映血浆氟浓度水平，即血浆氟浓度升高，腺体分泌的氟浓度就增加。全唾液的氟含量不仅与腺体分泌有关，还与日常摄入的饮食以及氟制剂的使用有关。低氟区人群唾液氟浓度不足 1μmol/L，非刺激性唾液和全唾液的氟浓度高于刺激性唾液。尽管唾液氟浓度较低，但对维持牙矿化物的稳定性，发挥防龋作用是十分有效的。

菌斑中氟含量为 5～10mg/L（湿重），是全唾液的 100～200 倍。其含量取决于外源性氟化物的使用频率和氟浓度的高低。菌斑中的氟主要来源于食物，唾液和龈沟液。菌斑液中的氟含量较唾液高，这可能是与牙齿表面有较厚的唾液层、菌斑中氟离子排出较慢或是菌斑中的氟化钙不易分解有关。

唾液与菌斑及菌斑液直接接触，局部用氟后唾液中的氟很快会转移到菌斑及菌斑液中，唾液及菌斑中的氟浓度适当升高。

（4）其他组织：血氟随循环分布到全身各组织和器官中，而且年龄不同，各组织和器官的贮留量也不相同。

3. 排泄

（1）经肾脏排泄：肾脏是清除体内氟的主要器官。决定氟在尿中排泄量的是肾小球滤过率，滤过率下降，血浆及肾中的氟浓度就升高。尿氟的排泄速度快，在摄入氟的最初 4 小时最快，30% 氟仅 6 小时被排泄，24 小时可排除摄入氟的 60%，氟的快速排出对人体是一种保护作用。尿氟水平被看作为监测氟摄入量的最佳指数之一。

（2）其他排泄通道：粪便也是氟排泄的一种途径，一般认为，经粪便排出的氟占排泄总氟量的 12.6%～19.5%。还可由汗液排泄一定量的氟。唾液、乳汁、眼泪、头发和指甲亦可排出极其少量的氟。

（三）氟的生化功能

氟是世界卫生组织目前确认的人体必需的 14 种微量元素之一，也是人体组成成分之一，对人体具有多方面的生理和生化功能。例如，氟与生长发育和繁殖有关，动物实验中小鼠饮食缺氟可引起生长发育迟缓、生殖功能障碍；氟有助于钙和磷形成羟基磷灰石，促进成骨过程，增强骨骼强度；氟具有预防龋齿、保护人牙齿健康的作用；此外，氟还能提高神经的兴奋性和传导性、促进机体对铁的吸收和利用、阻止机体对类脂质的吸收以及游离脂肪酸通过黏膜上皮细胞时的再脂化作用等。

（四）氟的防龋机制的假说

氟化物防龋机制尚无定论，但多数学者经长期研究后认为，适量使用氟化物的防龋作用，一是直接提高牙齿的防龋能力，二是抑制可能的有关致龋因素。主要机制有以下两个方面：

1. 降低牙釉质脱矿和促进牙釉质再矿化　正常情况下，牙釉质在缓冲液中的溶解度随着氟浓度的变化而不同，当氟化物浓度达到 0.05mg/L 时将会减少牙釉质的溶解量。

2. 氟对微生物的作用

（1）对糖酵解的影响：体外研究表明，氟化物能抑制与糖酵解和细胞氧化有关的酶，如烯醇酶、琥珀酸脱氢酶等。

（2）抑制细菌摄入糖：氟化物能抑制某些口腔致龋菌包括变形链球菌对葡萄糖的摄取、转化和利用，从而影响胞外多糖的合成、胞内多糖的贮存，干扰细菌和菌斑在牙面上的堆积和黏附。

（3）抑制细菌产酸：氟化物以 HF 的形式扩散进入细胞，HF 在碱性的胞浆中分解为 H^+和 F^-，会产生三种结果：①降低细胞内的 HF 浓度，刺激更多的 HF 扩散进入细胞；②增加细胞内的氟离子浓度，通常成为酶的抑制剂；③增加细胞内 H^+ 浓度（即 pH 下降），使产酸减少，甚至中止。

总之，氟化物能使牙在发育的三个阶段受其影响，即牙胚发育钙化时，氟化物可从血液途径进入磷灰石晶体；随着牙冠的形成，组织液内的氟离子可进入牙釉表面；牙萌出后则受到来自口腔环境中的氟化物影响。氟的防龋机制，虽然其解释不一致，可防龋作用是肯定的，主要包括对菌斑细菌和牙釉质两个基本方面。

（五）氟的毒性作用

氟广泛应用于牙科领域以降低龋病的发生。像其他营养素和药物一样，氟对人体的效应与剂量有关，适宜剂量的氟可维持生理，有益健康。当机体摄入过量的氟后，会导致中毒，甚至死亡。氟化物的完全忍受剂量为 8～16mg/kg，成人致死量为 32～64mg/kg，儿童服用 15mg/kg 即可致死，而婴儿致死量仅 0.25g。

过量氟可从 4 个方面对机体造成损害：①氟盐接触潮湿的皮肤或黏膜后形成氟氢酸，引起化学灼伤；②作为全身性原浆素抑制酶的活性；③与神经活动所需的钙结合；④导致高血钾症引发心脏中毒。

氟化物中毒可分为两种类型，急性氟中毒和慢性氟中毒。

1. 急性氟中毒　一次大量误服氟化物，可造成急性氟中毒。急性氟中毒的主要症状是数分钟内出现恶心、呕吐和腹痛，可伴有流涎、流泪、腹泻、头痛，甚至肠道出血，肌肉痉挛、血压下降、呼吸困难；重者引起心、肝、肾器质性损害，以至昏迷，可在 4 小时内导致死亡。

急性氟中毒的急救处理措施是：催吐、洗胃、口服或静脉注射钙剂、补糖、补液及其他对症治疗。

如果氟摄入量不足于 5mg/kg，可服用一定量钙、铝、镁作为急救解毒剂；如果摄入氟量超过 5mg/kg，应先迅速采用急救措施，然后住院观察；如果服用氟接近或超过 15mg/kg，应采取紧急措施，尽快将患者收医院急诊室进行心脏监护、抗休克疗法。

2. 慢性氟中毒　在高浓度的氟环境中，机体长期摄入过量的氟可导致慢性氟中毒，慢性氟中毒有地方性氟中毒和工业性氟中毒。地方性氟中毒又称地方性氟病，分布遍及世界各地。根据氟的来源不同，地方性氟中毒可分为饮水型和生活燃煤污染型。此外，还有学者提出"饮茶型氟中毒"概念。

慢性氟中毒的临床表现是氟牙症、氟骨症以及神经系统、骨骼肌和肾脏等非骨性损害。氟骨症主要表现为骨质硬化和骨旁软组织骨化。多数资料指出，饮水氟浓度达到 3mg/kg 以上可产生氟骨症。

地方性氟中毒的预防可采用以下措施：①饮水型主要是选用适宜氟浓度的水，方法是寻找合适的水源和采取饮水除氟措施；②生活燃煤污染型主要是消除因生活燃煤带来的氟污染，方法是炉灶改革，改变生活方式，不用或少用高氟劣质煤；③调整饮食结构，如高氟区少饮茶，不用含氟药物或制剂，增加钙质、蛋白质和维生素 C 的摄入量。

工业氟中毒的预防可采用：①改善工作环境，加强个体防护；②合理处理工业"三废"；③预防工业氟污染。

3. 氟牙症　氟牙症又称氟斑牙或斑釉牙，是在牙发育矿化时期机体摄入过量的氟所引起的一种特殊的牙釉质发育不全。发育中的牙胚是机体对过量的氟摄取最为敏感的器官，出生后直到恒牙的萌出、矿化未完成之前机体摄入过多氟，恒牙易受到氟的损害，形成终生永不消失的氟斑牙。氟斑牙是地方性氟中毒的一种突出表现。

（1）临床特点：

1）氟牙症多发生在恒牙，乳牙很少见。这是因为乳牙牙釉质的发育主要在胚胎期和哺乳期，胚胎期只有极少量的氟通过胎盘，母乳氟含量也很低且比较恒定。

2）氟牙症病变特点常是多对牙齿，甚至全口牙齿对称性受累。

3）氟牙症数目的多少取决于牙发育矿化时期在高氟区生活时间的长短，出生至生后在高氟区居住多年，可能全口牙受损害；如两岁前生活在高氟区，以后迁移至非高氟区，在恒牙氟牙症可能表现在前牙和第一恒磨牙；如果 6～7 岁以后再进入高氟区，则不出现氟牙症。

4）牙釉质可出现白色斑纹，甚至整个牙为白垩色牙釉质；有些牙呈现黄褐色；严重者出现牙实质性缺损以至牙失去整体外形。

5）牙釉质和牙本质变脆，耐磨性差，但对酸蚀的抵抗力强。

（2）分类和诊断标准：为研究氟牙症的严重程度与氟摄入量的密切关系，许多学者提出了氟牙症的分类及诊断标准。

Dean 分类法：Dean 于 1942 年提出的分类法将氟牙症分为六度，即正常、可疑、很轻度、轻度、中度和重度,为世界卫生组织(WHO)的推荐标准(见本书第二章 表2-10)。

Smith 分类法:此法将氟牙症分为 3 级:即白垩、变色、缺损(表 3-4),适用于大面积筛选或粗略的流行病学调查。

表 3-4　Smith 氟牙症分类标准

分类	标准
白垩型(轻度)	牙面失去正常光泽,出现不透明斑块
变色型(中度)	牙面出现黄色、黄褐色或棕褐色
缺损型(重度)	除上述改变外,牙面还出现浅窝或坑凹状缺损,或因磨损使牙失去正常外形

(3)鉴别诊断:在进行氟牙症流行病学调查时,应注意与以下几种牙釉质异常相鉴别。

1)牙釉质发育不全:牙釉质发育不全,白垩色斑的边界比较明确,且其纹线与牙釉质的生长发育线相平等吻合;氟牙症的斑块是散在的云雾状,周界不明确,与生长发育线不相吻合;牙釉质发育不全可发生在单个牙或一组牙;而氟牙症发生在多数牙,以上前牙多见;氟牙症患者有在高氟区的生活史。

2)四环素牙:四环素牙釉质表面有光泽,由于牙釉质和牙本质着色,使整个牙变暗,呈黄褐色,有四环素接触史。

(4)防治:预防氟牙症的基本原则是限制摄入过量的氟,如选择新的含氟量适宜的水源,应用活性矾土或活性骨炭去除水源中过量的氟,消除其他致高摄氟量的影响因素。

对于已形成氟牙症可用以下方法处理:①对无实质性缺损的氟牙症,前牙可采用脱色法(磨除加酸蚀法),后牙不予处理;②对有实质性缺损的氟牙症,前牙适合用可见光复合树脂修复,重者可用贴面、烤瓷或全瓷冠修复,后牙氟牙症影响咀嚼功能者,可采取充填法或全冠修复。

二、氟化物防龋的应用

氟化物的适宜应用是目前研究最多和能大面积推广的公共防龋措施,并被认为是多数发达国家近几十年来龋病显著降低的重要原因。应用氟化物防龋的方法很多,总体来说可以分为全身应用和局部应用两方面。

(一)全身应用

氟化物的全身应用是通过消化道将氟化物摄入机体,通过胃肠道吸收进入血液循环系统,然后传输至牙体及唾液等组织,达到预防龋病的目的。补充的办法有饮水氟化、口服氟片或氟滴剂、食盐加氟、牛奶氟化等。

1. 饮水氟化　饮水氟化是将饮用水的氟浓度调整到最适宜的水氟浓度,以达到既能防止龋病的发生,又不引起氟牙症的流行的目的。饮水氟化是一种迄今世界上最有效、最经济、最易行的公共卫生措施。

饮水氟含量与氟牙症患病率呈正相关,与龋病患病率呈负相关,即饮水氟含量是影响氟牙症和龋病发生的主要因素。选择适宜饮水氟浓度,既有效控制龋病,又不会引起氟牙症。WHO 曾向各会员国推荐在低氟区实行自来水加氟防龋,目前世界上已有 40 多个国家和地区采用饮水加氟,大大降低了患龋率。

饮水氟化的安全性：有关氟的致畸、致癌、致突变作用，大量流行病学调查和实验研究认为，氟化到适宜浓度的自来水对人类安全没有任何威胁，即不致癌、不致畸、不致冠心病和不助长衰老等。饮水加氟的适宜浓度一般应在 0.5～1.0mg/L，具体确定浓度时应综合考虑气候条件、饮水量、食物构成等因素。

饮水氟化的 Dean 原则：①饮水氟含量应保持在 0.7～1ppm（1ppm 约等于 1mg/L）范围内，既有利于牙齿硬组织的钙化和代谢，又能有效地防龋，且不会引起慢性中毒，如温带地区的饮水氟浓度属于这一范围，则无变动必要；②饮水氟含量超过 1.5ppm，则应采取措施，消除过量的氟，以防慢性氟中毒；③如饮水氟含量低于 0.5ppm，应考虑人工加氟，以增强牙齿的抗龋力。

饮水加氟的方法：分液体加氟法和固体加氟法两种。投加的氟化物有氟硅酸（H_2SiF_6）、氟硅酸钠（Na_2SiF_6）和氟化钠（NaF）等。如果是氟硅酸和氟化钠，用液体投加法，如果是氟硅酸钠，则用固体投加法。根据当地原水氟浓度、气候以及供水量定量投加。

实施过程中，水厂要严格控制管理，氟化水源控制系统要精确可靠，确保水氟浓度的稳定性。此外，要有严格的检测系统，每日要测验数次，包括水厂的水源及支流。为保证测验的质量，每月要取 3 次水样送其他实验室鉴定，必须在 48 小时内出报告。如有差异则必须校正检测技术。饮水支流每周要检测一次。所用氟化物药品在使用前应通过有关单位鉴定。由于气温直接影响人体饮水量，有些专家指出饮水加氟浓度应根据当地每日最高气温的全年平均值进行调节。

2. 食盐氟化 食盐氟化是以食盐作为载体，将氟化物加入人们常吃的食品中，以达到适量供氟、预防龋病的目的。

食盐氟化除了具有饮水氟化类似的效果，还有一些饮水氟化没有的优点，包括：①覆盖人群广泛，不受地区条件限制可大规模的生产和供应；②不需要设备完好的供水系统；③与饮水氟化相比，减少了氟的浪费；④生产和控制方法简单，费用较低；⑤每个家庭可自由选择，无心理上的障碍。其不足之处在于：①防龋效果与大众接受程度和范围有关；②难以精确控制每一个体的耗盐量；③食盐摄取量在不同地区与不同人群之间差异很大；④氟化食盐的销售范围难以控制。因此，食盐氟化的有效实施取决于对食盐制造和销售的控制能力。

3. 牛奶氟化 牛奶氟化是将一定剂量的氟加入到牛奶中供人们饮用，增加机体氟的适量摄入，以达到预防龋病的目的。它可以在幼儿园、学校、家庭中实施。

牛奶营养丰富，含有多种蛋白质、脂类、乳糖、维生素以及丰富的钙和磷等矿物质。牛奶氟化不改变日常行为，消费者可自由选择氟化或非氟化奶。但氟与牛奶中的钙和蛋白质结合可能降低氟的局部防龋作用，而且牛奶的饮用在多数发展中国家儿童用量很少，尤其在农村地区。

4. 氟片 氟片是由中性氟化钠或酸性氟磷酸盐加香料、赋形剂、甜味剂制成的片剂，每片含氟量为 0.25mg、0.5mg 和 1.0mg。口服氟片适用于未能实施其他全身性用氟防龋的低氟区，具有成本低，经济效益较好的特点。

关于氟片应用的安全性，目前国内外均未见有急性氟中毒的报道。只要严格控制氟化物的使用量，正确使用，会大大减轻氟牙症发生的危险性。

氟片需由口腔科医师开处方后方可服用，每次处方氟化钠总剂量不得超过 120mg。应用剂量与当地饮水氟浓度和儿童年龄有关。近年来考虑到氟化牙膏的使用，美国、加拿大都对补充氟的剂量进行了调整，2008 年美国儿童牙科学会推荐的不同年龄儿童的日需供氟标准见表 3-5。

表 3-5　每日氟补充量

年龄 / 岁	饮水氟浓度 /（mg·L^{-1}）		
	<0.3	0.3～0.6	>0.6
0～0.5	0	0.00	0.00
0.5～3	0.25	0.00	0.00
3～6	0.50	0.25	0.00
6～16	1.00	0.50	0.00

　　氟片一般不宜吞服，口服时，应将片剂嚼碎或含化并布满整个口腔，使它兼有局部作用，增加防龋效果。服后半小时内不漱口、不进食。婴儿可将氟片研碎后加于食物或饮料中给予。

　　5. 氟滴剂　氟滴剂是一种含氟溶液。氟滴制剂防龋兼有局部和全身用氟的双重作用，国外多数文献报道使用氟滴剂可使龋病降低 40%。其使用方法简便易行、易掌握，适用于低龄儿童，特别婴幼儿，因为此时儿童吞咽功能的发育尚不完善。在幼儿园群体使用，易管理、安全、收效大。使用时直接将氟滴剂滴在儿童口中，要求吮吸半分钟后吞服，使用氟滴剂后半小时不饮水，可获得全身和局部的双重作用。氟滴剂每天补充的氟化物量与氟片相同。

　　此外，某些高氟食物例如鱼类或茶水等也是获得氟化物的途径。

　　以上所述全身用氟的方法，在选用时，应注意适应证的选择，综合考虑患龋的危险性、当地饮水含氟量、每日总摄氟量、群体或个体的年龄等因素；在具体实施过程中，应严格控制用氟量，注意氟化物可能的副作用，如氟化物过敏、急性氟中毒、慢性氟中毒等，注意含钙药物及食物与氟化物的相互作用等问题。只有正确地运用全身用氟，才能更好地为人民群众的口腔健康服务。

　　（二）局部应用

　　局部用氟是采用不同的方法使氟化物直接作用于或者接近于牙表面，以便于牙的摄取，通过这种局部作用预防龋病。其目的是促进牙齿表面矿化或再矿化，以提高牙齿的抗龋力。局部应用氟化物的办法方便而安全，现今世界上有很多国家都在采用这个办法，如牙膏加氟、氟化物漱口、局部涂氟化物等，还有将氟化物加在口香糖内或做成咀嚼片剂的。因使用的药物不同，浓度不同，方法不同，其防龋效果有较大差异，局部用氟一般龋齿降低率为20%～40%，局部用氟也是很好的防龋措施，但局部用氟只对已萌出的牙齿起作用。

　　1. 含氟牙膏　牙膏是人们必需的口腔卫生用品，将适量氟化物加入牙膏内，通过刷牙动作使氟化物广泛接触各个牙齿的表面，是最容易推广的预防龋齿有效方法。目前常用于含氟牙膏的氟化物有氟化钠、酸性磷酸钠、氟化亚锡、单氟磷酸钠与氟化铵等。

　　（1）常用的含氟牙膏

　　1）氟化钠牙膏：最早被研究、试验和临床应用的含氟牙膏，但因碳酸钙摩擦剂与氟化钠相容性差而很快被氟化亚锡牙膏取代。直至 20 世纪 80 年代研制出与氟化钠完全相容的摩擦剂后，氟化钠牙膏开始广泛应用。

2）氟化亚锡牙膏：具有代表性的是含 0.4% 氟化亚锡牙膏，其摩擦剂为焦磷酸钙，它与 SnF_2 有较好的相容性，经观察临床防龋效果良好。但长期使用氟化亚锡牙膏可使牙齿着色。

3）单氟磷酸钠牙膏：是由 0.76% 单氟磷酸钠（MFP）和不溶性偏磷酸钠摩擦剂等膏体构成。具有稳定不易水解、不使牙齿着色、防龋效果好等优点。

4）氟化铵牙膏：氟化铵作为一种有机氟化物，是典型的表面活性剂，可使氟快速分布于牙表面，增加牙釉质的氟摄取于沉积，增强牙釉质的抗酸能力并促进早期龋损的再矿化。氟化铵牙膏的氟含量为 0.125%，毒性低。

（2）含氟牙膏的有关问题

1）不同氟化物配方牙膏的防龋效果：目前含氟牙膏的氟化物基本使用氟化钠或单氟磷酸钠，或两者合用。研究表明两种含氟牙膏均能有效降低龋齿的发生，防龋效果基本一致。1992—1994 年的三次国际研讨会对氟化钠与单氟磷酸钠牙膏的防龋效果是否存在明显差别问题，展开了科学论证，从统计学与实际临床意义两个方面得出了不同的结论，其中两次会议（多伦多、斯德哥尔摩）认为虽然以上的研究是在不同人群、不同条件下进行的，但从结果上来看没有多大的区别。表 3-6 为三种不同氟化物牙膏的防龋效果比较。

表 3-6　含氟牙膏的防龋效果比较

牙膏	研究报告 / 例	预防效果（龋降低率）
氟化钠	17	21.4%
氟化亚锡	46	22.0%
单氟磷酸钠	34	22.2%
氟化铵	4	22.5%

2）氟化物与摩擦剂系统的相容性：含氟牙膏的防龋效果依赖于其游离氟的含量，而所用摩擦剂的种类影响其在牙膏中的稳定状态。氟化钠—二氧化硅、氟化亚锡—偏磷酸盐具有良好的相容性，很多摩擦剂与氟化钠不相容，氟化钠—碳酸钙完全不相容，使氟离子很快丧失。大多数摩擦剂与单氟磷酸钠相容，单氟磷酸钠与偏磷酸盐和碳酸钙在一段时间内也相当稳定。

3）牙膏的含氟浓度：目前常用牙膏含氟浓度为 1 000ppm、1 100ppm、1 450ppm。由 1 000ppm 至 2 500ppm 之间每增加 500ppm 可降低龋齿发病率约 6%，含氟在 500ppm 以下的含氟牙膏防龋效果不明显。我国国家标准对市售含氟牙膏的总氟浓度要求为 400～1 500ppm 之间，即含氟总量小于等于 0.15%，大于等于 0.04%。

4）儿童使用含氟牙膏应注意的问题：6 岁以下儿童吞咽机制尚未健全，刷牙时经常会吞食部分牙膏。牙膏的吞咽量随年龄增长而逐渐降低，据估计在 2～3 岁时几乎可达 50%，在 6～7 岁时达 25%（表 3-7）。当每天两次用 1g 氟浓度为 1 000ppm 含氟牙膏时，机体摄入的氟量为 0.4～0.6mg。

表3-7 3～6岁幼儿含氟牙膏用量、吞咽量和吞咽比的平均值和最大值

比较项	平均值	最大值
牙膏用量	0.204 9g±0.096 5g	
吞咽量	0.053 0g±0.042 0g	0.21g
吞咽比	26.163%±14.534%	95%

一般情况下，儿童使用少量含氟牙膏刷牙，不会引起氟牙症，但经常过多使用含氟牙膏的儿童有患氟牙症的可能。解决这一问题的方法是：①3岁以下的儿童应禁止使用含氟牙膏；②3～6岁的儿童应在家长或老师指导下慎重使用，牙膏用量应少，约豌豆大小或挤出牙膏约5mm，刷牙时防止吞咽，刷牙后吐出并彻底漱口；③在饮水氟含量过高、有氟病流行地区，7岁以下儿童不推荐使用含氟牙膏；④儿童使用含氟牙膏中氟含量应低于1 000ppm，一些专家建议氟含量为500ppm较好，低氟牙膏的防龋效果有待进一步研究。

2.含氟漱口剂 含氟漱口剂漱口是另一种可行性较强、安全有效、较易推广的局部用氟防龋的方法。适用于低氟区及适氟区，适合作为公共卫生项目的防龋措施。含氟漱口剂漱口不需要特殊的器材，不需专业人员的监督，但必须掌握使用的剂量和正确含漱的方法，学生可在家庭和学校由家长或教师的监督下施行。含氟漱口剂有氟化钠、酸性磷酸钠、氟化亚锡与氟化铵溶液等，目前最常用的是氟化钠漱口液。

（1）氟化钠溶液：氟化钠溶液pH值呈中性或酸性，味道易接受，价格较便宜。用0.2%氟化钠溶液每周含漱一次，或用0.05%氟化钠溶液每天含漱一次。5～6岁儿童每次用量5mL，6岁以上儿童每次用量10mL。含漱一分钟后吐出，半小时内不漱口、不进饮食。

（2）磷酸钠溶液（APF）：酸性磷酸钠溶液pH值为4.0～5.0，漱口方法同氟化钠溶液。其防龋效果与中性氟化钠溶液无显著差异，但因口味不佳而难接受。

含氟漱口剂除了在学校作为公共卫生项目应用和家庭应用外，还可应用于下列特殊人群：龋活性较高者，正畸患者和活动义齿佩戴者，不能实行口腔自我保健护理的伤残患者，因药物、手术、放疗等原因而导致唾液减少和龋患多者。这些人群最好每天含漱一次，并结合其他防龋方法。

3.局部涂氟 局部涂氟是最早期的局部用氟防龋方法。据报告，在儿童中可降低患龋率40%左右。常见的局部涂氟的氟化物有以下几种：①2%氟化钠溶液化学性能较稳定，宜贮存于塑料容器中应用；②8%氟化亚锡（SnF$_2$）溶液经临床试用，其效果较2%氟化钠溶液为好，离体实验发现能降低牙釉质在酸中的溶解度，但本溶液化学性能不稳定，宜使用当日配制以免转化为氟化高锡而失效；③酸性氟磷酸溶液，为氟化钠在弱酸中的溶液，化学性能稳定，易于保存，对牙龈无刺激，是效果较好的牙面涂布药物。

局部涂氟的操作法如下：

（1）清洁牙面，如牙面堆积的软垢、菌斑、牙石较多，应先用洁治器械清除，牙面沉积物不多者，仅用牙刷与洁牙剂刷牙。

（2）漱口、隔离唾液并吹干牙面。

（3）用小棉球蘸药液涂擦牙面约一分钟，或吹干后再重复涂药1～2次。

局部涂药应分区按顺序进行，以免遗漏。小棉球浸入的药物不宜过多，避免流入口内，吞咽下去。每年涂药的次数不等。建议每半年、每季度或每两个月涂一次。

牙面涂氟法的优点和效果较显著,剂量易掌握,但所需人力和时间较多,大规模推广有困难。

4. 含氟涂料　含氟涂料作为一种氟化物局部使用的防龋制剂,自 1964 年被 Schmidt 提出后在欧洲已经广泛使用,并取得良好的防龋效果,在近年来,国内外对氟化物涂料研究认为,氟化物涂料的作用在于增强牙釉质的抗龋能力。氟化物涂料涂在牙齿表面上,自然干燥后形成一层含氟薄膜,其中氟化物释放出来,对牙釉质表面起到保护作用。

使用方法:牙面简单清洁、隔湿吹干后,将含氟涂料涂布于牙表面,涂布后半小时内不漱口、不进食,每年涂布 2 次。涂料涂布后很快凝固,在牙面形成一薄层半透明贴膜,能保留几小时。一般用量为 0.3～0.5mL。

5. 含氟凝胶　由氟化物和羧甲基纤维素等制成,氟化物主要是酸性磷酸氟和氟化钠。含氟凝胶可由专业人员操作,也可由使用者自我操作。专业人员使用的酸性磷酸氟凝胶浓度为 1.23%,供个人保健使用的浓度为 0.5%。据报告酸性磷酸氟凝胶每年应用 1 次或 2 次,平均可降低龋 21.9%,每年应用 2 次,可降低龋 26.3%。

专业人员使用含氟凝胶的方法为:先清洁牙面,隔湿,吹干,用托盘装入含氟凝胶放入上下牙列,使凝胶布满牙面并挤入牙间隙,从侧方可插入一个吸唾器吸去唾液和多余凝胶,托盘在口内保留 4 分钟后取出,拭去黏附于牙面和牙间隙的凝胶,半小时内不漱口、不进食。

含氟凝胶一般每半年使用一次。含氟凝胶临床使用时要严格要求,尽量减少氟的摄入,尤其儿童使用时应避免吞服过量的含氟凝胶而引起中毒。可以采用如下的预防措施:①患者取端坐位;②嘱患者不要吞服凝胶;③应选用合适托盘;④每个托盘用量不超过 2.5mL;⑤有条件可配用吸唾器;⑥取出托盘后拭去残留凝胶。

含氟凝胶的优点是一次可用于处理全口牙,操作简便省时,对牙龈无刺激性,不使牙齿着色,易为患者和医师接受,防龋效果与相应氟溶液涂布的效果类似。含氟凝胶主要用于高度易感龋病的患者和特殊人群,如正畸治疗的患者、头颈部接受过放射治疗的患者等。因为此法花费较大,一般很少作为公共卫生措施。一些研究显示,使用含氟凝胶可中止成年人早期根面龋的发展。

6. 其他局部用氟方法　目前有口内氟化泡沫、口内氟素释放装置、氟离子透入法、含氟充填材料和咀嚼齿胶等。

氟化泡沫:氟化泡沫是近年来出现的一种新的局部用氟方法。它是以气泡的形式附着在牙齿的表面,连续不断地释放出氟化物,明显延长氟化物与牙釉质表面两者的接触时间和接触浓度。其含氟浓度为 1.23%,pH 值为 3.0～4.0,使用方法与氟凝胶相似,氟的用量明显减少,为氟凝胶的 1/4,被吞咽的量明显少于凝胶,使用安全。氟化泡沫通过增加矫味剂,不但避免了使用者作呕,还增加了儿童对使用泡沫剂的兴趣。

　知识拓展

氟化泡沫使用说明

【主要结构、性能】

氟化泡沫为白色泡沫,含氟离子 12 300ppm 或 6 000ppm,pH 值为 3.8～5.8。对口腔无刺激,无致敏反应,体外细胞毒性反应不大于二级。

【适用范围】

适于预防龋齿,对龋病高发区和龋病高发人群作为龋病预防使用。

【使用方法】

应有口腔专业医务人员,口腔专业医务人员指导监督下经过培训的其他医务人员或受指导的使用者自我操作。方法如下:

1. 打开瓶盖,轻推瓶嘴,断开连接点,即可开封使用。

2. 摇动瓶子3～4秒。

3. 将瓶口垂直朝下,放置托盘底。

4. 缓缓在瓶嘴处加压,氟化泡沫即会喷出。此时将瓶嘴从托盘一端移至另一端,注意不应用力过猛,否则氟化泡沫会喷出过多。

5. 根据不同的年龄选择与其相适应的托盘。

6. 每次使用量应控制在0.6～0.8克之间。一般灌注托盘1/2～2/3高度即可。由于泡沫挤出后有轻微膨胀,挤出泡沫不宜过多以避免浪费。

7. 将托盘放置口中,用牙齿咬住托盘2分钟,头稍向前倾,使唾液流出。

8. 取出托盘后,彻底吐净口腔内残余的氟化泡沫。

9. 为保证疗效,使用后30分钟内勿进食或饮水。

10. 定期使用,一年2～4次,正畸儿童预防龋齿每月一次。

【禁忌】

高氟区禁用。

【注意事项】

1. 放置托盘时应动作轻柔,避免刺激咽后部,引起个别人产生条件反射性的恶心、呕吐。

2. 请勿吞食。

3. 3岁以下儿童不宜使用。

4. 过敏体质及弱智儿童慎用。

5. 感冒发烧,胃病或胃肠不适等发病期间,不宜使用。

6. 应在瓶口开封后连续使用,避免放置时间过长。

7. 本品为充气包装,应避免被尖利物品刺穿,请勿接近火源。

8. 请勿放置儿童可取之处。

【储存】

在正常室温下储存。

口内氟素释放装置:药物控制释放系统是近年来药物治疗研究中一个相当活跃的领域,它能以固定速率将预定剂量的药物在一段较长的时间内持续传递到特定的靶组织,是由Robinson(1978年)首次明确提出。目前,口内氟素释放装置已开始应用。这是一种膜/贮存体型系统,其贮药体含有80%的氟化钠,体外可以达到0.02～1.0μg/d的恒定速率释氟长达6个月。研究表明,口腔内释氟装置可长期使唾液氟浓度明显升高而无不良反应。在临床应用方面,口腔内氟素释放装置可附着在患者双侧上颌第一前磨牙颊侧,或附着在可摘局部义齿基托或活动矫治器上。

口腔氟素释放装置目前还存在一些问题,在临床研究中,少数受试者局部出现刺激症状,少数装置发生脱落或磨损,有待于进一步改进。

氟离子透入法:氟离子透入法为 80 年代国内外出现的一种新的防龋技术,目前在我国和日本、德国等国家已应用该技术对儿童进行龋病预防并取得良好效果。氟离子透入法防龋机制是利用氟化物在直流脉冲电场的作用下,电离出氟离子,氟离子可透入牙体组织,与牙面钙盐结合,加速牙釉质的再矿化,增加牙釉质的氟含量,从而提高牙齿的耐酸力,达到防龋的目的。该方法是一种比较理想的防龋手段。氟离子透入法防龋,具有明显的优点,操作方法简便、时间短、无毒性、无痛苦,故适用于 3～12 岁的儿童。

含氟充填材料:含氟充填材料是在玻璃离子粘固粉,聚羧酸锌粘固粉,银汞合金和洞衬剂等中加入适量氟化物,如 CaF_2 等。这些材料凝固以后能慢慢释放出 F^-,达到保持局部 F^- 浓度,促进接触部位的牙质矿化和预防继发龋的目的,提高治疗效果,保护牙体组织免受进一步的破坏。

咀嚼齿胶:咀嚼齿胶是一种聚乙烯纤维质的咀嚼辅助用品,经氟浸透,每片咀嚼齿胶所含的 0.5mg 氟可以在牙面产生浓度超过 5ppm 的氟,并可持续 5 分钟。因此,可作为大众在日常生活中防龋的一种局部用氟的有效措施。

(三)氟化物的联合应用

氟化物的多种作用途径为其不同形式的浓度的联合使用提供了理论基础,在已饮水氟化地区,各种局部氟化物的应用(漱口水、牙膏)也有效,其所提供的好处超过了仅靠氟化饮水的受益。许多以氟化饮水和氟化牙膏联合使用的国家,龋齿已显著减少,如澳大利亚、加拿大、新西兰、新加坡和美国等。

氟是人类生长发育所必需的营养物质,摄入过多又具有强烈的毒性作用,故严格控制氟的用量,强调安全预防措施在实施局部用氟项目时是非常必要的。总之,全身和局部应用氟化物的办法应方便而安全。在我国使用氟化物防龋必须坚持安全第一的原则。

小 结

龋病是宿主、细菌、食物、时间等因素相互作用的结果。了解龋危险因素、采取多个指标综合预测可较好预测龋,综合控制龋的危险因素可防止早期龋。对早期龋的诊断,在重视临床检查标准的基础上,尽量结合仪器作为辅助检查以减少遗漏。

龋病的防治应是多种措施的有计划的综合防治。窝沟封闭、预防性树脂充填和非创伤性修复治疗是常用的临床口腔预防技术。氟化物也可有效预防龋齿,适量的氟化物可通过降低牙釉质脱矿和促进牙釉质再矿化以及对微生物产生作用而达到预防龋齿的作用。氟化物预防龋齿的方法众多并各自有其自身特点,总的来说可分为全身应用和局部应用两大类,合理的应用氟化物可有效预防龋病。

思考题

1. 龋病的致龋因素及预防方法有哪些？
2. 简述龋病的三级预防。
3. 试述窝沟封闭的概念、适应证及操作步骤。
4. 氟的防龋机制有哪些？
5. 简述氟的全身应用及局部应用。

（刘学聪　衣　娟）

第四章 牙周病的预防

学习目标

1. 掌握：牙周病三级预防的概念和措施；菌斑控制机械方法；刷牙的方法及应注意的问题；牙线的使用方法。

2. 熟悉：牙周病的致病因素；菌斑控制相关因素；牙间刷等其他牙间隙菌斑去除方法。

3. 了解：菌斑控制的药物方法；牙膏的作用特点。

牙周病是发生在牙周组织，包括牙龈、牙周膜、牙骨质、牙槽骨的疾病。牙周病在世界大多数人口中广泛流行，是口腔最常见的疾病之一。牙周病发病早，病程长，如治疗不及时，最终只能将患牙拔除。牙周病是导致牙齿丧失、咀嚼器官破坏的重要原因，是危害人类口腔健康的主要疾病。牙周病所造成的损害，常不限于单个牙齿，而是损害多颗牙、一组牙甚至波及全口牙。同时，牙周病患者有牙石堆积和口臭，会影响其仪表和社会交往，危害其心理健康。此外，牙周病还可以危害全身健康——细菌成分及其产物容易通过牙周袋壁溃疡面扩散到附近或远隔器官，导致或加重某些全身疾病（如冠心病、糖尿病、肺部感染等）的发生发展。

口腔医务工作者应对牙周病采取积极、早期的预防措施，向广大群众宣传口腔卫生知识，帮助患者消除各种可能致病的因素，使人们自觉地维护自身的口腔健康，以预防牙周病的发生和控制牙周病的发展。

第一节 牙周病的致病因素

牙周病的病因主要包括局部因素和全身因素。局部因素中，菌斑微生物及其产物是导致牙周病的始动因素；牙石、软垢、食物嵌塞等能促进菌斑的积聚，增强细菌毒力，造成牙周组织损伤，称为局部性促进因素。全身因素或称全身影响因素，如内分泌失调、免疫缺陷、营养不良等，可导致机体抵抗力减弱，牙周组织被感染的机会增加，从而促进牙周病的发生和发展。

一、始动因素

牙菌斑是一种牢固附着于牙面的以细菌为主体的生态系。它不能被水冲去或漱掉，但可通过刷牙、洁治等机械方法被清除。菌斑按其形成部位，分为龈上菌斑和龈下菌斑。龈上菌斑附着于龈缘以上的临床牙冠上；龈下菌斑附着于龈沟或牙周袋内的根面上，可分为附着性龈下菌斑和非附着性龈下菌斑。各菌斑中的细菌成分不尽相同，其优势菌有革兰氏阳性需氧菌和兼性菌，革兰氏阳性兼性菌及厌氧菌，革兰氏阴性厌氧菌和能动菌等。龈下菌斑，尤其是非附着性龈下菌斑，与牙周炎的发生和发展密切相关。

牙菌斑是引起牙龈炎、牙周炎的主要致病因素。细菌及其产物进入牙周组织，引起牙周组织破坏。虽然菌斑是牙周病的始动因素，但少量菌斑在机体的防御功能控制之下，维持动态的生态平衡，仍可保持牙周组织的健康。

二、危险因素

除菌斑微生物外，还有一些局部促进因素和全身影响因素对牙周病的发生和发展起到促进作用。

（一）局部促进因素

1. 牙周局部解剖结构及理化特性的影响　健康完整的牙龈上皮组织是阻止外来刺激物向深层牙周组织入侵的重要防线。但是牙周组织在解剖结构上存在一些薄弱区，有利于微生物及其外来刺激物的入侵：①沟内上皮的上皮薄，无角化，具有半透膜的作用，保护作用差，细菌毒素及其产物可通过沟内上皮进入牙龈固有层组织；②结合上皮是无角化、分化低的上皮，它以半桥粒的形式与牙面紧密附着呈领圈状，任何化学或机械损伤都可能损伤结合上皮，破坏上皮与牙的附着关系；③龈谷上皮薄，无角化，不易清洁，容易堆积菌斑和牙石，在牙周炎的发生中起重要作用；④随着年龄的增长或女性体内激素水平的改变，牙龈上皮角化程度降低，抗损伤及抵御微生物的作用减弱。

龈沟是游离龈与牙面之间形成的狭窄间隙。位于牙颈部近龈缘的菌斑未能及时清除，则使龈缘发炎，龈沟加深，间隙加宽，利于形成龈下菌斑和牙石。

龈沟液具有清除异物，增进上皮与牙齿贴附的作用，还有抗菌和增强牙龈免疫的能力，但它又是细菌滋生的培养基，是牙周的微环境之一。菌斑堆积时间延长，则龈沟液量增多，其流出量与该部位的炎症程度呈正比。因此，对龈沟液成分的测定与分析，作为一项指标，可以对牙周组织的健康状态、牙龈炎或牙周炎症的程度做出评价。

唾液对口腔黏膜有润滑和物理性保护作用，对口腔有清洁作用，并对细菌产生的酸、碱有缓冲作用，所含多种抗菌因子可发挥抗感染或免疫作用，调节口腔微生态平衡。另一方面它含有丰富的营养成分，是细菌的良好培养基，对菌斑的发生、成熟和代谢以及牙石的形成起重要作用。

2. 牙石　牙石是指沉积于牙齿表面的已钙化或正在钙化的菌斑及其沉淀物。根据牙石沉积的部位和性质可分为龈上牙石和龈下牙石（图4-1）。龈上牙石是位于龈缘以上的牙面和龈沟处的牙石，钙化成分来源于唾液，肉眼可见，呈淡黄或乳白色，也可因烟、茶、咖啡等而着色加深。龈上牙石一般沉积较快，量多，质地疏松，较易去除。龈下牙石是沉积于龈缘之下，附着在龈沟或牙周袋内的根面，钙化成分来源于龈沟液。一般口腔检查时看不到，须用探针仔细地探查其部位和范围。龈下牙石较致密而坚硬,呈深棕色,牢固附着于牙面。菌斑刺激造成局部炎症,导致渗出液增加,为龈下牙石形成提供矿物质,促进龈下牙石的形成。

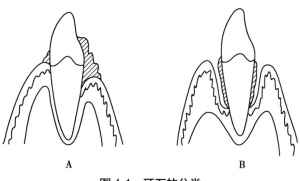

图4-1　牙石的分类

A.龈上牙石　B.龈下牙石

牙石与牙周病的关系非常密切。牙石的存在增加了菌斑的堆积,并吸附细菌毒素,增加对牙龈的刺激。坚硬粗糙的牙石机械刺激牙龈,进一步促进炎症的发展。因此,牙石是牙周病的重要促进因素,在牙周病的预防和治疗中应首先彻底清除牙石。

3. 软垢　软垢为疏松地附着在牙面、修复体、牙结石和牙龈上的一种软而黏的沉积物。呈白色、灰白色或浅黄色,易沉积在牙颈部1/3和错位牙表面,肉眼可观察到。软垢由微生物、食物碎屑、脱落上皮细胞、白细胞、唾液蛋白、脂类等堆积混合组成,能引起口臭、牙龈炎、牙龈出血等。刷牙可以清除软垢,用力的漱口也能去除部分软垢。

4. 食物嵌塞　在咀嚼过程中,食物被咬合压力楔入牙间隙内,称为食物嵌塞。食物嵌塞是导致局部牙周组织破坏最常见的原因。由于嵌塞的机械作用和细菌的定植,除引起牙龈组织的炎症及出血外,还可引起口臭、邻面龋、牙龈退缩、牙槽骨吸收、急性牙周膜炎、牙槽脓肿。

5. 创伤𬌗　牙周组织的健康有赖于功能𬌗力的刺激,当𬌗力超过牙周组织适应能力时,即可发生牙周组织的损伤,称为𬌗创伤。导致创伤的𬌗关系称为创伤𬌗,如咬合时的过早接触、牙尖干扰、夜磨牙以及正畸治疗加力不当等。

单纯性的创伤𬌗只引起骨、牙周膜、牙骨质的改变,而不影响牙龈组织。一旦消除创伤后,牙周组织的变化即可恢复;当牙周炎和创伤𬌗并存时,两者可发挥协同破坏作用,加重牙周组织的破坏程度。因此,𬌗创伤是牙周炎的一个重要的促进因素。

6. 不良习惯

(1)吸烟是牙周组织病的主要危险因素之一。许多研究证明吸烟是牙周病的高危因素,吸烟者较非吸烟者牙周炎的患病率高、病情重,失牙率和无牙率高。吸烟对牙周组织的影响是多方面的,致病机制尚未明了。

(2)磨牙症和紧咬牙均能导致牙的过度磨损,产生异常𬌗力,破坏咬合平衡,加重牙周组织的负荷,还可造成食物嵌塞。在已有牙周炎存在的条件下,可加重牙周组织的破坏。

(3)单侧咀嚼习惯常使一侧缺乏咀嚼的牙齿因缺少咬合的功能刺激,造成失用性牙周萎缩，同时牙面可有大量牙石、菌斑堆积，使牙龈发炎。

（4）长年口呼吸可以影响口腔和鼻腔的正常发育，又易致牙龈增生或发生炎症。

（5）儿童咬唇、吐舌、吮指、咬指甲等不良习惯可造成咬合紊乱，咀嚼力不均衡，加重某些牙齿的牙周组织负担。

7. **不良修复体** 如修复体边缘的缺陷（不密合或者有悬突）、修复体的外形不良、不适当或不正确的邻面接触、修复体与口腔殆型不一致、修复体的表面粗糙等，可造成咬合创伤，容易使菌斑积聚，导致食物嵌塞或咬合紊乱，可造成牙周组织的损害。

活动义齿卡环的位置不当、正畸治疗中矫治器佩戴不当等，不但直接压迫和刺激牙龈组织，而且修复体不易清洁，造成食物碎屑和菌斑大量堆积，也可引起牙周组织的炎症。

8. **错殆畸形** 牙的错位、扭转、过长或萌出不足等，均易造成接触点位置改变或边缘嵴高度不一致，有利于菌斑堆积，使菌斑控制困难，或造成创伤性殆、食物嵌塞等。

（二）全身影响因素

全身因素作为牙周病的危险因素，可降低牙周组织对外来致病因素的抵抗力，增进宿主对细菌及其产物致病的易感性，促进牙周病的发生和发展。

1. **内分泌因素** 内分泌系统的生理和病理改变与牙周病有关，它们能改变牙周组织对菌斑等外来刺激物的反应。性激素与牙周组织关系极为密切，雌激素可使牙龈上皮过度角化，刺激骨形成和纤维组织形成；雌激素缺乏可致龈上皮萎缩，牙槽骨疏松，牙骨质沉积减少。性激素及其代谢物存在于牙龈组织中，炎症时其浓度增加，有利于菌斑内的中间普氏菌繁殖，使炎症加重。肾上腺皮质激素、甲状腺激素、甲状旁腺激素等分泌过多或不足也可能增加牙周病的严重性。

糖尿病是牙周病的危险因素之一，而且牙周病和糖尿病之间具有双向影响的关系。调查显示，非胰岛素依赖性糖尿病患者发生牙周病的危险性比无糖尿病者高 3 倍，若加上吸烟因素，前者产生牙周炎和牙槽骨丧失的机会高出后者 20 倍。

2. **遗传因素** 总的来说，牙周病不属于遗传性疾病。单纯遗传因素不会引起牙周疾病，但某些遗传因素或基因异常的疾病，可增加宿主对牙周病的易感性，能影响和改变宿主对微生物的反应，并决定疾病是否进展及其严重性。如侵袭性牙周炎患者，往往有家族聚集性；掌跖角化－牙周综合征患者，其牙周组织的严重破坏可能与中性粒细胞的趋化功能抑制有关；Down 综合征（又名先天愚型），其牙周破坏可能与细胞介导和体液免疫缺陷以及吞噬系统缺陷有关。对牙周炎遗传易感性患者可通过控制菌斑和一定的牙周治疗减少牙丧失。

3. **血液疾病** 一些血液病能影响牙周病的严重性。白血病患者由于抗感染的能力降低，菌斑和牙石等局部刺激因素的存在，容易患牙周炎；急性白血病时，牙龈显著肥大，牙龈溃疡和自发性出血；各种贫血病在严重时也促进牙周组织的破坏。

4. **营养因素** 良好的营养有助于维护健康的牙周组织抵抗细菌的感染。动物实验证明，蛋白质缺乏可引起牙龈、牙周膜结缔组织变性，牙槽骨疏松。维生素 C 缺乏可出现牙槽骨疏松、牙龈出血、牙松动。维生素 D 和钙、磷缺乏或不平衡可引起牙槽骨疏松、骨质钙化不良。

5. **宿主的免疫炎症反应** 机体免疫功能缺损，容易引起细菌性感染。吞噬细胞数目减少或功能缺陷都与牙周组织的破坏有关。如人类免疫缺陷病毒（HIV）感染被认为是牙周炎的一个危险因素。HIV 感染伴牙周炎者常有牙周组织迅速坏死、丧失。有报道表明,一些 HIV 患者的牙周附着在 3～6 个月中丧失 90% 以上,继而波及全口牙。

以上危险因素中,有些是可以通过医师干预、改变个人不良行为、加强健康教育等清除或减弱其影响。此外,宿主的易感性在疾病的发生和进展中起重要作用。而社会因素在牙周病的发病中也有一定的影响。人群中的牙周指数随受教育程度的提高而下降,经济水平与文化教育水平影响着人群口腔卫生知识水平、口腔保健条件、生活条件以及生活习惯等,从而成为牙周疾病流行的因素之一。

第二节 牙周病的分级预防

牙周病预防的主要目的是消除致病的始动因子及促进疾病发展的危险因素。这是预防牙周病流行的唯一和最有效的方法。预防牙周病应从以下几方面着手:①以健康教育为基础,增强人群牙周病预防的意识,提高自我口腔保健和维护牙周健康的能力;②养成良好的口腔卫生习惯,去除致病微生物,使牙周支持组织免遭破坏;③提高宿主的防御能力,保持健康的生理和心理状态;④维持牙周治疗的疗效。实践表明,在定期作口腔保健治疗的基础上,进行日常自我菌斑控制是预防牙周病发生和控制其发展的最有效方法。

一、一级预防

一级预防是在牙周组织受到损害之前防止致病因素的侵袭,或致病因素已侵袭到牙周组织,但尚未引起牙周病损之前立即将其去除。一级预防是最积极、最有效的预防措施。

一级预防旨在减少人群中牙周病新病例的发生,主要方法是对群体进行口腔健康教育和指导,帮助人们建立良好的口腔卫生习惯,纠正不良口腔习惯,培养自我保健意识,掌握正确的刷牙方法,推广自我菌斑检测措施,普及牙线及牙间隙清洁器的使用,最终达到清除菌斑和其他有害刺激因素的目的,同时提高宿主的免疫能力,防止龈炎和牙周炎的发生。定期进行口腔卫生宣教,定期对牙周组织进行常规检查,最好每 6 个月 1 次,发现问题及时处理,以达到有效控制和消除菌斑、预防牙周病的目的。

二、二级预防

二级预防是在牙周疾病初期采取的预防措施,旨在减轻已发生的牙周组织病变的严重程度,控制其发展。二级预防的根本办法是做好口腔卫生宣传和提高口腔医务人员的诊断治疗水平,通过自我检查和定期检查,及早发现疾病初期患者,并使之得到及时合理的治疗,使初期的龈炎恢复正常。

对局限于牙龈的炎症,及时采取专业性洁治,去除菌斑和牙石,控制其进一步发展,使牙周组织恢复健康。对已发生牙周炎的患者,采用龈上洁治术、龈下刮治术等方法去除致病因子,消除牙周袋。采用 X 线检查法定期追踪观察牙槽骨情况,根据情况采取适当的治疗方法,改善牙周组织健康,并防止继发病的发生。二级预防的效果是在一级预防基础上取得的,其长期效果与患者是否能长期坚持各种预防措施有关。

牙周病的自我察觉:

1. 刷牙时刷毛上有血迹,咬食物时食物上有血迹,说明有牙龈炎。

2．如果有牙龈红肿，碰触易出血，说明有牙龈炎。

3．牙齿有不同程度的松动，牙根暴露或牙龈红肿、有脓，说明已发展到牙周炎。

4．有口臭说明可能有牙龈炎，甚至牙周炎。

以上情况需找口腔医师检查和诊治。

轻微的牙龈出血是早期牙龈炎的指征，此时不应停止刷牙而应用软毛保健牙刷采用正确的方法认真刷牙，一般都可以使牙龈出血得到控制。如果一周后还有牙龈出血现象，就应及时找口腔医师检查和治疗。

知识拓展

牙龈出血的处理

健康的牙龈在刷牙、进食时是不会出血的。当口腔内的细菌在牙面上聚集，又未被及时清理，久而久之沉积形成牙石。在菌斑与牙石的作用下，牙龈毛细血管扩张，通透性增强，血流量增加。牙龈出现红肿，甚至溃烂。这种炎症牙龈在刷牙及进食时就容易出血。除此以外全身各系统疾病很多都可以引起牙龈出血，如糖尿病等。

出现牙龈出血，应该立即到医院进行检查。大多数人去除牙石后，牙龈炎症便可消退。治疗后还必须坚持天天刷牙及使用牙线等措施保证口腔清洁，防止牙石的形成，减少牙龈炎的发生。

三、三级预防

牙周组织病变已发展到较严重的程度，需做深袋刮治术、牙龈切除术或翻瓣术等复杂牙周治疗以预防继发病或后遗症。

三级预防旨在用各种药物和牙周手术方法最大限度地消除牙周组织病损，防止功能障碍，以义齿修复失牙，重建功能，并通过随访、精神疗法和口腔健康的维护以维持其疗效，预防复发。同时，还应治疗相关的全身性疾病，如糖尿病、血液病、营养缺乏症，增强牙周组织的抵抗力和牙周组织的再生修复能力。

总之，牙周病的预防需要口腔健康教育、口腔卫生宣传和具体口腔预防措施相结合，但是其效果更有赖于患者对个人和家庭口腔卫生措施的坚持和正确实施。二级和三级预防属治疗性措施，而一级预防是去除致病因素预防疾病的发生，其意义更为重大。

知识拓展

拒绝老掉牙

中国有句俗话叫"老掉牙"，用来形容人的年纪大了牙齿脱落。很多人都误认为"老掉牙"是正常生理变化，而事实并非如此。老年人掉牙，主要是由牙周病所导致。牙周病是牙齿周围支持组织发生慢性进行性病变，能引起牙龈出血、牙周袋形成、牙槽骨吸收，最终造成牙齿的松动和脱落。

很多人在青年期和中年期就患上了牙周病，又没有认真治疗过。随着年龄增长，到了老年，牙齿的支持组织破坏殆尽，牙齿必然就会松动脱落。牙周疾病是我国中老年人牙齿缺失的主要原因。

所以说，"老掉牙"并不是一种正常的生理现象。只要注意日常口腔卫生保健，定期口腔检查，及早治疗牙周病，即使老年仍然会有一口健康的牙齿。

第三节　控　制　菌　斑

牙菌斑是牙周病的主要致病因素。只有控制和彻底地清除，才能有效地预防牙周病的发生。由于牙菌斑形成快，清除后几小时内还会在牙面重新形成，因此，必须坚持每天彻底清除。对于牙周病患者，除了在治疗过程中彻底清除牙面的菌斑、牙石，还必须指导患者掌握自我菌斑控制的方法，才能保证牙周病治疗的顺利进行以及维持疗效、防止复发。

一、菌斑显示

菌斑黏附于牙面上肉眼难以发现，临床上可借助菌斑显示剂使菌斑染色。菌斑显示的目的是：①显示牙面不洁状态；②检测、评价牙面清洁程度；③确定残留菌斑，以提高口腔清洁技术。如刷牙前用菌斑显示剂了解牙面菌斑的分布情况，或刷牙后可用菌斑显示剂来显示残余菌斑，根据菌斑残余的程度来检测刷牙的效果。

菌斑显示剂大多由染料制成，应具备染色强，无毒、无害、无异味、无刺激性，并有防腐性或杀菌性。剂型有溶液和片剂两类，可根据不同的情况选用。

常用的菌斑显示剂有：

1. 2% 碱性品红　成分碱性品红 1.5g，乙醇 25mL。漱口的浓度为 1% 水溶液。染色性很好，紫红色浓染。

2. 2%～5% 藻红　片剂，每片 15mg。染色性较好，淡红染色。

3. 酒石黄　以 85∶15 的比例与广蓝混合，然后制成 4% 的水溶液。

4. 1.0%～2.5% 孔雀绿。

5. 荧光素钠　在特殊的蓝色光源下，菌斑显出黄色，在日光下不显示颜色。

液体菌斑显示剂的使用方法是将蘸有显示剂的小棉球涂布牙面，滞留一分钟后漱口，无菌斑处显示剂被冲掉，有菌斑处显示剂不易冲掉而着色。使用片剂可嘱患者将药片放入口中左右侧共咀嚼 1 分钟，再用舌舔至牙的颊舌面，然后漱口，菌斑就可被染色。个别人对显示剂中的某些成分可能发生过敏反应，故使用前要仔细询问过敏史。

二、菌斑控制的临床评估

检查牙菌斑的记录方法有许多种，O'Leary 菌斑控制记录卡是国际上广泛采用的、能帮助患者自我评价菌斑控制效果的记录卡（图 4-2）。

医师可用菌斑显示剂检查、记录菌斑控制的程度，并将菌斑控制结果反馈给患者，以鼓励、督促患者加强菌斑控制的实践。

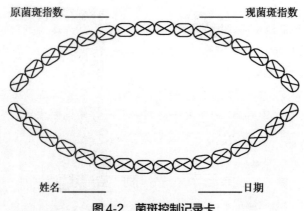

图 4-2　菌斑控制记录卡

记录方法为：包括所有的牙，或是选定的六颗牙（16、21、24、36、41、44），每个牙按唇侧、舌侧、近中、远中四个牙面计，凡显示有菌斑存在的牙面，可在记录卡中相应部位的格内用"—"表示；凡未萌出或缺失的牙，用"×"表示（图4-3）。

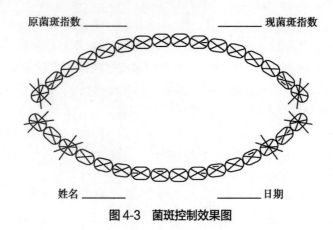

图 4-3　菌斑控制效果图

计算方法：

$$菌斑百分率 = \frac{有菌斑牙面数}{被检牙面数} \times 100\%$$

$$被检牙面总数 = 被检牙总数 \times 4$$

根据菌斑记录卡反映的信息，通常患者在首次染色记录时，阳性百分率较高，但在接受口腔卫生指导后，若能认真地按要求执行，菌斑记录的百分率都会明显下降。菌斑百分率在10%以下，认为达到良好目标。菌斑百分率在20%以下，认为菌斑基本被控制。

还有一些指数也可用来衡量口腔健康教育和菌斑控制的效果，如 Turesky 改良菌斑指数、口腔卫生指数等。

龈下菌斑通常较薄，位于牙周袋或龈沟中，肉眼不可见，用刮匙或探针从牙周袋或龈沟中取出菌斑样本，也可用消毒的吸水纸尖收集龈下菌斑，做微生物培养，或用特异性抗体或核酸探针，对龈下菌斑中致病微生物作定量或定性分析，以预测和评估龈下菌斑的致病能力及菌斑控制水平。

三、菌斑控制的方法

牙菌斑控制方法可分为机械性和化学性两种。大多是采取机械性控制牙菌斑的方法防治牙周病，包括刷牙、牙线、牙签的使用（详见本章第五节）、龈上洁治术及龈下刮治术等。化学性控制牙菌斑包括全身或局部应用药物，常作为配合机械性控制牙菌斑的方法。

（一）机械性菌斑控制方法

用龈上洁治术、龈下刮治术及根面平整术等机械方法去除菌斑、牙石、软垢等局部刺激因素后，牙龈炎症和肿胀消退，出血和溢脓停止，牙周袋变浅（详见《口腔内科学》）。

1. 龈上洁治术　是用洁治器械去除龈上结石、软垢、菌斑，然后用磨光器磨光牙面，使牙龈的炎症消退而恢复牙龈组织健康，防止菌斑和牙石再沉积，是进行牙周病预防和治疗的首要步骤。

（1）超声波洁治术：是利用超声波洁牙机高效去除牙石的一种方法，尤其对去除龈上大块牙石有省时、省力的优点。但超声洁治术不宜用于放置心脏起搏器的患者，也不宜用于肝炎、肺结核、艾滋病等传染性疾病患者。

（2）手持器械洁治法：一般可先用镰形洁治器按顺序逐牙进行，然后再用锄形洁治器刮除牙面上细小残留牙石和色渍，去除牙结石后，用探针或菌斑染色剂检查洁治是否彻底，等完全洁治干净后，用磨光器械将牙面打磨光滑。全口洁治时，应有计划分区进行。

对于牙龈炎患者，每6～12个月做一次洁治，可有效地维护牙周健康。

2. 根面平整术　是用比较精细的龈下刮洁器刮除位于牙周袋内根面嵌入的牙石和菌斑，并刮除牙根表面感染和病变的牙骨质，形成一坚硬、光滑、平整的根面，消除牙体和牙周之间界面的炎症潜在因素，恢复牙侧和牙周侧界面之间的生物相容性，有利于牙周再附着的形成。根面平整术是龈下刮治术的继续和完善，常在牙周袋内完成，也可在外科翻瓣术中进行。

在牙周袋内做根面平整，手术过程简便，便于常规治疗。但在操作时不能直视，只能凭感觉应用器械除去龈下牙石、菌斑和牙根表面感染和病变的牙骨质，故术者必须经过专门训练。操作时，正确使用锐利的器械和掌握支点，动作精细，不损伤组织，才能取得好的效果。

（二）菌斑控制的药物方法

在机械控制菌斑的基础上，配合化学药物的使用可弥补机械控制菌斑的不足，达到预防和治疗牙周病的目的。但应避免滥用抗菌药，以免产生耐药菌株或加重感染。

作为控制菌斑的药物应具有以下特点：①能杀灭菌斑微生物或防止其生长繁殖，对特异性致病菌有效，必须对引起牙周病的致病菌能产生控制效果；②性能稳定，不受口腔和菌斑中其他成分的影响，必须在存在细菌的牙周袋内达到有效的浓度；③不引起细菌的耐药性，对口腔组织和全身均无毒性，不引起机体的变态反应，不应有任何副作用产生。

药物使用的方法有全身应用及局部应用。

1. 抗菌药物的全身应用

（1）甲硝唑：抗厌氧菌感染药。对牙周病致病菌有明显的抑菌和杀菌作用，口服后可在唾液、龈沟液内达到较高而持久的有效浓度，对牙周炎有很好的疗效。口服每次200mg，每日3～4次，连服5～7日。

（2）替硝唑：较甲硝唑的疗效更高、半衰期长、疗程更短的抗厌氧菌药。口服首日顿服2g，此后每次1g，每日一次，连服3～4日。

（3）四环素：与牙周疾病密切相关的细菌都有效，特别对局限性侵袭性牙周炎的疗效好。它还能抑制胶原酶的活性，阻止胶原纤维的破坏，促进牙周新附着的形成。口服四环素后，龈沟液中的浓度是血药浓度的2～10倍。口服每次250mg，每日4次，连服2周。

（4）强力霉素：又名多西环素。半合成的长效四环素，抗菌谱和四环素相似，但抗菌作用比四环素强2～10倍。它对组织的穿透力较强，半衰期较长，所以用药剂量较小，该药还能控制牙周炎的活动期。强力霉素对伴放线杆菌有特殊的抑制效果，可用作预防和治疗侵袭性牙周炎。口服每次20mg，每日1次，3个月为一疗程；停药3个月后继续一个疗程。

（5）螺旋霉素：对革兰氏阳性菌抑菌力强，对革兰氏阴性菌也有一定的抑制作用。它能有效地抑制变形链球菌、黏性放线菌、产黑色素拟杆菌及螺旋体。对于急性炎症、牙周溢脓、出血者疗效优，可使出血停止，溢脓明显减少，炎症消除。药理检验表明，服药后龈沟液中浓度较血清浓度高10倍。在唾液、牙龈、牙槽骨中保留时间长，停药22～26天骨组织仍有药物存在。口服每次200mg，每日4次，连服5～7日。

（6）联合用药：即同时应用两种或两种以上的抗菌药物。牙周病是多种细菌的混合感染，临床上可采取抗菌药物的联合应用。联合用药时，要考虑药物之间的相互作用，配伍得当，可使药物间的协同作用得以发挥，有利于提高疗效。应注意避免产生药物间的拮抗作用。螺旋霉素与甲硝唑联合应用，具有协同作用。而青霉素与四环素联合应用，则会产生拮抗作用。

2. 抗菌药物的局部应用　能采用局部药物治疗者，应尽量减少全身用药。局部用药包括含漱、龈下冲洗、上药、烧灼等。在用药前，必须先进行龈上洁治、龈下刮治和咬合调整；用药时，必须隔湿，以免唾液稀释药液而降低疗效。一些药物还可加入牙膏中，有抑制菌斑形成的作用。常用局部药物的特点见表4-1。

表4-1　治疗牙周病的常用局部药物的特点

药物	抗菌能力	副作用	实用性	抗菌谱
氯己定	好	牙染色、异味	好	广谱
氯化物	一般	很少见	好	广谱
酚	一般	很少见	差	广谱
无机盐	差	少见	差	
四环素	好	少见	好	广谱
血根碱	好	少见	好	广谱
甲硝唑	好	少见	好	专性厌氧菌

（1）氯己定：又名洗必泰，化学名称为双氯苯双胍己烷，为广谱抗菌剂，对革兰氏阳性及阴性细菌和真菌都有较强的抗菌作用。临床上主要用于含漱及牙周袋的冲洗，也可加入牙膏中。漱口：0.12%～0.2%氯己定，每日2次，每次10mL，含漱1分钟；牙周冲洗

浓度为 0.12%～0.2%，但如牙周袋内有脓血的情况下其作用的发挥会受到一定的影响；氯己定缓释片，置入牙周袋内，能提高药物在局部长期维持有效的治疗浓度，增强疗效，减轻副作用。该药长期使用安全，不易产生耐药菌株。副作用小，主要副作用为味苦及长时间使用可使牙面、修复体或舌背上染色成棕黄色；有部分患者含漱后出现一过性味觉改变，故可在饭后及睡前使用；少数患者出现口腔黏膜上皮剥脱，口干及灼痛，停药后可消失。

（2）过氧化氢：是一种氧化剂，过氧化氢与组织、血液、脓液中的过氧化物酶接触后，立即释放出新生态氧，产生大量气泡，有清洗、止血、灭菌、除臭功能。含漱液浓度为 3%，对厌氧菌和螺旋体有良好抑制作用。用于超声波洁治前含漱 1 分钟，可大大减少洁治术时喷雾中细菌的数量，减少诊室环境的污染。3% 过氧化氢溶液冲洗牙周袋，可改变袋内的厌氧环境，抑制厌氧菌的生长繁殖。对治疗急性坏死性龈炎有较好的效果。

（3）碘制剂：碘伏刺激性小，是低毒安全的消毒剂，可用于脓肿引流后的牙周袋，有较好的消炎作用。碘甘油刺激性较小，有抑菌、消炎、收敛作用。牙周袋冲洗擦干后，将药液置入袋内。

（4）氟化亚锡（SnF_2）：是活性较高的抗菌剂，能抑制菌斑的形成。0.05% 或 0.1% 的 SnF_2 含漱能减轻牙龈炎症，可用于牙周病的防治。但 SnF_2 不稳定，应新鲜配制使用。

（5）米诺环素：常用 2% 米诺环素缓释剂软膏，可吸收。将软膏导入牙周袋深部，遇水变硬形成膜状，可在牙周袋内缓慢释放，并在较长时间内保持局部较高药物浓度。

（6）甲硝唑：25% 甲硝唑凝胶和甲硝唑药棒是临床常用的缓释剂。对牙周脓肿及深牙周袋的治疗效果良好，但牙周袋内有效药物浓度维持时间较短，约 2～3 日。

第四节　控制相关危险因素

去除与牙周病相关的不良因素，也是预防牙周病不可缺少的有效方法。

一、局部因素

（一）改善食物嵌塞

造成食物嵌塞的原因很多，要消除食物嵌塞，首先要找出原因，针对原因进行处理。垂直型食物嵌塞，𬌗面过度磨损、边缘嵴或溢出沟已磨平、外展隙变窄或有充填式牙尖存在，而邻面接触关系基本正常，一般可用选磨法磨改牙齿的外形来消除食物嵌塞。对邻接区不紧密而造成的食物嵌塞，可用充填术或冠的修复来消除食物嵌塞。若下颌第三磨牙近中倾斜面与第二磨牙之间有食物嵌塞时，应拔除第三磨牙；若上颌或下颌第三磨牙有一方缺牙而使相对牙伸长造成食物嵌塞者，应拔除伸长的牙；其他如多生牙、错位牙等与正常位置的牙间邻接区异常，均可发生食物嵌塞，也应拔除。青少年牙排列不齐或先天性牙列稀疏等原因造成食物嵌塞者，应作正畸矫治。食物嵌塞用磨改方法无法改善时，多可采取自我护理的方法，如餐后用牙线、牙签剔除或用间隙刷清除。

（二）调𬌗

调𬌗常采用选磨法调磨患牙的创伤性牙尖或边缘嵴，改善牙体外形，从而消除创伤，建立功能，恢复对牙周组织的生理性刺激，以维持牙周组织的健康。调𬌗适用于那些因𬌗干扰或早接触而引起了咬合创伤的病理改变者。调𬌗应在控制了龈炎和牙周炎之后进行。因为在炎症期牙可伸长或移位，当炎症消退后，患牙的位置和动度有所恢复，此时调𬌗更准确些。如果是因失牙过多而余留牙出现的创伤𬌗，则需要修复缺失牙。

（三）破除不良习惯

根据不同年龄，可采取说服教育，并适当应用矫治器，帮助儿童纠正不良习惯。口呼吸者如鼻道正常可在夜间用胶布交叉贴于幼儿口外，也可在唇部垫纱布2～3层，直到完全消除口呼吸为止；在换牙期，可用说服教育，并锻炼唇肌闭合，以消除之。由于其他疾病引起的口呼吸症状，要及时对症治疗。对于有吮指和咬唇习惯的婴幼儿，应注意辅助喂养的方法，勿使其饥饿。必要时可采用黏性苦味不损伤软组织的化学药物涂于指或唇部，或采用橡皮指套和金属指套以消除。对年龄大的儿童，可同时采用说服教育方法，必要时，可用阻断性矫治器如腭刺。由于舌系带过短或附着位置接近舌尖而引起的伸舌习惯，可及早外科手术治疗。不良咬物习惯者，应及时、反复、耐心教育。单侧咀嚼者应找出病因，如有病牙应及时治疗，改正咬合，并教育儿童养成双侧咀嚼的良好习惯。磨牙症者可查找病因，并加以去除，可制作𬌗垫矫治顽固性磨牙症，并定期复查。吸烟是牙周炎的危险因素，试验表明，在口腔健康教育中加入戒烟内容是减少患者吸烟、保护牙周健康的有效辅助措施。

（四）预防、矫治错𬌗畸形

错𬌗可造成菌斑滞留，咬合力不平衡，导致牙周组织损伤的发生和发展。因此，对错𬌗畸形进行预防和矫治是治疗和预防牙周病所必要的手段。预防错𬌗畸形包括：宣传教育，提高母亲的预防意识；促进正常发育，给予儿童有利于颌面部组织正常生长发育的食物；预防和治疗龋病，保持乳牙牙体完整；消除替牙障碍，及时拔除影响恒牙异位萌出的多生牙、滞留的乳牙等；及时发现和纠正口腔不良习惯，矫治已经发生的各种错𬌗畸形；定期检查，及时防治，以减少牙周病的发生。

二、全身因素

全身因素可影响牙周组织对局部因素的反应，对牙周组织的破坏程度和修复能力产生一定的影响。因此，除了控制局部刺激因素，提高机体的抵抗力是预防牙周病的另一重要因素。

1. 合理的营养可促进牙周组织的代谢和生理性修复。在日常食谱中要注意各种营养物质的补充，如蛋白质、维生素C及钙、磷等。

2. 消除精神紧张因素，锻炼身体，积极治疗全身性疾病，加强个人口腔卫生，提高牙周组织的抗病能力。

3. 积极治疗和控制与牙周病发生有关的全身性疾病，如内分泌紊乱、糖尿病、营养代谢性疾病、血液病及遗传性疾病等。

4. 加强对高危人群的监测。青春期和妊娠期是牙周病，特别是牙龈炎发生的高危期，除了积极调整内分泌平衡，特别要注意对高危人群的专业性口腔卫生护理，定期进行口腔检查，进行常规的牙周冲洗和洁治，同时加强个人的家庭口腔卫生护理，避免细菌及其毒性物质对牙龈组织的侵袭。

综上所述，牙周病的预防必须采取自我口腔保健与专业性防治相结合的综合性措施，才能消除引起牙周病的始动因子——菌斑微生物及其毒性物质,控制其他局部因素对牙周组织的影响,提高宿主的抗病能力,降低牙周组织对疾病的易感性。

第五节 自我口腔保健方法

自我口腔保健在预防口腔疾病和维护口腔健康中的地位非常重要。漱口、刷牙、使用牙线、牙签、牙间隙刷等机械方法是去除牙菌斑、清洁牙面、保持口腔卫生的重要措施。

一、漱口

漱口是利用液体含漱从而清洁口腔的方法。通过漱口可清除食物残渣和部分松动的软垢,以及口腔内容易借助含漱力量而被清除的污物和异味。口腔内有感染,根据临床医师的处方和推荐,应用加入一定药物的漱口剂含漱,帮助减少口腔内致病微生物或抑制细菌的繁殖生长,起到一定的辅助治疗作用。但漱口不能替代刷牙对菌斑的机械清洁作用,只能作为日常口腔护理辅助手段。

(一)漱口方法

漱口时将少量漱口液含入口内,紧闭嘴唇,上下牙稍微张开,使液体通过牙间隙区,轻轻加压,然后鼓动两颊及唇部,使溶液能在口腔内充分地接触牙面、牙龈及黏膜表面,同时运动舌,使漱口水能自由地接触牙面与牙间隙区。利用水力前后左右,反复几次冲洗滞留在口腔各处的碎屑和食物残渣,然后将漱口水吐出。

(二)漱口液的作用及种类

1. 防龋作用 含氟漱口液,如 0.05%～0.2% 氟化钠含漱液,每天或每周使用,能够减少儿童龋和老年人根面龋的发生。对于龋高危人群效果明显。

2. 抑菌作用 0.12%～0.2% 氯己定为广谱抗菌剂,能有效防止牙菌斑形成,对治疗牙龈炎效果较好。由于它能在口腔黏膜及牙面滞留,漱口后可保持数小时之久;另外,在手术后使用 0.12%～0.2% 氯己定,能有效地防止感染,促进伤口愈合。但长期使用可使牙齿及黏膜着色。

3. 止痛作用 含有 0.5% 普鲁卡因的漱口液对于口腔溃疡等引发的疼痛有止痛作用。

(三)使用漱口液的注意事项

1. 通常为饭后漱口,可清除食物碎屑,清新口气,每次含漱 5～10mL。口腔黏膜溃疡,或牙周洁治和牙周手术前后,用药物漱口液 5mL 含漱 1 分钟,每小时含漱 1～2 次。

2. 药物漱口液不能用做长期漱口。一般用于牙龈炎洁治术、牙周手术及其他口腔手术后,口腔疾患痊愈后,就应停止使用,以免引起口腔内正常菌群失调和产生抗药性。

二、刷牙

刷牙是自我维护口腔健康的常用手段,通过正确的刷牙,能有效去除牙面上的菌斑和软垢,并借助牙刷刷毛的按摩作用,促进牙龈组织的血液循环,促进牙龈上皮的角化程度,从而提高牙龈对有害刺激因子的抵抗力,增强牙周组织防御能力,维护牙龈健康。大量研究证实,每天坚持用正确方法刷牙,可有效自我控制牙菌斑,减少牙龈炎的发生。

（一）牙刷

牙刷是刷牙必不可少的工具。牙刷必须能够去除牙垢和牙菌斑，并对牙龈进行生理按摩。由于使用牙刷者的年龄和口腔的具体情况不同，故牙刷的设计也不一样。如：儿童和成年人使用的牙刷大小不同，牙周组织的健康状况不同，使用的牙刷刷毛的软硬程度要有一定区别。每个人应选择适合自己的牙刷，以便更好地保持口腔卫生，增进口腔健康。

1. 牙刷的设计 牙刷可分为普通型与特异型二大类。普通型牙刷以直柄为宜，刷毛软硬适度，排列平齐，毛束排数不宜过多，一般为 10～12 束长，3～4 排宽，各束之间要有一定的间距（图 4-4）。特异型牙刷是为了适应口腔的特殊情况和特殊目的而设计的，刷毛的排列形式各有不同，包括平面形、波浪形、半球形、中凹形等（图 4-5），刷柄设计可有一定的曲度，且弯曲的形式和方向也有差异。

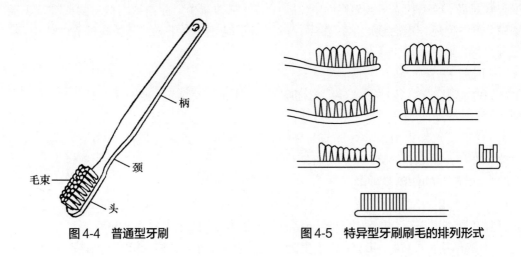

图 4-4 普通型牙刷   图 4-5 特异型牙刷刷毛的排列形式

根据我国人群的口腔情况，2013 年中国国家标准化委员会等多个部门联合制定了我国牙刷的设计标准（表 4-2）。

表 4-2 我国牙刷的设计标准

项目	儿童牙刷 （14 岁及以下儿童使用）	成人
牙刷全长 /mm	110.0～180.0	≥150.0
刷头长度 /mm	≤29.0	≤42.0
刷头宽度 /mm	≤11.0	≤14.0
毛束高度 /mm	7.0～11.0	8.0～13.0
毛束排列 /mm	整齐、顺直，毛束空满适宜	整齐、顺直，毛束空满适宜
刷毛直径 /mm	≤0.18	≤0.35
刷毛尖端 / 根	圆钝形	圆钝形
毛束强度	软毛	（软、中、硬）毛

（1）刷毛：理想的刷毛可以清洁牙齿，按摩牙龈，应具有适当弹性及硬度、表面光滑、不易吸收水分，容易洗涤及干燥，无臭无味。刷毛端应磨成呈圆钝形，整齐、顺直，毛束空满适宜。目前，国内外市场上尼龙丝毛牙刷较为普遍。用尼龙丝制成的刷毛，有不同直径和硬度多种规格，能更长地保持较好的硬度和弹性，耐磨、干得快，易保持清洁。质地细软耐磨而富有弹性，可进入邻间隙及龈沟，便于清除邻面及龈下菌斑。但遇到高温形成卷毛后，不能再使用。

刷毛有软、中、硬三种。从清洁作用来说，硬毛牙刷清除菌斑和牙垢的作用较好，但对牙齿的磨损作用和牙龈的损伤也较大；软毛牙刷柔韧易弯曲，并能进入龈缘下和邻面间隙清除菌斑，但对厚的菌斑不能完全去除。目前已普遍使用中、软毛牙刷，牙刷刷毛的硬度与其直径成正比，与长度成反比。可根据不同的情况选择适宜的牙刷。

（2）刷头大小：成人牙刷刷头较大，少儿牙刷刷头较小。牙刷刷头大小应根据不同年龄阶段口腔特点，设计成便于进入口腔内清洁最后一颗牙齿为宜。

（3）刷头形状：传统的牙刷刷头是长方形或长圆形，新型牙刷刷头的设计样式较多，如钻石形、椭圆形、圆形等。刷头设计应考虑到能否深入口内清洁难刷部位。

（4）刷柄的设计：目前多用塑料制品。刷柄应有足够硬度、强度，能负担刷牙时使用的力量，并不易弯曲与折断，防潮，不吸收水分，容易干燥。刷柄应有适当的长度与宽度，便于握持，不易滑脱或转动。

2. 牙刷的种类

（1）普通牙刷：一般指手动的成人（儿童）植毛牙刷（如上所述）。

（2）特异型牙刷：由于特异型牙刷刷毛排列成不同形式，故适用于口腔情况特殊者。

如戴固定矫治器者可选用刷毛毛束排列成 V 形的牙刷（图 4-6）。

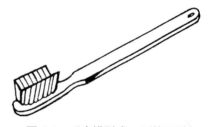

图 4-6　毛束排列成 V 形的牙刷

（3）新型牙刷：随着科学的发展，20 世纪 80 年代以来，国内外还设计了具有特殊功能的牙刷。

指套牙刷：如对刚刚长牙的婴儿设计了指套式乳胶柔软牙刷，套在拇指或示指上，以指代柄，凭手的感觉，刷牙刷得更细致。由母亲、保育员带在示指上就可以给婴儿刷牙（详见本书第七章）。

喷头式牙刷：由喷头、水压结构、水和牙膏混合装置 3 个部分组成，喷头喷出的细水流清除牙缝隙里的食物残渣，同时也起着按摩牙龈的作用。

喷雾牙刷：由气压压缩而喷出雾状液体的牙刷，可以按摩牙龈组织，起到冲除牙齿沟隙污物的保洁作用。

音乐牙刷：用这种牙刷的时候，能发出美妙的乐曲声，而且横着刷时，乐曲就不响了。可通过有趣的游戏方式教给儿童正确的刷牙方法。

弯毛牙刷：这种牙刷两外侧的毛长而向内弯曲，中间一排毛短而直，刷牙时外侧的两排长毛总能包住整个牙齿，因此刷牙时只需做简单的水平运动，就能达到良好的洁齿效果（图 4-7）。

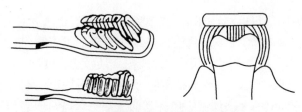

图4-7　弯毛牙刷及其刷洗时模式图

　　此外，还有含牙膏牙刷、液压牙刷，电磁牙刷(半导体牙刷、电离子牙刷、电子牙刷、磁性磨毛保健牙刷)等。

　　(4)电动牙刷：多采用单向转动、相对转动、左右摆动和钟摆式旋转等运动形式。也有的将几种运动形式相结合的，如钟摆式旋转加上脉冲式震动，形成三维运动形式。充电型电动牙刷的运动频率已达到每分钟几千次的转动和几万次的震动。且电动牙刷也越来越智能化，如通过内部的芯片连同无线传输技术实现多种刷牙模式的转换、刷牙时间和刷牙压力的提醒等(图4-8)。

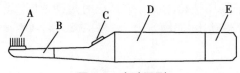

图4-8　电动牙刷

A.刷毛　B.刷柄　C.开关　D.机壳(内有电机、高能电池)　E.尾盖(内有充电极)

　　电动牙刷普遍采用干电池或充电电池驱动，使用方便。随着技术的进步，电动牙刷刷头的设计也得以不断改进，除了更好地清洁牙菌斑效果，电动牙刷还具有更好地清洁色素沉着的功效。临床研究表明，采用抛光杯设计的电动牙刷刷头结合左右转动使电动牙刷能够更加有效地去除外源性色素沉着。

　　对手动刷牙无法达到理想效果的患者应该鼓励选择电动牙刷以提高刷牙效率，保证口腔清洁效果。

　　3.牙刷的选择　牙刷的种类繁多，均有各自特点，选择牙刷时，应熟悉自己的口腔健康状况，尤其是牙齿的排列情况，牙龈与牙周的健康状况选择大小、形状、刷毛软硬适度的牙刷，采用适合自己情况的刷牙方法。

　　(1)刷头要适合口腔的大小，在口腔里转动灵活。

　　(2)刷毛应具有一定的弹性和硬度，不宜过硬或过软，刷毛末端充分磨圆钝，以便于刷洗牙面和牙缝中的污物，对牙龈和牙齿没有损伤。

　　(3)毛束间要有适当的距离，便于保持牙刷的洁净。

　　(4)刷牙方法不正确或不勤的人，可选择电动牙刷弥补不足，有残疾的患者，选用电动牙刷更有效。

　　(5)牙周病患者，戴固定修复体或正畸矫治器的患者均应在口腔医师的指导下选择牙刷。

　　(6)对于舌苔多的人可选择带有舌苔清洁器的牙刷，能帮助清除舌苔，可减轻和预防口臭。

（7）牙刷刷柄应根据手大小选择易把握的牙刷。

（8）儿童在不同年龄段，因根据其口腔解剖的不同特点，有针对性地选择儿童牙刷。①0～6个月：牙齿未萌出阶段，可以选择指套牙刷由父母给婴儿进行口腔清洁及牙龈按摩；②6个月～2岁：乳牙萌出阶段，选用宽柄软毛的儿童牙刷，利于成人握持，可清洁牙面，刷头周围最好是软胶；③2～4岁：乳牙阶段，儿童开始学着自己刷牙，可选择小头软毛牙刷，手柄卡通设计要能够引起孩子的刷牙兴趣；④5～7岁的儿童开始萌出第一恒磨牙，所以应该使用末端刷毛长的牙刷，便于清洁萌出过程中的第一恒磨牙；⑤8岁以上的儿童处于混合牙列时期，口腔清洁难度加大，可选择交叉刷毛和末端动力刷毛的牙刷。

4. 牙刷的保管　牙刷是人们清除口腔内牙菌斑及食物残渣，洁齿防龋的用品，如果保护不当，使用被细菌污染的牙刷就会导致细菌的传播。因此，每次刷完牙后，要用清水反复冲洗牙刷，并将刷毛上的水分甩干，然后将牙刷头向上放入漱口杯中或悬挂于通风且有日光之处干燥。不应将牙刷放在密闭的牙刷盒中或刷头倒置于漱口杯内，否则牙刷毛不易干燥，易致细菌的滋生繁殖。

牙刷应每人一把，以防止疾病交叉感染。对于集体生活的儿童，应该有专人负责儿童牙刷的清洁工作。

尼龙刷毛受热可弯曲变形，不能浸泡在沸水中。牙刷用旧后刷毛变形卷曲不仅失去清洁作用，还会擦伤牙龈，一般应2～3个月更换一把新牙刷。

（二）洁牙剂及其作用

洁牙剂是刷牙的辅助用品，洁牙剂按剂型有粉状、液状和膏状。粉状和液状制剂目前均已很少使用。膏状的洁牙剂即牙膏，性能较稳定，摩擦效果较好，刷牙时使用牙膏可增强洁净牙齿的效果，目前被广泛使用。

牙膏是刷牙的辅助用品，使用牙膏刷牙可起到增强摩擦作用以更有效地去除菌斑、清洁抛光牙面、使口腔清爽等作用。目前我国使用的牙膏可以分为普通牙膏、功效牙膏两大类。

1. 牙膏的组成　牙膏的成分主要包括摩擦剂、洁净剂、润湿剂、胶粘剂、防腐剂、芳香剂和水（表4-3）。

表4-3　普通牙膏的基本成分、含量和作用

组成	成分	百分比/%	作用
摩擦剂	碳酸钙、磷酸二氢钙、不溶性偏磷酸钠、焦磷酸钙等	20～60	去除菌斑、色素、食物残屑、磨光，使牙面光洁
洁净剂（表面活化剂）	十二烷基硫酸钠	1～2	降低表面张力，增进洁净效果，浸松牙面附着物，使残屑乳化和悬浮，发泡利于除去食物残屑
润湿剂	甘油、山梨醇、丙二醇	20～40	维持一定的湿度使成膏状，防止在空气中脱水，延迟变干
胶粘剂	藻酸盐、合成纤维素衍生物	1～2	稳定膏体，避免水分同固相成分分层
芳香剂	薄荷、薄荷油等	2～3	味道清新、爽口、减轻口臭
防腐剂	乙醇、苯甲酸盐、二氯化酚	3	防止膏体变质，膏体硬化
水	蒸馏水	20～40	作为溶媒

（1）摩擦剂：在牙膏中含量最多，用以加强洁牙剂的摩擦作用，而达到去污及磨光牙面之功效。摩擦剂的质量是辨别牙膏质量的主要依据，摩擦剂要有一定的摩擦作用，但又不损伤牙面及牙周组织，能防止色素沉着。常用的摩擦剂有碳酸钙、磷酸二氢钙、不溶性偏磷酸钠、焦磷酸钙等。

（2）洁净剂：又称发泡剂或表面活性剂。具有降低表面张力的作用，能穿透并松解牙面沉积物，乳化软垢，有利于加强刷牙的机械去污力。此外，洁净剂有发泡作用，可在刷牙时产生泡沫。常用的洁净剂有十二醇硫磺钠、脂肪硫酸钠等。

（3）润湿剂：用于保持洁牙剂的湿润性，防止膏体接触空气而硬化并使剂型保持稳定。常用的有甘油、山梨醇和丙烷二醇等。

（4）胶粘剂：用于防止膏体在储存期间固体与液体成分分离，保持均质性。常用有机亲水胶体，如羧甲基纤维素钠等。

（5）芳香剂：采用各种香精和无致龋性甜味剂加入牙膏中，使刷牙者感到爽口，舒适、消除口臭，提高刷牙兴趣。

（6）防腐剂：用于防止细菌生长膏体变质。常用的有乙醇、苯甲酸盐、二氯化酚等。

2．牙膏的作用

（1）增加刷牙的去污作用：由于牙膏中含有摩擦剂和洁净剂，刷牙时牙面的污物更容易被洗刷掉。

（2）帮助消除口臭：牙膏既有助于去污，又含有芳香剂，可以帮助消除部分口臭，使之爽口舒适。

（3）提高刷牙兴趣：牙膏中加入芳香物质和甘甜物质，有助于提高人群特别是儿童对刷牙的兴趣。

（4）抑菌灭菌能力：牙膏中加入某些药物，如氯己定、氟化钠、氯化锶等，有抑菌、灭菌、消除菌斑，防止龋坏，预防口腔疾病的作用。

（5）美观作用：通过牙膏的清洁、抛光作用，可以保持牙面清洁、美观。

3．功效牙膏　功效牙膏是指除了普通牙膏清洁口腔的功能以外，还具有预防或治疗某些口腔疾病的牙膏。包括：防龋、防牙龈炎、消炎抗菌、止血、抗过敏、美白等等。功效牙膏必须具备下列要求：①具有抗菌和增强牙釉质抗酸力的作用；②使用安全有效，无毒、无副作用；③与膏体成分有良好的相容性。目前功效牙膏已在全世界广泛应用，在欧美等国家功效牙膏的产量占牙膏生产总量的90%，我国市场上功效牙膏的销售量也占牙膏总销售量的80%以上。常见的功效牙膏的种类有以下几种：

（1）含氟牙膏：最常见的功效牙膏，主要用于防龋。我国在20世纪70年代后期开始将氟化物牙膏投入市场。2009年2月1日起，我国实施新的牙膏强制性国家标准。标准规定，成人含氟牙膏的氟含量在0.05%～0.15%之间，儿童含氟牙膏的氟含量在0.05%～0.11%之间。含氟牙膏须注明氟添加量，儿童含氟牙膏还须标明警示性文字。

关于氟化物牙膏对牙周病是否有预防作用，目前研究较少，但由于用氟化物牙膏刷牙可消除菌斑或抑制菌斑中的细菌生长繁殖，因此对减少牙石的形成和促进牙周组织健康应具有一定的作用。换言之，氟化物牙膏对预防牙周病应有积极意义。

（2）氯己定牙膏：氯己定是一种广谱抗菌剂，广泛用于口腔保健，是目前减少菌斑和龈炎的最有效的制剂。氯己定能与唾液蛋白结合，使牙面吸附的蛋白减少，同时也与细菌细胞外多糖黏合，从而共同影响细菌菌斑的形成。目前，氯己定已广泛用于牙周病和龋病的预防，并收到良好的效果，其不足是长期使用可使牙面染色。

（3）抗牙本质敏感牙膏：目前市面上主要有两种缓解牙本质敏感机制的牙膏。一类作用于神经细胞外部，通过去极化抑制神经疼痛信号传导而减轻外部刺激带来的痛觉，如硝酸钾和氯化钾。大多数含钾牙膏都被要求标识，除非医师建议，否则不要连续使用超过4周。因为钾离子会使痛觉神经麻木，可能会延误其他口腔问题的发现和治疗。另一类抗牙本质敏感牙膏是通过堵塞暴露的牙本质小管口，阻隔外界刺激而减轻牙本质敏感，如氟化亚锡、乙酸锶、磷硅酸钙钠等。牙膏通过刷牙或按摩能在暴露的牙本质表面形成沉淀物封闭开放的牙本质小管，阻隔外界冷热酸甜的刺激，从而减轻敏感症状。同时形成保护层避免日常饮食导致的牙本质敏感复发。

（4）中药牙膏：中药牙膏的品种较多，有防治龋病、牙周病及牙本质脱敏等作用。但有些尚缺乏可靠的药效鉴定和临床观察，药理作用也不够明确，有待进一步研究。

如上所述，利用功效牙膏来预防龋病和牙周病应该是很理想的途径，但目前由于下列原因，功效牙膏的应用还存在某些缺陷：其一，任何药物都需作用一定时间、具有一定的剂量方能达到防病治病的功效，为了避免刺激口腔软组织，牙膏中含有的抑菌药物剂量小，刷牙中水的冲洗及牙膏在口腔中停留时间短暂，受到唾液的稀释，其浓度大为降低，达不到理想要求的药物浓度和作用时间，难以达到理想杀菌目的。其二，牙膏中药物常因储存时间过久而使药效有所减弱，有效药品又常因带异味而不适宜加入牙膏中。其三，口腔内寄生的大量微生物维持着口腔生态系统的稳定，如果盲目长期滥用药物牙膏，会干扰口腔生态平衡，导致菌群失调或产生耐药性，甚至导致疾病。因此，选择使用药物牙膏时，应几种交替使用，以免口腔中的细菌产生耐药性。

4. 牙膏的用量　成人每次刷牙使用的牙膏剂量为1g（长度约1cm）。儿童在3岁之前不建议使用含氟牙膏，以免误吞。6岁以下儿童使用含氟牙膏刷牙时，每次使用剂量为0.5g（长度约0.5cm）。

（三）刷牙方法

刷牙方法不正确，不但达不到刷牙目的，反会引起各种不良后果。引起的软组织损伤，最常见的是牙龈退缩，并由此而引起的牙本质过敏症。导致牙齿硬组织损伤多为磨损及颈部楔状缺损。此外，由于一般人对刷牙的作用认识不足，大都忽略对牙龈按摩的作用。因此，掌握基本的、正确的刷牙方法是清除牙菌斑，维护牙及牙周组织健康的一项重要措施。

目前提倡的大多数刷牙方法中都包括有旋转、拂刷与颤动三种基本动作。这些基本动作有助于使牙刷刷毛到达每个牙面或牙龈部位，以轻柔的压力摩擦牙菌斑使其从牙面松脱，还可通过拂刷与擦洗达到清除牙菌斑和按摩牙龈的作用。通过适当的练习，这些刷牙方法一般都可以达到较好的效果。目前，国际上最受推荐的是巴氏刷牙法。

1. 巴氏刷牙法　又称水平颤动法（图4-9）。

选择软毛牙刷，将刷毛与牙长轴呈45°角指向根尖方向（上颌牙向上，下颌牙向下），按压龈－牙交界区，使刷毛一部分进入龈沟，一部分铺于龈缘上，并尽可能伸入邻间隙内，用轻柔的压力，使刷毛在原位做前后方向短距离的水平颤动10次。颤动时牙刷移动仅约1mm，每次刷2～3个牙。在将牙刷移到下一组牙时，注意重叠放置（图4-10）。

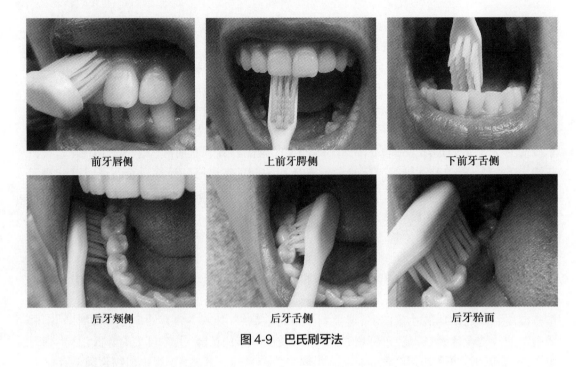

前牙唇侧　　　　　　　上前牙腭侧　　　　　　　下前牙舌侧

后牙颊侧　　　　　　　后牙舌侧　　　　　　　后牙𬌗面

图4-9　巴氏刷牙法

刷前牙舌腭时，将牙刷竖放，牙刷毛进入龈沟及邻间隙约呈45°角，对着牙长轴做短颤动。𬌗面的刷牙动作是将刷毛紧压𬌗面，使毛端深入点隙，做前后牙方向的颤动。

这种方法由于清洁能力较强，克服了拉锯式的横刷法的缺点，而变为短横刷，能有效地除去颈部及龈沟内的牙垢和菌斑，按摩牙龈，还可避免造成牙颈部楔状缺损及牙龈退缩。

在上述刷牙方法熟练的基础上，可以综合其他刷牙方法，如先做水平颤动法，再做几下垂直颤动的拂刷动作，效果更好。

2. Fones刷牙法　又称圆弧法（图4-11），这种方法最易为年幼儿童学习理解和掌握。

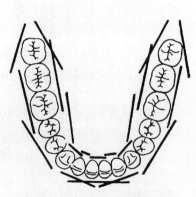

图4-10　牙刷刷牙位置的设定

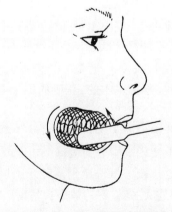

图4-11　Fones刷牙法（圆弧法）

刷牙要领是在闭颌下，将软毛牙刷放入颊间隙，刷毛轻度接触上颌最后磨牙的牙龈区，用较快、较宽的圆弧形动作，较轻的压力从上颌牙龈拖拉至下颌牙龈，逐渐向近中移动。前牙切端对切端接触，做连续的圆弧形颤动，舌侧面与腭侧面需往返颤动，由上颌牙弓到下颌牙弓。

3. 旋转刷牙法 又称竖刷法,选用中等硬毛牙刷,刷毛 2~3 排。刷唇、颊和后牙的舌、腭面时,将刷毛置于牙槽黏膜上,呈 45°角。刷毛指向根尖方向,刷毛端的一部分紧贴牙面,一部分紧贴牙龈,轻压刷毛一侧,使刷毛屈曲,即上牙往下刷,下牙往上刷(图 4-12)。拂刷动作要慢一些,使部分刷毛到达邻间隙,利于清除邻面菌斑。刷前牙舌、腭侧时,可将牙刷的前端毛束部分压在牙龈上,顺着牙间隙向切缘拂刷。刷殆面时,将刷毛放在殆面上前后来回做小环形旋转运动。各部位可重复刷牙动作 10 次左右。

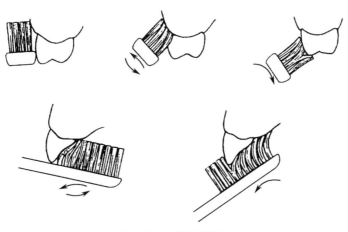

图 4-12 旋转刷牙法

这种刷牙方法操作简便,易于掌握,更适用于牙龈退缩者。它对去除菌斑和软垢有效,对牙龈有良好的刺激,能增进牙龈的健康。

4. 垂直颤动法 又称上下刷牙法,是一种顺着牙间隙上下垂直颤动拂刷,比较符合口腔保健要求的刷牙方法。它在旋转刷牙的基础上结合颤动动作来完成刷牙过程。

刷唇、颊和后牙的舌、腭面时,将刷毛与牙的长轴平行,刷毛指向牙龈方向,紧贴牙龈和牙面。在上、下牙拂刷前,轻压刷毛一侧,使刷毛屈曲呈 45°角,做轻柔的垂直颤动。然后转动刷柄,使刷毛由龈方至冠方顺着牙面和牙间隙做柔和的拂刷和剔的动作刷洗。

刷前牙的舌、腭侧用旋转拂刷法。刷殆面时,将牙刷毛压于殆面,前后来回刷。各部位可重复刷牙动作 10 次左右。

5. 生理刷牙法 又称 Smith 法,将牙刷刷毛与牙面接触,刷毛顶端指向冠方,然后沿牙面向牙龈轻微拂刷,类似咀嚼纤维性食物对牙面的摩擦动作(图 4-13)。

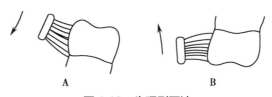

A   B

图 4-13 生理刷牙法

这种方法能清洁牙面,对牙龈组织可产生生理性刺激作用,刺激牙龈组织的血液循环,增进牙周组织健康。一般适用于口腔健康状况基本正常者。

6. 刷牙的基本要领

（1）辨认菌斑的附着部位是取得刷牙效果非常重要的环节。

（2）刷毛紧贴牙面，尤其是牙齿的邻接面和最后磨牙的远中面，是最易堆积菌斑的部位。可从一个方向或从不同的方向、角度，尽量把刷毛伸进并与最后磨牙远中牙面紧贴，才可能对它做清刷。

（3）口腔结构较复杂，仅用一种刷牙方法是难以去净口内菌斑的。可用纵向、横向、旋转等基本刷牙动作相互结合进行口腔清洁。

（4）刷牙所用的力量要适宜，力量过大可增加牙齿与牙龈损伤的机会。

7. 刷牙的顺序　将口腔分为上下左右四个大区，每个大区又可分为唇颊面、舌腭面、牙合面三个小区，按照一定次序系统刷牙，以免遗漏，每个小区必须重复洗刷。

8. 刷牙的次数和时间　刷牙次数以能彻底控制菌斑和牙垢为度，每天至少刷牙 2 次。晚上睡前刷牙特别重要，因为细菌易于在黑暗温暖与湿润的口腔环境中生长繁殖，夜间睡眠时咀嚼、语言等活动停止，唾液分泌减少，细菌更容易繁殖滋生，故应广泛宣传和强调睡前刷牙的重要性。养成"早晚刷牙，饭后漱口"的好习惯。要特别注意刷牙质量，若刷牙时间不够，也不足以彻底将菌斑去除。刷牙时，每个牙面至少刷 5～10 次，每次刷牙时间不少于 3 分钟。

三、牙线

牙线是用来清洁牙齿邻面最有效的洁牙工具，可去除 80% 的邻面菌斑从而显著降低龋患及预防牙周病。使用牙线是一级预防中的特殊性防护措施。牙线多用尼龙线、丝线、涤纶线或上蜡的棉线制成，采用 30 支至 75 支结实而光滑的线。线的纤维松散，不捻搓在一起，以便使用时纤维可扁平状排列开，容易通过牙间隙接触紧密的区域。它能方便地到达刷牙、漱口及剔牙都难以到达的狭窄牙缝，有效去除牙缝间的食物残渣、牙菌斑及软牙垢，彻底清洁牙齿，而且可以不损伤牙龈，安全可靠。

（一）牙线的种类

1. 含不同涂物的牙线　涂上蜡的牙线比较润滑，易滑进牙缝；含薄荷味牙线让使用者感觉清新；含氟化物牙线可增强牙齿邻面防龋能力。

2. 不同线身形状的牙线　扁平牙线可增加牙线与牙齿的接触面，提高清洁能力；弹性牙线质地像海绵，比较柔软；圆形牙线比较细。

3. 特效牙线　分为较硬部分、纤维部分和普通牙线部分。较硬部分能让牙线较易穿入牙齿与固定矫齿器之间的位置，或穿入桥体底部；纤维部分用于清洁戴上矫齿器的牙齿、牙缝较宽阔的部位或桥体底部；普通牙线部分用于清除牙齿邻面部位。

4. 牙线架　牙线架是一种辅助使用牙线的工具，适合家长帮助孩子或有特殊需要人士清洁牙齿邻面时使用。牙线架的形状有刀形、Y 形、U 形（图 4-14），在清洁牙齿的效能上并无区别。每次使用后须安装新牙线。牙线需要拉紧，这样才能有效地清洁牙齿邻面。使用刀形的牙线架在清洁后牙时须拉开口角。牙线架的手柄长短不

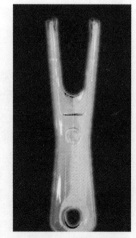

图 4-14　牙线架

一,但长柄牙线架较易握持,故家长或护理人员宜选择较长手柄的牙线架。

5. 牙线棒 又称牙线签(图4-15)。一次性牙线棒体积小,携带方便,卫生。不足之处有:采用的材料较柔软且细小,不易把握;一次性使用,成本高;线太短,不及循环使用的牙线架线段长(图4-16)。

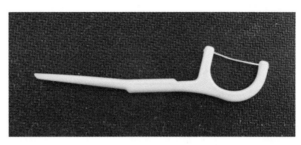

图4-15 牙线棒

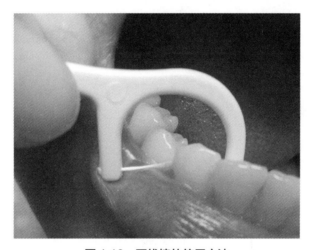

图4-16 牙线棒的使用方法

(二)使用牙线的具体方法

1. 取40cm长牙线1根,两端缠绕在双手中指上,间距约15cm(图4-17)。

2. 用双手的示指或拇指将线圈绷紧,将此段牙线轻轻从邻面通过两牙之间的接触点。

3. 清洁右上后牙间隙时,用右手拇指及左手示指将线绷紧,使牙线通过接触区进入牙间隙中,将牙线紧贴一侧牙面的颈部,并呈C形包绕牙面,使牙线与牙面接触面积较大。

4. 将牙线做颊舌向和𬌗龈向的来回及上下移动,使牙线在牙颈部牙面上刮动,并进入龈缘以下,以清除邻面牙菌斑及龈缘下的菌斑。每个邻面重复4~6次,随即将牙线包绕该牙间隙中的另一侧牙面,重复步骤4。注意手的适当姿势,拇指在牙齿的外面,协助将面颊牵开。

5. 将牙线从该邻间隙取出,放入相邻的牙间隙中,重复步骤3~4。

6. 清洁左上后牙间隙时,转为左手拇指和右手示指执线,方法同上。

如此依次逐个将全口牙齿的邻面菌斑彻底清除。每清除完一个区域的菌斑后,以清水漱口,以漱净被刮下的菌斑,并用流水清洗牙线上的菌斑。

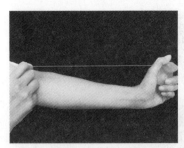
取40cm长牙线一根

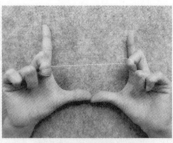
将牙线两端缠绕在双手
中指上，留中间15cm长

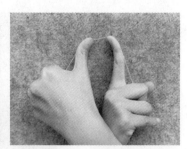
用拇指、示指紧绷牙线

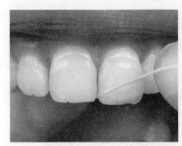
牙线通过上前牙邻间隙

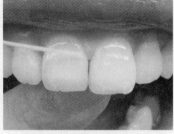
牙线将右上中切牙近中面包
住，上下移动剔刮近中面

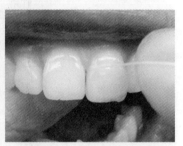
牙线将左上中切牙近中面包
住，上下移动剔刮近中面

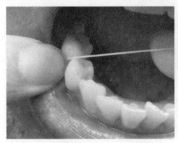
牙线通过下后牙邻间隙

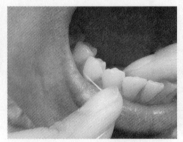
牙线将右下第一前磨牙远中面包
住，上下移动剔刮牙面

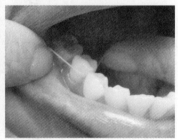
牙线将右下第二前磨牙近中面
包住，上下移动剔刮牙面

图4-17　牙线的使用方法

　　牙线对清除邻面的菌斑和垂直型食物嵌塞很有效，尤其对牙间乳头无明显退缩的牙间隙最为适用。

　　（三）使用牙线的注意事项

　　1. 两指控制牙线的距离应超过3.5cm的距离。

　　2. 不要强行用力将线压入牙间隙，有紧而通不过的感觉时，可在牙齿接触面处用拉锯式的前后移动，轻柔地让线滑入间隙。

　　3. 牙线可移到牙龈沟底以清洁龈沟区，但不能进入牙龈组织，以免引起牙龈不适、疼痛或出血。

　　4. 使用时尽可能与牙面接触面积大些，做上下刮动。用两手指将牙线在每侧牙面上刮4～6次，直到牙面发出"吱吱"声，牙面清洁为止。

　　5. 当牙线磨损或污染时，可转动中指，更换另一段完好的牙线来继续使用。

　　6. 开始用牙线，可能手指笨拙，花费时间多。随着不断练习，会增加熟练程度和提高效果。

四、牙签

牙签是用来剔除嵌塞在牙间隙内的食物碎屑及牙邻面菌斑的小工具，使用牙签可作为辅助刷牙的一种洁齿方法，也属于一级预防中的特殊性防护措施。牙签使用恰当，不仅可以清洁牙间隙，还有按摩牙龈的作用。对于牙间乳头退缩或牙间隙增大的情况下，可用牙签来清洁邻面菌斑和牙根分叉区。

目前使用的牙签有塑料、木制、竹制多种类型。牙签必须纤细光滑，尖端圆钝而薄，其横断面应呈扁圆形或三角楔形（图4-18），易进入牙间隙，质硬而不易折断，以减少剔牙时的损伤。剔牙时牙签能柔和地摩擦根面，剔刮菌斑。用牙签携带氟化物清洁邻面可达到较高的氟浓度，减少邻面龋的发生。含氟牙签可快速释放氟化物，是居家防龋较好的保健产品，但亦应注意防止因此而误摄入过多的氟化物。

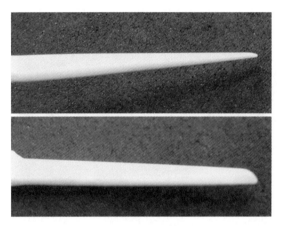

图4-18　牙签

（一）牙签的使用方法

应将牙签的头朝着牙齿的殆面方向，抵在牙齿的颊面上，以45°角滑行到牙缝内，顺着牙缝剔，上牙向下外侧剔拨，下牙向上外侧剔拨，如遇纤维食物嵌塞时亦可做颊、舌侧穿刺动作来剔除（图4-19）。

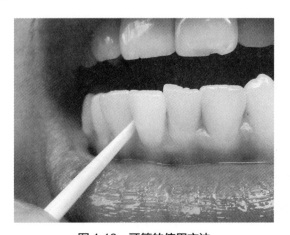

图4-19　牙签的使用方法

（二）使用牙签的注意事项

1. 使用牙签时，压力不可过大，以免造成牙龈损伤。牙签尖端不可垂直插进牙间隙之间，以免刺伤软组织，引起局部感染。长期损伤可致牙间牙龈组织发生退缩，牙间隙增大而加重食物嵌塞。

2. 勿损伤牙龈和强行进入无牙龈乳头退缩处。对于无牙龈乳头退缩者，不宜使用牙签。

五、牙间刷

牙间刷（图 4-20）分刷毛和持柄两部分。刷毛插在持柄上，可经常更换。根据清洁区域不同，刷毛与刷柄成直型或成角度型。刷毛的形状大小不等，有瓶刷式和锥形的单束毛式。牙间刷适用于清除牙龈乳头丧失的邻间区，以及暴露的根分叉和排列不整齐的牙邻面。特别是对去除牙邻面颈部凹陷处和根面上附着的菌斑，效果优于牙签或牙线。还可用于清洁矫治器、固定修复体、种植牙、牙周夹板、缺隙保持器以及其他常用牙刷难以到达的部位。

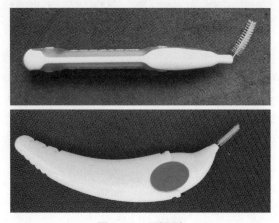

图 4-20　牙间刷

（一）牙间刷的使用方法

根据齿缝大小选择合适的牙间隙刷。使用时从牙齿颊面进入并向舌面来回刷动，牙间刷曲面中部紧压牙间乳头，使刷毛抵达牙龈下。每个牙间隙来回刷动的次数不超过 4 次，以免损伤软组织（图 4-21）。

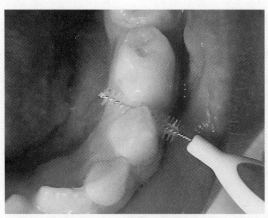

图 4-21　牙间刷的使用方法

（二）使用牙间刷的注意事项

1. 需根据齿缝大小选择合适的牙间刷：牙间刷的粗细有 0.07～0.15cm 多种型号。可由大到小依次试用牙间刷，以选出最适合于自己牙间隙宽度的牙间刷。

2. 牙间刷为消耗品，每周需更换 1 支，以免菌斑堆积影响清洁效果。

六、电动冲牙器

电动冲洗器是将水或药物的水溶液通过特殊的装置稳定地或搏动式地冲向特定的区域以达到清洁的作用。一般可将牙面、牙缝，正畸患者的弓丝与托槽间、大型固定修复体组织面等处的食物残渣和软垢冲出。除此，电动冲洗器还可以有效清洗口腔黏膜、舌部及牙龈中的微生物，对牙龈起到按摩作用，促进唾液分泌，增强口腔自洁功能。在用餐后只要冲洗 1～3 分钟，就可以把牙缝里的食物残渣碎屑冲干净。

小　结

牙周病是口腔最常见的疾病之一，牙周病的病因除了局部因素（细菌菌斑、牙石、软垢、食物嵌塞、殆创伤和不良习惯等）外，还有全身因素。牙周病的三级预防将牙周病按照严重程度进行划分，制定出相应的预防措施。菌斑控制是防治牙周病的关键，机械性和化学性方法可以去除口内菌斑。日常生活中口腔保健尤为重要，每日刷牙和使用牙线清除口内菌斑预防牙周病，还可根据个人口腔情况选择其他口腔清洁辅助工具如：牙间刷、牙签、电动冲洗器等。

思考题

1. 导致牙周病的局部因素有哪些？
2. 简述牙周病的三级预防。
3. 菌斑控制有哪些方法？
4. 简述巴氏刷牙法。
5. 简述牙线的使用方法。

（丁士育　尚　颜）

第五章 错殆畸形的预防

学习目标

1. 掌握：错殆畸形的病因；错殆畸形的早期预防；缺隙保持器的类型、适应证；错殆畸形治疗中的口腔保健。
2. 熟悉：错殆畸形的预防矫治。
3. 了解：错殆畸形的阻断性矫治。

错殆畸形是指儿童在生长发育过程中，由于先天的遗传因素或后天的环境因素（如疾病、口腔不良习惯、替牙异常等）导致的牙齿、颌骨、颅面的畸形，可表现为牙齿排列不齐、上下牙弓间的殆关系异常、上下颌骨大小形态位置异常等。错殆畸形和龋病、牙周病并称为口腔三大疾病，呈现出较高的患病率。

错殆畸形不但直接影响面容微笑、口腔健康和口腔功能，还间接影响颌面的生长发育，影响面型侧貌；此外，还可导致患者的全身危害，包括因咀嚼功能降低引起的消化功能障碍，还有因面容面貌不美观引起的心理负担甚至精神障碍。已有文献表明，恒牙列的错殆畸形在很大程度上同早期乳牙列错殆畸形的存在及发展密切相关。所以对错殆畸形应早预防、早发现以及发病后进行早期阻断治疗。防治的最佳时机是儿童时期，特别是婴幼儿时期的预防。

第一节 错殆畸形的病因

错殆畸形的高患病率与其形成的原因有着密切的关系。对错殆病因学的深入研究，既可以了解各种错殆畸形形成的原因，从而对错殆畸形的有效预防和阻断具有重要的指导意义，又可以对错殆畸形治疗和疗效的保持具有重要价值。

错殆畸形的形成因素及其机制是错综复杂的，其发生的过程，可以是单一因素或单一机制在起作用，也可以是多种因素或多种机制共同参与的结果，难以区分其主次。一般来说，错殆畸形从形成的病因可分为遗传因素和环境因素两大方面；从病因产生的时间可分为先天性因素和后天性因素。这些因素均可影响牙列、颌面部骨骼、神经肌肉和软组织的发生、生长和发育过程，从而导致错殆畸形的发生。

一、遗传因素

由遗传因素引起的错殆畸形约占各种因素的三分之一。遗传因素又与种族的演化和个体发育有关。根据考古资料和错殆畸形的统计资料显示，原始人类没有或很少有错殆畸形，而现代人类却普遍存在。从古人类到现代人，错殆畸形的发病率是从无到有，从少到多。其根本原因在于人类生活环境的改变。由于生活环境的变迁，原始人从爬行到直立，身体重心发生改变，为保持头部平衡，颅骨因脑量增大而渐渐扩大，颌骨逐渐退化，演化成现代人的模样。同时，在人类进化过程中，由于人类学习了火的使用，吃的食物由生到熟，由粗到细，由硬到软，对颌骨的功能性刺激减弱，咀嚼器官出现退化的遗传性状，但人类咀嚼器官的退化是不平衡的，即肌肉居先，颌骨次之，牙齿再次之。其演化的结果，导致牙量大于骨量，出现牙拥挤畸形。人类在漫长的演化过程中，经历遗传和变异，逐渐形成咀嚼器官退化性的遗传性状，这就是现代人类错殆发生和发展的演化背景。此外，双亲的错殆畸形还会通过基因遗传给子女，经常可以见到子女与父母有着非常相似的但更加严重的畸形。但有的子女并不完全像父母，这与变异和环境因素有关。环境因素通过影响基因的表现（强度、方式等）而使错殆呈现多种多样。

遗传性错殆畸形的矫治是比较困难的，矫治的时机越早越好。明确诊断，拟定正确的矫治计划，矫治完成后常需要长期随访，针对病因较长时间地予以保持矫治效果。

二、环境因素

错殆畸形的病因，除遗传因素之外，还有环境因素。环境因素可分为先天因素和后天因素。它们之间相互联系，不能截然分开。环境因素是对错殆畸形早发现、早预防、早期治疗的理论依据。

（一）先天因素

先天性因素是胎儿在母亲体内生长发育时导致错殆畸形的因素。母亲怀孕时，特别是初期，如果发生营养不良或者患病如风疹、内分泌失调及其他传染病等都可能导致胎儿牙齿和颌骨的畸形。另外母体在妊娠期间，如果受到外伤、中毒或接受大量放射线照射，也可引起胎儿的发育畸形。胎儿方面，若胎儿发育早期自身内分泌腺及新陈代谢失调，也可发生畸形。母体内环境异常，如羊水压力失常、羊膜病变、脐带缠绕、胎儿姿势不佳等，也可引起胎儿面部发育不对称或造成下颌发育障碍。

常见的发育障碍及缺陷有：①牙齿数目异常：可表现为多生牙和先天性缺牙。②牙齿大小形态异常：牙齿过大或过小；另外还有一些缺陷引起的形态异常，如釉质发育不全，融合牙，双生牙等。③唇系带异常：可造成上中切牙间隙。④舌形态异常：巨舌症患者出现明显牙间隙，下牙弓推向前，常常形成反殆；舌体经常停留在上下牙齿之间，常会形成局部或广泛性开殆；小舌症患者常形成牙列拥挤，牙弓狭窄等错殆畸形。

（二）后天因素

后天因素指的是出生以后由各种全身或局部环境因素造成错殆畸形的各种因素。

1. **全身疾病**　某些急性传染病（如麻疹、水痘、猩红热等）、慢性消耗性疾病（消化不良、胃肠炎、结核病）、内分泌紊乱、营养不良均可对身体健康都有不同的影响，尤其在儿童时期对牙、颌、面及其全身生长发育的影响更明显。

2．功能性因素　儿童的任何器官都需要适当地行使功能,合理的使用方可正常发育,口腔器官亦是如此。任何使用功能的异常,都可能引起颌骨发育不良。①吸吮功能异常:如哺乳姿势或人工喂养时奶瓶位置不正确,橡皮奶头扎孔的大小不合适导致婴儿下颌过度前伸或前伸不够,出现下颌前突或后缩畸形。②咀嚼功能异常:咀嚼肌功能不足时,牙、颌、面缺乏功能刺激,会使儿童颌面部发育不足。③呼吸功能异常:由于呼吸道疾病导致鼻腔部分或全部阻塞,影响正常的鼻呼吸,迫使以口呼吸代替鼻呼吸,常可引起𬌗、颌、面的发育畸形,造成腭盖高拱、开𬌗和长面畸形等。④吞咽功能异常:正常吞咽时,唇颊肌和舌肌协同作用,使牙弓处在内外动力平衡之中,从而保证儿童𬌗、颌、面的正常生长发育。吞咽功能异常时,舌往往伸向上下前牙之间,牙弓失去内外动力平衡,最终造成上前牙唇倾、前突,下颌后缩,开𬌗等畸形。

3．口腔不良习惯　习惯是指在一定的间隔时间内有意识或无意识地反复做一相同的动作,并持续下去。儿童口腔不良习惯在错𬌗形成的病因中占1/4左右。其发生及其程度与不良习惯的作用时间、频率和强度有关。常见的影响牙、𬌗、颌面生长的不良习惯主要有吮指习惯,舌习惯(包括吐舌、伸舌和舔牙习惯),咬唇习惯(包括咬上唇和咬下唇习惯),咬物习惯(包括咬文具、衣服和啃指甲等),偏侧咀嚼习惯,不良姿势(包括托腮、脸贴桌面读写和长期偏侧睡眠等)等。

4．乳牙期及替牙期的局部障碍　如乳牙因龋齿、外伤或其他原因过早地被拔除或丧失,消失或缩小的缺牙间隙很可能导致恒牙萌出时拥挤、错位,甚至埋伏阻生。形成牙列拥挤畸形;如果乳牙滞留,滞留乳牙的继替恒牙可由于萌出受阻而埋伏阻生,或错位萌出。恒牙早失、恒牙早萌、恒牙萌出顺序混乱等也可导致相应错𬌗畸形的发生。

5．其他局部因素　主要包括龋病、牙周病、乳恒牙外伤、颌面部良性或恶性肿瘤、不良修复体等。

总之,错𬌗畸形的形成因素和机制是错综复杂的,可能是一种因素,也可能是多种因素共同作用的结果。

第二节　错𬌗畸形的分级预防和预防矫治

一、错𬌗畸形的分级预防

（一）一级预防

亦称病因预防,是指错𬌗畸形未发生之前防止其致病因素的发生,或致病因素已经存在但还未引起不可逆的错𬌗畸形发生。一级预防是最积极有效的预防措施。错𬌗畸形的一级预防包括胎儿期的孕妇保健、婴幼儿期的科学喂养,以及口腔不良习惯的预防,口腔卫生保健、防龋治龋等。对于有呼吸道疾病,如慢性鼻炎和扁桃体肥大的患者,需早期治疗保持呼吸道通畅,而对有佝偻病,消化不良等全身性疾病的患者需积极预防治疗原发病,从而预防继发性错𬌗畸形的发生。

（二）二级预防

即早期发现、早期诊断、早期治疗。它是错𬌗畸形早期采取的预防措施,包括早期预防畸形的发生,发病后及时对已发生的畸形治疗,阻断其发生发展,或通过早期控制,引导牙颌面的良性发育,不仅对儿童口颌系统的正常生长发育、儿童的心理健康十分重要,而且可以简化治疗方法,缩短疗程。二级预防主要涉及保持乳牙列的健康、形态和功能正常,保持牙弓长度,保持正常的乳恒牙萌替,维护𬌗颌面正常肌功能的环境,以及口腔不良习惯的破除等,从而避免错𬌗畸形的发生发展。

(三)三级预防

三级预防的对象是错𬌗畸形已经发生发展的患者。包括恒牙早期的牙性错𬌗畸形和生长发育结束的骨性错𬌗畸形。需要做一般矫治或外科矫治来解除错𬌗畸形,改善患者的面貌、咬合和功能。

二、错𬌗畸形的预防矫治

预防矫治指自胚胎第 6 周(牙板开始发生)至恒牙列(不包括第三磨牙)建𬌗完成前的这段时期,通过定期的检查,对影响牙齿(包括乳牙及恒牙)、牙槽骨、颌骨等正常生长发育中的全身及局部不良因素及时发现和去除,或对已有轻微异常趋向者从速纠正,或以各种方法诱导其趋于正常,从而使牙列顺利建𬌗,颌骨协调发展,颜面部和谐生长,功能健全形成及儿童心理健康发育。预防矫治包括早期预防和预防性矫治两方面的内容。

(一)早期预防

预防根据婴幼儿发育的不同阶段分为:胎儿期、婴儿期和儿童期的早期预防。

1. 胎儿期的早期预防 为了预防错𬌗的发生,从妊娠期开始,即应注意母体的健康和对胎儿的保护。母亲在整个妊娠时期中应注意饮食、营养、卫生,增强体质,提高全身免疫功能,保持愉快的心情,应充分摄入含糖、蛋白质、脂肪及钙、磷、铁等无机盐类的食物及多种人体必需的维生素,使胎儿在母体内正常生长发育。妊娠早期应避免患急性发热性疾病,如流感等。另外,母亲应避免接触放射线照射或摄入过量的烟、酒、咖啡和服用一些化学药物。

2. 婴儿期的早期预防 婴儿哺乳最好以母乳喂养,每次喂养时间约半小时,喂养的姿势为 45°左右的斜卧位或半卧位,并保证足够的喂养时间和正确的喂养位置,以达到足够的吮吸活动。如需要代喂养,应在医师指导下进行。人工哺乳时应注意:奶瓶的位置要正确,不要过分压迫上下颌骨,以免造成反𬌗或下颌后缩(图 5-1);人工奶头最好使用解剖式的扁形奶头使之与口唇外形吻合,不会漏气,奶头的穿孔不宜过大,以保证有足够的吮吸功能活动,才能刺激颌面部正常的生长发育。

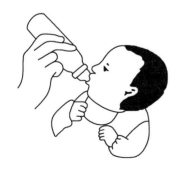
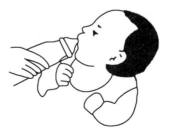
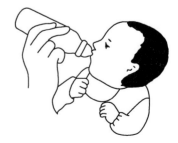

| 喂养姿势过高 | 喂养姿势过低 | 喂养姿势适宜 |

图 5-1 喂养的姿势

另外，婴儿期应注意其睡眠姿势和一些不良习惯，应经常更换睡眠的体位与头位，以免因长期处于一种体位与头位，使头部受压变形而影响面颌的正常发育。吮拇指、咬唇或咬物等不良习惯，应尽早破除，否则会影响颌面部的正常生长发育。

3. 儿童期的早期预防

（1）儿童的膳食应有一定的硬度，使其充分行使咀嚼功能，以促进牙颌系统的正常生长发育。要摄入足量的蛋白质、脂肪和钙、磷等矿物质以及各种维生素。

（2）长期呼吸功能异常的患儿，应早期治疗呼吸道疾病，如慢性鼻炎和扁桃体肥大等，以保持呼吸道通畅，避免用口呼吸。

（3）患龋的乳牙或恒牙要早期充填修复治疗，防止乳牙早失引起的各种错𬌗畸形。

（4）积极预防和治疗佝偻病、消化不良等全身疾病。

（5）应养成良好的口腔卫生习惯。临睡前避免吃糖，建议适量使用含氟牙膏，减少龋患的发生。

（二）错𬌗畸形的预防性矫治

1. 乳牙脱落异常

（1）乳牙早失：应及时使用缺隙保持器，维持缺牙间隙，保持牙弓长度以便后继恒牙萌出时有足够的间隙。

（2）乳牙滞留：一般应尽早地拔除滞留的乳牙，因滞留引起的牙列拥挤，不必急于矫治，随着牙列的替换可以自行调位。而滞留引起的阻生牙或反𬌗一般要通过正畸治疗来纠正。对后继恒牙先天缺失的患者，若其他恒牙𬌗关系正常可以保留乳牙；如其他恒牙拥挤或前突，可拔除乳牙，利用拔牙后的间隙，排齐其他恒牙。

2. 恒牙萌出异常

（1）恒牙早萌：确诊恒牙早萌时，尽早戴用阻萌器，在戴用阻萌器的过程中，应定期检查，如 X 线片显示早萌牙根部形成已达 1/2 时，可去除阻萌器。同时应注意口腔卫生，防止被阻萌牙发生龋病。

（2）恒牙迟萌、阻生及异位萌出：一般应尽早拔除滞留的乳牙、残根、残冠、额外牙，切除囊肿、牙瘤，去除致密的软硬组织。对恒牙牙根已形成 2/3 以上而无望自行萌出者，可行外科手术开窗，正畸牵引治疗，引导埋伏牙萌出。第三磨牙阻生一般选择拔除。若牙异位萌出，也要早期正畸纠正或阻断，以防影响周边牙齿的萌出，出现更加严重的错𬌗畸形。

 知识拓展

开窗牵引术

对于位置异常的阻生牙，在开拓间隙后行手术开窗，然后轻力牵引，将其引导到牙列中的相应位置。一般常用于上颌埋伏阻生的前牙。这是一种阻生牙的保存性治疗方法，可以最大程度地保留牙列的完整性，从而保证其正常的生理咬合和咀嚼功能的行使，最大程度地维护了患者的功能和美观。对于拔除阻生牙所产生的咬合关系不佳，咀嚼功能下降和后期义齿修复等问题，是一种更加积极的治疗方法。目前由于牙科 CT 的广泛应用，又大大提高了阻生牙开窗牵引术的诊断和治疗水平，从而在临床上得到广泛应用。

（3）恒牙早失：一般青少年时期恒牙早失可戴用缺隙保持器或行暂时性修复治疗，待成年后再行永久性修复治疗。个别恒牙早失的患者可视具体情况，采用正畸治疗用邻牙代替早失牙，免除终身戴义齿的不便。如若第一恒磨牙早失，缺牙区牙槽嵴足够，可考虑用固定矫治器让第二磨牙替代第一磨牙，同时注意调殆并防止第二磨牙近中移动时牙冠倾斜，防止对颌牙伸长，避免殆干扰。

（4）恒牙萌出顺序异常：不同情况采取不同的措施，如制作固定舌弓或 Nance 弓等保持牙弓的长度，确保后继恒牙萌出后能自行调整、排齐。

3. 系带附着异常

（1）唇系带过短：一般年龄较小的患者可手术切除异常的唇系带，间隙可自行关闭；年龄较大的患者可先用固定矫治器关闭间隙，切除附着的异常唇系带及全部纤维组织，以保持矫治的效果。通常不主张先行唇系带手术再关闭间隙，因为手术瘢痕会影响间隙的关闭。

（2）舌系带过短：对未出现明显错殆的舌系带过短者，可做舌系带修整术，恢复舌的正常功能活动。对舌系带过短伴有下牙弓过宽、前牙开殆时，可在矫治错殆的同时，行舌系带修整术。

4. 肌功能异常 正常的面部肌动力平衡在牙颌颅面系统发育中起重要作用，特别是维持牙弓前后、内外所有肌力量的平衡。颌面部的肌功能不平衡，可导致牙和颌骨的异常发育，形成错殆；相反，通过肌功能训练改变肌功能的不平衡状态，可以协助患者破除口腔不良习惯，恢复牙弓正常动力平衡，阻断错殆向严重程度发展，诱导颌、颅面正常发育。另外，可保持稳定的矫治效果。肌功能训练主要适用于生长发育期的儿童，根据错殆情况，可单独进行，也可配合使用机械矫治器。

（1）翼外肌训练：翼外肌功能不足，可导致下颌后退。在快速生长期增加翼外肌活动，可刺激下颌向前旋转生长。当发现儿童有远中错殆倾向时，可辅助于翼外肌功能训练。训练时，先教会患者确定好中性殆位，然后使下颌尽量前伸，再将下颌退回到中性殆位咬紧，重复上述的动作直到肌疲劳为止。每日三次，每次 5～10 分钟。

（2）口轮匝肌训练：可改善不良习惯形成的唇肌松弛、上下唇外翻、闭唇困难，阻断错殆的进一步发展。常配合正在治疗的安氏Ⅱ类一分类错殆患者，训练方法如下：①尽量伸长上唇，使上唇卷曲于上切牙之下及其后，每天至少训练 30 分钟，坚持 4～5 个月即可见效，适用于遗传性上唇短缩的患儿；②使上唇伸长到下切牙下缘，将下唇伸长于上唇之外，并用力挤压上唇。每日 3 次，每次 5～10 分钟，协助张口呼吸的患儿改善面部美观；③用带柄前庭盾（图 5-2）作唇肌训练，手指拉前庭盾向前，口唇闭紧，阻止其拉出；④鼓励儿童吹口哨、乐器，用唇吸水、喷水等类似动作，也可达到锻炼唇肌，增加肌张力的目的。

（3）颞肌、咬肌、翼内肌训练：教会患者确定中性殆位，做闭口、咬紧、放松再咬紧、再放松训练，至肌肉疲劳为止。每天 3 次，每次 5～10 分钟。此训练方法有促进上下颌骨发育及增长牙弓的作用。开殆患者在使用机械性矫治器的基础上配合此训练有一定的疗效。偏侧咀嚼习惯的患者在去除病因的基础上，引导其单侧咀嚼肌训练，可取得满意疗效。

（4）舌肌训练：目的在于纠正不良习惯，破除患儿滞留的婴儿型吞咽习惯，帮助患儿养成成熟型的正常吞咽习惯。矫正患儿不良舌习惯，在戴用腭转轮（珠）、腭杆、腭网等矫治器

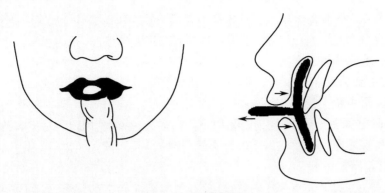

图5-2　带柄前庭盾

的基础上,配合舌肌训练方法。在训练咬肌、颞肌时,将舌尖紧贴于下颌牙弓舌侧龈缘处。每次咬肌、颞肌收缩时,同时使舌尖用力压迫下颌前部的牙槽,舌的侧缘则会压迫下颌两侧的牙槽。该方法不适用于下颌前突、前牙反𬌗的患者。

（5）面部诸肌的综合训练:嘱患者口内含水,在紧咬牙情况下,将水鼓入口腔前庭,再收缩面肌,使水返回;还可以用两个小指牵引口角,同时收缩口轮匝肌。这种方法可改善面部外观。

（三）缺隙保持器、阻萌器和导萌器

1. 缺隙保持器

　知识拓展

缺隙保持器

　　儿童牙齿在早失后,为了保持这个间隙,给患儿戴用的一个装置,可以维持正常的生理间隙,并防止邻牙向牙缺失部位倾斜及对𬌗牙的伸长。总之缺隙保持器是用来保持早失牙齿在牙列中的近远中和垂直的间隙,以便继承恒牙的正常萌出,从而有效预防错𬌗畸形的发生发展。阻萌器和导萌器是两种特殊功能的缺隙保持器,阻萌器可以在间隙保持的同时阻止继承恒牙的过早萌出,导萌器则可以在间隙保持的同时引导间隙相邻的未萌恒牙向正常方向萌出。

（1）缺隙保持器的适应证:乳牙早失,恒牙胚牙根形成不足1/2,牙冠𬌗面覆盖有较厚的骨组织;间隙已缩小或有缩小的趋势者;一侧或双侧多数乳磨牙早失,影响患儿咀嚼功能者。

（2）缺隙保持器的类型:按患者是否能够自行取戴,可分为可摘缺隙保持器和固定缺隙保持器;按是否能恢复咀嚼功能,可分为功能性缺隙保持器和非功能性缺隙保持器。

（3）常用的几种缺隙保持器

1）丝圈式缺隙保持器:适用于个别乳牙早失的病例,有两种形式:①在间隙一端较为稳固的牙上制作带环或全冠,用直径0.8~0.9mm的不锈钢丝做一U形丝圈,将丝圈的游离端焊接在带环上,另一端紧贴间隙侧牙邻面;②在间隙两端的牙上制作带环或全冠,用直径

0.8～0.9mm 的不锈钢丝制作丝圈并焊接在两侧带环上，丝圈应离开牙槽嵴顶 1～2mm，不妨碍牙槽嵴宽度的发育，并与邻牙有良好的接触，保持间隙的近远中距离。

2）活动式缺隙保持器：适用于多数乳磨牙缺失的病例，该保持器既可以保持间隙，又可以恢复一定的咀嚼功能。制作方法与一般的可摘局部义齿类似，可设计双臂卡环，但是不需要牙体制备，不用𬌗支托及颊侧基托。这种缺隙保持器需定期检查，适时更换，以免影响颌骨的发育。根据需要酌情逐步缓冲基托，直至恒牙大部分萌出时即可停戴。

3）固定式缺隙保持器：包括舌弓、Nance 弓、腭弓式缺隙保持器，多用于：①两侧多颗乳磨牙早失且两侧第二乳磨牙或第一恒磨牙存在的病例；②因乳磨牙早期丧失而近期侧方牙即将萌出者；③因适时拔除第二乳磨牙，对其间隙进行管理的时候；④使用活动式缺隙保持器不合作时。这种缺隙保持器是非功能性缺隙保持器，不能恢复患儿的咀嚼功能，也不能阻挡对𬌗牙的伸长。

固定式缺隙保持器将不锈钢弓丝的两端固定在第二乳磨牙或第一恒磨牙的带环上，在不锈钢弓丝上焊阻挡丝以维持上下弓长度，并保持下切牙与第一乳磨牙位置，使邻牙不向间隙侧移动。

4）铸造式缺隙保持器：多适用于单个乳磨牙早失，离后继恒牙萌出尚早，且间隙前后的邻牙存在。具体制作方法：首先进行牙体预备，即缺失牙的近远中基牙去除倒凹，间隙侧远中邻面预备出约 1mm 的间隙，备出龈上肩台，基牙的𬌗面预备出浅𬌗支托窝。取印模后，铸造制作缺隙保持器。试戴时，注意恢复正常邻接及咬合关系，龈端与牙龈距离 2～3mm。

铸造式缺隙保持器类似金属固定桥，它可以明显提高患者的咀嚼效率，尤其体现在食用硬度较大的脆性食物方面。

5）压膜式缺隙保持器：压膜式缺隙保持器一次可压成形多个保持器，制作简便，尤其适用于对金属过敏或者不能耐受金属材料的患儿。与丝圈式缺隙保持器相比，压膜韧性好、表面光滑、方便摘戴、舒适不压迫牙龈。缺点是压膜片作为塑胶材料容易老化，色泽日久会变暗，但并不影响其临床应用。

2. 阻萌器 又叫阻萌式缺隙保持器。当乳牙早失后，恒牙胚如无牙槽覆盖，往往会提前萌出，而这种恒牙的牙根常发育不足甚至没有发育，不能承担咀嚼压力而容易松动乃至脱落。对于早萌的恒牙，首先要拍摄 X 线片了解牙根的发育情况，若牙根发育未达根长的 1/3～1/2，则用阻萌器阻止其萌出同时保持间隙的宽度。常用阻萌器有两种：

（1）固定阻萌器：该类阻萌器是在丝圈式保持器上加焊一根阻萌丝，阻萌丝紧贴在早萌牙的𬌗面中央，其他部分与丝圈式保持器相同。

（2）可摘阻萌器：制作方法同功能性缺隙保持器，利用基托覆盖早萌牙的𬌗面，阻止其继续萌出。

3. 导萌器 又叫导萌式缺隙保持器。第一恒磨牙萌出之前，第二乳磨牙因龋病等过早脱落，势必造成第一恒磨牙牙胚近中倾斜移动。这不仅会导致第二前磨牙错位或阻生，也会因第一恒磨牙的移动而使咬合错乱。因此，常需引导第一恒磨牙正常萌出以预防错𬌗的发生。相邻的第一乳磨牙健在，可作为保持器的基牙。导萌器的远中面是代替第二乳磨牙的远中根，诱导尚未萌出、仍存在于牙槽骨内的第一恒磨牙萌出于正常位置。

导萌式缺隙保持器的制作：在第一乳磨牙上做带环或全冠，在其远中端焊接一丝圈，以保持第二乳磨牙的间隙,然后在缺隙保持器的基托内,包埋一条成斜面的扁形铜丝,此钢丝末端插入第一恒磨牙近中面处与牙面接触,使第一恒磨牙随此导面萌出而不致错位。戴用此缺隙保持器者,当第一恒磨牙牙冠大部分萌出后,可更换成丝圈式保持器。

第三节　错𬌗畸形的阻断性矫治

阻断性矫治是对乳牙列及替牙列期的一些由于遗传因素、先天或后天因素所致的正在发生或已经发生的错𬌗,用简单的矫治方法阻断其发展,使之自行调整至正常𬌗或用矫治器引导其生长成正常𬌗。

一、牙数目异常的处理

1. 多生牙　形状异常的多生牙(图5-3)口腔检查即可发现,且牙齿数目较正常多。偶尔可见额外牙的形态与恒牙外形相似,应注意辨别。未萌出的多生牙常使恒牙分开,牙弓中出现间隙,一般通过 X 线牙片或全口曲面体层片便可确诊。应尽早拔除多生牙,若无恒牙明显错位,可进行观察让其自行调整。若已形成的个别牙反𬌗较深,应尽早使用矫治器矫治,如采用𬌗垫矫治器或树脂联冠斜面导板。若多生牙位于腭侧,中切牙已萌出,中切牙常表现为唇向错位,先拔除多生牙,观察自行调整情况,必要时用可摘矫治器如双曲唇弓内收中切牙。

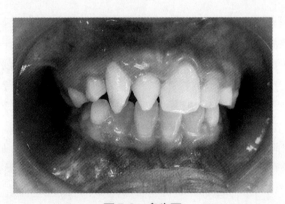

图5-3　多生牙

2. 先天缺牙　一般通过全面检查,并根据患者侧貌,缺牙位置及错𬌗情况决定治疗计划。先天缺牙和恒牙早失的处理类似。在替牙期可以观察其自行调整,待恒牙列期后,再根据错𬌗情况酌情处理。原则上对个别牙缺失的患者,尽量选用后牙前移的替代疗法,而多数牙缺失的患者则应先集中间隙,再采用义齿修复的方法恢复牙列和咬合,以恢复其咀嚼功能。

二、口腔不良习惯的矫治

口腔不良习惯会使口颌系统在生长发育过程中受到异常的力量,破坏正常的肌力、𬌗力平衡和协调性,使可塑性较强的牙、牙槽骨及颌骨发育异常。

1．吮咬习惯　婴儿期吮咬习惯患者，除了注意改进喂养方法，国外常采用在口中放入奶嘴形橡皮乳头（可持续到儿童时期自发停止使用为止）；或涂黄连素等苦味药于拇指或示指上，或戴手套、金属指套以阻断其习惯。儿童期则应进行心理疏导说服教育，调动其积极性，让其自行改正不良习惯，不可用打骂或责备的方法，这样不仅达不到治疗效果，反而会不利于儿童的身心健康。如不良吮吸习惯改正十分困难时，可采用腭刺、舌刺（图5-4）、唇挡、颊屏等矫治装置破除不良习惯。

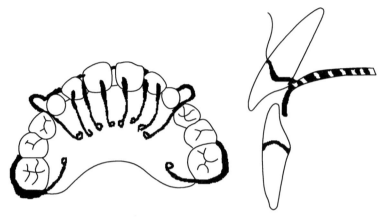

图5-4　腭刺、舌刺

2．舌习惯　有原发性和继发性两种，所以我们需要对因治疗。对于由扁桃体过大、慢性扁桃体炎、佝偻病等继发吐舌的患者，应治疗其局部和全身疾病后再做正畸治疗。对于原发性吐舌患者首先进行说服教育，采用心理矫治法使其自动改正不良习惯，对改正不良习惯困难者必要时需戴用破除舌习惯矫治器。一般多采用带舌刺的上颌可摘矫治器，在上颌基托正对上前牙开𬌗的部位，包埋4～5根舌刺，以阻挡吐舌、伸舌。也可采用固定矫治器如腭网、腭屏、腭珠纠正吐舌和伸舌习惯。还可在破除舌习惯矫治器上加双曲唇弓关闭牙间隙。

3．口呼吸习惯　治疗口呼吸首先消除病因，请耳鼻咽喉科医师会诊，积极治疗鼻咽部疾病。其次对畸形不严重者，说服教育不再口呼吸，晚上戴口罩睡觉；或用前庭盾纠正口呼吸习惯。另外，不能忽视鼻呼吸的训练，否则矫治效果很难维持稳定，错𬌗畸形仍会复发。

4．偏侧咀嚼习惯　要求积极治疗乳牙列的龋坏牙，拔除残冠、残根，去除𬌗干扰，修复缺失牙。并教育患者必须双侧咀嚼以改正单侧咀嚼。若为恒牙列，根据错𬌗的程度进行一般性正畸矫治。

三、牙列拥挤的早期矫治

乳牙列极少出现牙列拥挤，混合牙列常出现牙列拥挤，首先应区分暂时性错𬌗或永久性错𬌗。暂时的牙拥挤可以随恒牙萌出，颌骨及牙弓的发育而自行调整。若为永久性错𬌗，则根据拥挤的程度酌情处理。

1．轻度拥挤　轻度拥挤的患者应定期观察，随着恒牙的萌出，颌骨及牙弓长度的增加有时可自行调整。必要时可采取减径的方法，片切第二乳磨牙牙冠的近中面，使间隙不足的第一前磨牙顺利萌出。也可做防治性舌、腭弓维持牙弓的现有长度，防止替牙过程中第一磨牙的前移影响拥挤前牙的自行调整。

2. 中度拥挤　替牙期中度拥挤的患者，一般不做早期处理，定期观察，待恒牙期时按牙列拥挤的矫治方法酌情矫治。

3. 严重拥挤　混合牙列期经间隙分析，诊断为严重拥挤的患者，矫治应十分谨慎。在掌握全面诊断的基础上，可采取序列拔牙的方法。也有学者不主张此法，建议到恒牙列早期拥挤明确后，再作矫治。

四、个别牙错位的早期矫治

个别牙错位可形成咬合障碍，妨碍牙、牙弓与下颌位置的正常调整，早期矫治个别牙错位并去除殆干扰，可阻断畸形的发展，引导牙、殆、颌、面正常生长。

1. 上中切牙旋转、外翻、错位　常可致侧切牙萌出时近中移动，旋转的上切牙舌侧边缘嵴可妨碍下颌向前调整，也可能使下切牙舌向或唇向错位。当 X 线牙片显示上中切牙根已发育 2/3 以上或基本发育完成时，应尽早矫治扭转或外翻的上中切牙，可在上中切牙唇面粘接固定矫治器，在局部间隙开拓足够的情况下，逐渐加力改正上中切牙的旋转。也可设计唇弓式活动矫治器，利用牵引力偶改正之。

2. 上中切牙间隙　替牙列期上中切牙间隙可以是生理性的，随着侧切牙萌出，此间隙可自行关闭。但也可以是病理性的，常系中切牙间多生牙或异常的上唇系带所致，两者均需通过 X 线牙片判断，对因治疗，如拔除多生牙或行唇系带修整术，之后可采用在上中切牙唇面粘接托槽，并设计局部片段弓或弹簧关闭间隙。

3. 第一恒磨牙近中移动　早期治疗的目标应是将近中移动的第一恒磨牙推向远中以维持间隙并等待第二前磨牙萌出。远中移动第一磨牙的方法有：①活动矫治器附第一恒磨牙近中的分裂簧，或钟摆式矫治器，推其向远中；②在第一恒磨牙带环上焊颊面管用唇挡（白天）及面弓（夜晚）推第一磨牙向远中；③采用固定矫治器，以前段牙弓和对侧牙弓作支抗，用螺旋弹簧推第一恒磨牙向远中。

第四节　错殆畸形治疗中的口腔保健

随着矫治器的不断改进和矫治技术的不断更新，正畸疗效得到了显著提高。当矫治器戴入后改变了口腔内环境，尤其是牙齿及牙周组织的环境。如果在正畸治疗中，忽视了这些变化，又没有积极加以防治，就可能出现一些不良问题——牙釉质脱矿和牙周组织炎症。如果治疗中积极采取防治措施，加上患者的认真配合，完全可以避免以上问题的发生（图 5-5）。这些防治措施包括对患者的口腔健康教育，对其口腔卫生行为的监督，正畸临床的规范操作，必要时应用的预防治疗手段等。当然，正畸患者的配合也非常重要，他们对于自身口腔卫生的维护以及不良饮食习惯的纠正都很关键。如果患者在正畸治疗中忽视了口腔卫生维护，加之不良的饮食习惯，即便医师采取了防范措施，也会出现上述不良问题。

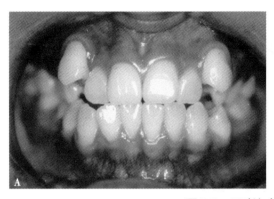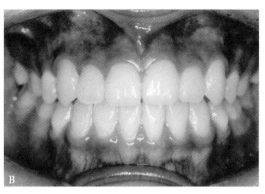

图5-5　正畸治疗前后的牙齿照片

A. 正畸治疗前　B. 正畸治疗后

一、错𬌗畸形治疗中口腔常见问题

（一）牙釉质脱矿

1. **临床表现**　有些患者因为忽视口腔卫生维护，在使用固定矫治器的治疗中或拆除矫治器后，在牙齿的唇（颊）面上发现形态不规则的白垩色斑（图5-6），这就是牙釉质脱矿，其病理表现与牙釉质邻面龋类似。当脱矿程度严重时，牙釉质表层剥离，出现明显的龋损（图5-7）。长期临床观察表明，刚拆除托槽时牙釉质脱矿病损呈不透明的白垩色斑，边缘清晰可见。以后的数月中，脱矿病损会出现一定程度的再矿化，体现在脱矿区域的面积减小和矿物质含量增加。临床表现为白垩斑边缘变模糊，白垩色变浅。此后脱矿牙釉质的再矿化速度会变慢，临床改变就不太明显了。但这一过程相当漫长，仍有许多白垩色斑不会在短期内消失。

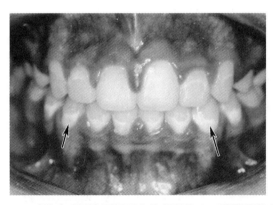

图5-6　正畸治疗后牙齿唇颊面上的白垩斑——牙釉质脱矿病损

2. **患病情况**　研究表明，在没有任何干预措施的情况下，正畸牙釉质脱矿的患病率高达50%～60%，没有明显的性别差异。多数患者是轻中度脱矿，极少数患者有重度脱矿，甚至出现龋洞。当采取一定的防治措施后，牙釉质脱矿的发病率会下降30%～40%。而那些能够认真完成自身口腔卫生维护并在医师的指导下每天配合使用0.05%氟化钠溶液漱口的患者，就很少发生牙釉质脱矿。可见患者自身口腔卫生的维护是减少牙釉质脱矿的关键。

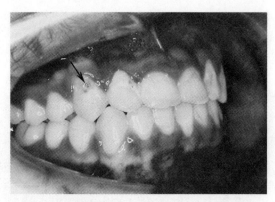

图5-7 正畸治疗后上尖牙牙冠颈部出现龋洞

3. 好发部位 临床调查表明,上颌前牙最容易发生牙釉质脱矿,侧切牙的发病率最高;下颌尖牙和前磨牙也是易感牙位。上颌牙齿牙釉质脱矿的程度重于下颌牙齿。托槽周围和托槽龈方是牙釉质脱矿的好发部位(图5-8)。

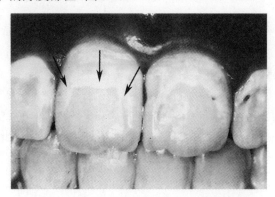

图5-8 牙釉质脱矿的好发部位(箭头所指)

4. 病因 首先,正畸治疗尤其在使用固定矫治器的矫治过程中,由于矫治器部件粘接在牙齿上,使牙面的某些部位不易清洁,出现菌斑滞留。这些部位通常是托槽之间被弓丝遮挡的牙面以及托槽龈方的牙釉质区(图5-9)。如果这时患者没有及时清除牙面上的菌斑又有不良的饮食习惯,菌斑中的致龋菌不断地将糖类转化为酸,菌斑局部的 pH 显著下降,于是动态平衡被打破,脱矿过程占优势,最终导致牙釉质脱矿。

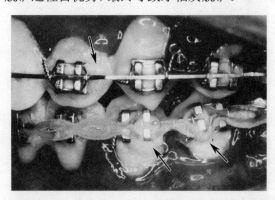

图5-9 正畸治疗中口腔卫生状况不良患者牙面上的菌斑滞留(箭头示)

其次，上颌前牙远离口腔内大唾液腺的开口处，菌斑产生的酸性物质不易被唾液成分缓冲；喝饮料时，其中的酸性物质最先侵蚀上颌前牙。这些都是上前牙容易发生牙釉质脱矿的原因。

最后，患者唾液系统出现问题，例如唾液分泌量小，唾液黏稠，势必会影响其对菌斑中酸性物质的缓冲作用。这些患者在戴入矫治器后将是牙釉质脱矿的高危人群。

（二）牙周组织炎症

1. 临床表现　最常见的是牙龈炎，主要表现为牙龈红肿、探诊出血、牙龈增生（图 5-10）。多数情况下，这种变化是暂时的，只要患者进行牙齿洁治并保持好口腔卫生，牙龈炎症可以消失，不会出现牙周组织的永久性损害。但有些患者因没能维护好口腔卫生，使牙龈炎症发展为牙周炎，进而导致附着丧失。表现为牙周袋探诊深度增加，牙槽骨吸收，牙齿松动度增大以及牙龈退缩等。

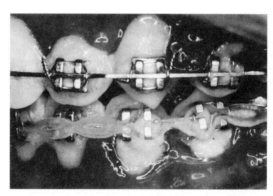

图 5-10　正畸治疗中口腔卫生状况不良患者出现严重的牙龈红肿、增生，龈上菌斑堆积

2. 患病情况　以往调查显示，约半数以上的青少年患者在正畸治疗中会出现牙龈炎，成年人的患病率相对较低。国外有关的临床调查中，约有 10% 的患者发生了牙周组织的破坏，表现为附着丧失。

3. 好发部位　后牙较前牙容易发生，其程度重于前牙。其中上颌后牙更易发生，下颌前牙也是好发部位。牙齿的邻面较唇（颊）面和舌面更易发生，程度也较重。

4. 发病因素　菌斑滞留是导致牙周组织炎症的直接原因。固定矫治器的存在会影响牙齿的自洁，容易导致菌斑滞留，如果患者不能很好地保持口腔卫生，就会出现牙龈炎症。研究表明正畸治疗中牙周组织炎症、组织破坏程度和口腔卫生的好坏直接相关。

二、错殆畸形治疗中的口腔健康教育和卫生保健

正畸治疗中出现的牙釉质脱矿和牙周组织炎症要做到预防为主，应在治疗中采取一系列的措施来预防这些问题的发生，并尽可能去阻止或控制其进程。因此，在正畸治疗前和治疗中进行口腔健康教育和口腔卫生保健工作十分必要。只有做到预防为主、防治结合的原则，才能在最大程度上缓解正畸治疗中出现的不良问题，有利于正畸患者牙齿的健康和稳定，提高矫治的整体水平。

（一）口腔健康教育

从病因学分析可以发现，导致正畸治疗中牙釉质脱矿和牙周组织炎症的主要原因是患

者忽视了自身的口腔卫生维护,没有及时清除牙面上的菌斑,没有改变不良的饮食习惯。因此,对于正畸患者的口腔健康教育尤为重要。口腔健康教育应成为正畸治疗不可缺少的组成部分,在患者治疗前就开始系统的健康教育。教育的重点内容是教会患者如何在矫治中控制菌斑和改变不良的饮食习惯。首先要提高正畸患者对于菌斑控制重要性的认识,明确口腔卫生不良的危害。对于未成年患者还应取得家长的理解和配合。对于那些在正畸治疗前口腔卫生状况不佳的患者,更需要在矫治器戴入前进行反复不断的口腔卫生宣教和指导,直至其自身的口腔卫生状况改善后再开始治疗。不良的饮食习惯是指在两餐之间或睡前进食含蔗糖的食物或饮料。正畸治疗中需要患者养成良好的饮食习惯,即在两餐之间尽可能不进食甜饮料和食物,睡前刷牙后不进食任何食物或饮料。对于青少年患者需要家长协助教育和监督,逐步建立良好的饮食习惯。同时,应使患者尽可能避免进食坚硬或黏的食物,防止对矫治器的破坏。

在正畸治疗中重视对患者的口腔健康教育,在每次复诊时检查患者的口腔卫生状况,在病历上记录并指导其在口内戴有矫治器的情况下如何维护自身的口腔健康。对于总不能合作做好口腔卫生维护的患者,应不断强调口腔卫生不良的危害,同时暂停正畸治疗一段时间。如果患者戴有固定矫治器,可以先拆除结扎在托槽上的弓丝,再次指导患者如何刷牙,让其回家反复练习,直到下次复诊时口腔卫生状况有较大改善后再恢复治疗。对于极少数仍不能合作的患者,正畸医师有权终止其正畸治疗。

有效的口腔健康教育不仅使正畸患者掌握了正确有效的刷牙方法,养成良好的口腔卫生习惯和饮食习惯,也是对患者合作性的锻炼和培养,减少患者不按时复诊的次数以及中途停止正畸治疗的可能性。

(二)口腔卫生保健

1. 正畸治疗前的准备工作　正畸治疗前应仔细检查患者的口腔卫生状况和存在的牙体牙周疾病。对于牙体牙髓疾病应在矫治前进行完善的治疗,对于需要保留的牙齿,但牙冠破坏严重者,可以在完善的根管治疗的基础上先行修复治疗后再在其上放置正畸装置。如有必要,可以对青少年新萌出的磨牙𬌗面进行窝沟封闭。正畸治疗前多需进行牙周洁治,清除龈上牙石。对于已经存在牙周问题的患者,则应先进行系统的牙周治疗,在牙周疾病得到充分的控制,病情稳定后才能进行正畸治疗。

2. 控制菌斑　是预防正畸治疗中牙釉质脱矿和牙周组织损害的最有效方法,及时清除牙面和矫治器上滞留的菌斑和食物残渣,就相当于消除了病因。日常对菌斑的控制主要由患者自己完成,在复诊时由医师检查并进行专业清理,如有必要也可以使用一些化学药物辅助控制菌斑。

(1)刷牙:早晚认真仔细地刷牙是清除菌斑的首要方法。目前推荐使用的是改良巴氏法刷牙。由于牙齿唇(颊)面被托槽、带环和弓丝分割成上下两个部分,所以应分两个步骤刷牙。以刷上牙为例:第一步将牙刷刷头与牙齿𬌗面成45°向上,先清洁牙齿的下半部分(托槽𬌗方)表面和牙龈边缘等部位(图5-11);第二步将牙刷刷头旋转180°向下,但仍与牙齿𬌗面成45°,只不过方向向下。这次主要清洁牙齿上半部分(托槽龈方)表面(图5-12)。刷下牙的唇(颊)面时也是两个步骤,不过牙刷放置的方向与刷上牙时正好相反。每次复诊时应对患者的口腔卫生情况进行检查。需要提醒患者每天早晚的刷牙非常重要,在有条件时午餐后也要刷牙;刷牙后要求患者照镜子自查牙齿表面的清洁程度;刷牙时应使用含氟牙膏。

　　戴有活动矫治器的患者每天需要用牙刷蘸牙膏清洗矫治器的组织面。如因正畸治疗需要患者在进食时也戴用活动矫治器时，则在进食后应摘下矫治器冲洗其上存留的食物残渣，同时刷牙。戴有活动保持器的患者也需要每天对保持器进行清洁。

　　（2）专业清洁：正畸治疗中应根据患者的口腔卫生状况定期为患者进行专业性的牙周洁治，清除龈上菌斑和牙石。对于患有牙周疾病的正畸患者在矫治中还应定期进行牙周情况的检查，当发现病情变化时，应及时进行牙周基础治疗。

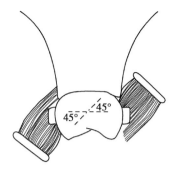

图 5-11　戴固定矫治器的刷牙方法（以上后牙为例）
左侧：清洁牙齿下半部分（托槽𬌗方）表面和牙龈边缘等部位；右侧：清洁牙齿上半部分（托槽龈方）表面

　　（3）局部使用一些化学药物可以起到控制菌斑的辅助作用。氯己定（洗必泰）能对口腔内的细菌起到一定的抑制作用，是常用的治疗牙周疾病的药物。对于在正畸治疗中不能很好清除菌斑的患者，可以在短期内使用化学药物来控制菌斑。

　　菌斑控制需要正畸医师和患者都重视这个问题，医师在临床工作中要不断提醒、督促患者注意口腔卫生的维护，但关键还在于患者能够自觉认真地完成每天的菌斑控制。对于在正畸治疗前已经患有牙周疾病的患者，其口腔卫生的维护则显得更加重要。

　　3. 氟化物的局部使用　可以防止牙釉质脱矿的发生，对已经发生者能阻止其继续发展，促进牙釉质的再矿化。正畸治疗中可以采取以下几种措施：

　　（1）使用含氟化物牙膏刷牙，并配合低浓度含氟溶液漱口。

　　（2）粘接托槽后，在局部隔湿后使用氟凝胶氟泡沫处理牙面 5 分钟，或将氟涂料直接涂在牙齿的唇颊面。以后每隔半年在专业清洁后重新处理一次。

　　（3）使用玻璃离子粘固剂粘接带环或托槽，它在治疗中可以缓慢释氟，同时它还能从较高浓度氟化物（含氟牙膏）中吸收氟离子并再次释放。

　　使用单一氟化物制剂往往不能取得满意的效果，一般需要多种方法协同配合方能取得良好的疗效。

　　4. 正畸治疗中规范的临床操作　有助于减少牙釉质脱矿和牙周组织炎症的发生。

　　（1）应使用酸蚀凝胶，严格控制酸蚀的面积，使其略大于托槽底板的面积即可。

　　（2）粘接托槽后及时清除托槽周围被挤出的粘接剂菲边。及时发现松动的托槽，重新粘接。

　　（3）选择大小合适的带环，边缘较窄的带环。粘接带环后清除多余的粘固剂。及时发现松动的带环，重新粘接。

　　（4）对于已经患有牙周疾病的患者，尽可能使用可以直接粘接的颊面管。

（三）对脱矿病损和牙周组织损害的治疗

　　轻度的牙釉质脱矿可以使用再矿化方法促进牙釉质再矿化。研究证明，当脱矿牙釉质外界的氟离子浓度较低时有利于其再矿化，而当氟离子浓度较高时则主要在脱矿病损的表层发生再矿化，进而阻塞了钙磷离子进入脱矿病损深层的通道。因此，当发现牙釉质上出现白垩斑时,不要使用较高浓度的氟化物制剂,而应使用较低浓度的氟化物溶液来促进牙釉质的再矿化。对于较为严重的病损,可以磨除牙齿表层的少许牙釉质(约0.1mm)后用氟化物处理,出现龋洞后应及时充填治疗。

当牙龈增生明显影响正畸治疗,或原先的牙周疾病出现反复,病情发展时应暂时停止牙齿的矫治而进行系统的牙周治疗。待病情好转稳定后再恢复治疗。对于过度增生的牙龈可以采取牙龈切除术切除部分增生的牙龈,恢复牙龈的健康和美观。

正畸治疗中防治牙釉质脱矿和牙周组织炎症是一项长期的任务,需要贯穿于整个治疗过程。一旦牙釉质或牙周组织出现了不可逆的病损,其治疗的难度很大。所以,提高患者和医师的预防意识尤为重要。

小　结

错𬌗畸形的形成是多种因素作用的结果。了解各种错𬌗畸形形成的原因,对错𬌗畸形进行有效的预防和阻断具有重要的指导意义。

预防矫治和早期阻断性矫治是错𬌗畸形三级预防中的重要措施,主要涉及保持乳牙列的健康、形态和功能正常,保持牙弓长度,保持正常的乳恒牙萌替,维护𬌗颌面正常肌功能的环境,以及口腔不良习惯的破除等,从而避免错𬌗畸形的发生发展。

正畸治疗前和治疗中进行口腔健康教育和口腔卫生保健工作十分必要。只有做到预防为主,防治结合,才能在最大程度上缓解正畸治疗中出现的不良问题,有利于正畸患者牙齿的健康和稳定,提高矫治的整体水平。

思考题

1. 简述错𬌗畸形的病因。
2. 临床上常用的缺隙保持器的种类有哪些?
3. 口腔不良习惯的早期阻断性矫治的方法有哪些?
4. 错𬌗畸形患者如何进行口腔卫生保健?

(吕俊峰　周超苏)

第六章 口腔其他疾病的预防

学习目标

1. 掌握：口腔癌的发病原因和主要防措施；儿童牙外伤的常见原因及预防措施；酸蚀症的常见原因。

2. 熟悉：口腔癌的种类及预后；牙外伤的基本处理原则；酸蚀症的治疗措施。

3. 了解：口腔癌的治疗现状。

龋病和牙周病是常见的口腔疾病，其他口腔疾病如口腔癌、牙外伤、牙酸蚀症在临床上也比较多见，了解这些口腔疾病的流行情况，掌握它们的危险因素和预防措施，有助于人们加深对这些口腔疾病的了解，避免它们对机体造成影响。

第一节 口腔癌的预防

口腔癌指发生于口腔及其邻近解剖结构的恶性肿瘤。目前 WHO 最新版的国际疾病分类系统中，口腔癌与咽癌归为一类，称为口咽癌（oral and pharyngeal cancer, OPC），包括发生在舌、牙龈、口底、腭、咽、上颌窦等部位的癌。口腔癌居全身恶性肿瘤的第 12 位，是较常见的恶性肿瘤。在口腔癌中以鳞状细胞癌最多见，约占 80% 以上。部分口腔癌较其他部位的癌易转移，预后较差，且术后往往造成面部畸形及功能丧失，严重威胁人类的身心健康，因此对口腔恶性肿瘤的预防和早期诊断越来越受到重视。2005 年第三次全国口腔健康调查结果显示，口腔癌及癌前病变在 35～44 岁年龄组为 17/10 万，65～74 岁年龄组为 27/10万。这是首次获得在全国范围内的口腔癌流行病学资料。

WHO 在 2006 年将癌症确定为可控制慢性病。癌症漫长的发生过程、早期发现对肿瘤治疗的重要意义，加大预防力度可降低肿瘤发病率，这三点已经得到医学界的共识。预防和控制口腔癌，根本出路是加强三级预防，大力开展口腔健康教育和口腔健康促进活动，使公众了解日常生活中口腔癌的危险因素，尽量减少或戒除不良嗜好，定期检查，尽量做到早期发现和早期治疗。

一、口腔癌与癌前病变

(一)口腔癌的流行病学

1. 发病率　发病率是指在特定时间内(通常是 1 年)某一特定人群新发生口腔癌的人数,常用十万分率来表示。口腔癌在全世界不同地区发病率不同,以东南亚地区发病率最高,这是因为当地居民有咀嚼烟草和槟榔的习惯。

据估计,全球每年新增口腔癌病例 27.4 万例。近年来,我国口腔癌发病率呈现缓慢上升趋势,从 1973 年的 1.92/10 万上升到 2005 年的 3.27/10 万。与西方国家相比,我国头颈部恶性肿瘤的发病率较低,但共同点是发病率都呈上升趋势。

2. 人群分布　口腔癌的发病率随年龄的增长而增长。国内统计资料均以 40~60 岁为最高峰,西方国家则多发生于 60 岁以后。口腔癌多发于男性,国内统计资料显示男女构成比约为 2∶1。口腔癌的发生部位以舌、颊、牙龈、腭、上颌窦等为常见(详见本书第二章第四节)。

3. 死亡率　虽然癌症的治疗取得了许多举世瞩目的成就,但是由于口腔癌比其他部位的癌易转移,自从 20 世纪 60 年代以来,口腔癌的死亡率基本保持不变,5 年生存率始终徘徊在 50% 左右。

(二)癌前病变

癌前病变是指临床及组织学上有改变并且有癌变倾向的病变。癌前病变最大的特点是在形态学上的改变,主要变现为上皮细胞不典型增生。它常是肿瘤形成过程中的一个阶段,处于不稳定状态,具有潜在危险性,如能及时治疗便可恢复正常;反之,则有可能发展为癌。

由癌前病变转变为癌虽然是一个缓慢的过程,而且并非所有的癌前病变都必然转变为癌,也并非所有的癌都能发现明确的癌前病变。但正确认识此类病变,掌握一些具有可能恶变疾病的诊断、预测、监视方法,对口腔癌的预防及进行阻断治疗或诱导分化治疗具有重要意义。

口腔颌面部最常见的癌前病变有口腔白斑(OLK)和口腔红斑。口腔白斑被认为是最常见的癌前病变之一,其癌变率在 5% 左右。而红斑的癌变危险性比白斑尤甚。临床上发现,80% 的红斑病员病理切片证实为浸润癌或原位癌。

癌前状态是指能导致在某一特定部位容易发生癌的一般状况,但不一定表明在此部位已存在某些可见的变化。口腔面颊部常见的癌前状态有口腔扁平苔藓(OPL)、口腔黏膜下纤维变性(OSF)、文森综合征、盘状红斑狼疮、慢性非特异性炎症、黏膜良性淋巴细胞增生症及交界痣、梅毒等。对于扁平苔藓,尤其是糜烂型及萎缩型扁平苔藓久治不愈者,应充分地提高警惕。据文献报告,扁平苔藓的恶变率为 0.2%~1%。故对糜烂、溃疡、萎缩型扁平苔藓久治不愈者以及具有红斑损害的扁平苔藓必须高度重视其恶变倾向。

从临床角度而论,对癌前病变和癌前状态都应予充分重视。因为它们都能发生癌变,只是在发生率以及时间上的差别有所不同而已。

二、口腔癌的危险因素

长期的研究认为口腔癌的发生与多种因素有关。

（一）不良生活方式

1．吸烟　吸烟是全世界公认的与肺癌及相关疾病高度相关的危险因素。烟草中所含的致癌物质很多，其中 N'-亚硝基去甲烟碱和 4-N-亚硝基甲基氨 -1-(3-吡啶基)-1-丁酮是最强的致癌物质。烟草高温燃烧（达 800℃）时释放出很多致癌物质，存在于烟雾中，直接攻击口腔黏膜上皮细胞，破坏上皮细胞功能，引起机体分子结构的变化而致病。

（1）口腔癌的危险度与吸烟呈正相关。研究表明：三分之一的口腔癌是由吸烟引起的。吸烟者口腔癌的发生率及死亡率比不吸烟者均要高。假设不吸烟危险度是 1，每天吸10～19 支，相对危险度上升为 6.0，每天吸烟 20 支以上为 7.7，每天吸 40 支以上危险度高达12.4。

（2）口腔癌的发生与吸烟的数量、时间、烟草的类型、吸烟的方式有直接关系，其危险性与吸烟时间的长短、吸入量、受刺激部位有关。不同地区和民族吸烟的方式不同，包括吸纸烟、烟斗、雪茄、嚼烟草、鼻烟等。吸纸烟者发病部位多在舌与口底，吸烟斗者发病部位多在唇部；吸烟斗与癌的发生关系比吸卷烟更密切，咀嚼烟草者比吸烟者导致口腔癌的危险更大。

2．饮酒　研究发现饮酒的量与口腔癌发生相关。乙醇为致癌物的溶剂和促癌的刺激物。饮酒主要增加舌癌与口底癌的危险性，因酒与舌、口底黏膜反复接触，引起黏膜烧伤，增加了细胞膜通透性和溶于乙醇中的致癌物质的吸收。长期临床资料表明，饮酒与口腔癌的发生呈正相关。Garaner 对 189 例口腔癌患者调查，94% 的患者饮酒。Wynder 等发现 33.0% 的口腔癌患者有每天饮酒习惯。乙醇的致癌性除局部影响外，还有全身方面的影响。

饮酒、吸烟或口腔卫生差，互相之间存在协同作用，使口腔癌发生的危险性增加。研究认为：吸烟和饮酒是导致口腔癌最重要的危险因素，高达 80% 的口腔癌患者与长期嗜好烟酒有关。饮酒会进一步加剧吸烟对口腔黏膜的有害影响。特别是烈性酒，致癌的危险明显大于其他酒类。口腔癌治疗之后，在吸烟和饮酒的患者中复发率也高。

3．嚼槟榔　槟榔的生物成分非常丰富。组织学研究表明槟榔中的生物碱能够刺激黏膜成纤维细胞胶原的合成与增生。槟榔中的鞣酸能增加胶原纤维分解的抵抗力，进一步增进了纤维化。咀嚼槟榔过程中不仅对口腔黏膜产生机械刺激，可使口腔黏膜破损或充血，而且可发生口腔局部环境的改变，使口腔黏膜下发生纤维性变。而口腔黏膜下纤维性变属癌前状态，有显著增加癌症发生的危险。有研究指出，咀嚼槟榔等混合物能引起口腔黏膜上皮基底细胞分裂活动增加，使口腔癌发病率上升。

很多东南亚国家，如斯里兰卡、印度、马来西亚、菲律宾、泰国等，以及我国的海南、湖南等省均有嚼槟榔的习惯，从而导致口腔癌的发病率增高。印度的口腔癌占全身癌症的15%～65%，是印度南部最常见的癌症。不同地区嚼槟榔的方式多种多样，有的在槟榔中加入烟草、熟石灰混合，有的还加入小豆蔻、丁香和茴香等香料。虽然目前对槟榔和香料的有害成分尚不清楚，但槟榔块中的烟草、石灰对口腔黏膜的损害是已知的。其中添加剂为主要的致癌因子，如槟榔果、石灰、丁香和烟叶。口腔癌的发病率与嚼槟榔时间、滞留时间呈正相关，最常发生的部位是颊部，患颊癌的危险性是不嚼槟榔者的 7 倍。

知识拓展

嚼槟榔

在我国境内，嚼槟榔主要流行于台湾、湖南、海南、福建等地。我们常说的槟榔，是槟榔树上结的槟榔果。新鲜采摘的槟榔，椭圆，青绿色，也称为"青果"。将"青果"分成两半，去除果核，加上榔叶包裹的石灰，就制成了大家常吃的槟榔。其中的槟榔碱有促进神经兴奋作用，并且有一定的成瘾性，一旦上瘾就很难摆脱，戒食率很低。

槟榔早在2004年就被国际癌症研究中心（世界卫生组织下属机构）认定为一级致癌物质。许多研究表明，经常咀嚼槟榔会明显增加口腔黏膜病变的可能性，提高口腔癌的发病率。在槟榔流行的国家和地区中，口腔癌的发病率名列前茅。

4. 营养　维生素缺乏与口腔癌的发生有关。很多口腔癌患者的排泄物中，维生素 B 的含量很少，76.2% 的口腔癌患者血清学检查时，发现维生素 A 含量很低。舌癌患者中，25%～45% 有缺铁性贫血，现已证明缺铁时能促进细胞成熟，增加细胞生成，在口腔黏膜中增加细胞的角化。在缺铁性贫血时，舌乳头剥脱，增加了舌黏膜癌变的敏感性。

一些资料还表明，口腔癌的发病与主食中缺乏蛋白质和维生素 A、微量元素硒的缺乏有关。营养缺乏不能单纯归于生活方式因素，因为除择食、偏食原因外，更多的是社会环境因素。

5. 其他因素　精神因素是导致肿瘤发生的危险因素之一。研究发现：精神长期压抑几乎是所有肿瘤的致病因素之一。中医学认为这一因素的影响会引起气滞，气滞则血瘀，血瘀则日久结聚成块而成肿瘤。

（二）环境因素

现代医学对肿瘤的认识目前比较一致的看法是：绝大多数恶性肿瘤的发生与环境因素有关。调查显示：环境因素在肿瘤发生中起重要作用。有人提出"环境癌"的概念，认为光辐射、核辐射、空气污染、水源的污染等都可成为肿瘤发生的因素。

1. 光辐射　光辐射（波长 320～400nm）是引起皮肤癌的主要原因，长期强烈光照也是唇红部癌的原因之一，多发生在下唇。60%～80% 的唇癌发生在长期、强烈暴晒的男性白人，95% 发生在下唇并与光化性角化病有关。唇癌在黑人中少见，这是因为黑色素可以阻挡紫外线。由于唇红部癌与光辐射有关，因此患者有明显的职业差异，农民与户外工作人员患病率高，农民唇红部癌的患病率是城市居民的 2 倍。

2. 核辐射　核辐射对人与动物均有诱发癌的作用。超大剂量或长期低剂量的核辐射，均超过了人体免疫系统的监控、修复能力，使人体细胞产生不可逆的改变，生物学称为畸变，畸变的细胞无序增殖，导致恶性肿瘤发生。如核医学上应用的高能射线，这些射线可导致人体免疫功能的衰退，并作用于易感细胞，如白血病和淋巴瘤放射治疗后的患者，易引起黏膜表皮样癌和唾液腺癌。

3. 其他环境因素　空气污染、水源污染、食品污染也是致病因素。现代工业化产生的许多化学成分，对人体有致畸、致癌的作用。如二氧化硫、一氧化碳、有机磷农药、多环芳烃和亚硝基化合物等。某些职业如纺织业、制革业、制鞋业等，与口腔癌的发病率及危险性增加有一定关系。

（三）生物因素

1. 口腔感染与局部刺激 口腔卫生不良、尖锐牙尖和不良修复体的长期刺激，被认为是口腔癌发生的原因之一，这是一种慢性、反复刺激和感染的诱发过程。如舌癌及颊癌，可发生于残根、锐利的牙冠边缘及牙尖、不良修复体等长期刺激的相应部位。

2. 病毒感染和梅毒 病毒与癌症有密切的关系，既能感染口腔组织又具有潜在致癌作用的病毒有两种：人类乳头状瘤病毒和疱疹病毒。人类乳头状瘤病毒（HPV）在口腔鳞癌的发生发展中起着重要作用，是口腔鳞癌的可疑病原因素之一，人类乳头状瘤病毒的感染与人类上皮性肿瘤的发生关系密切。最近研究证实，口腔鳞状细胞癌及癌前病损中存在 HPV 的感染，从口腔原发肿瘤、癌前病变、癌诱导细胞株和转移淋巴结中可检测出人乳头瘤病毒的 DNA。提示 HPV 的感染可能与口腔鳞状细胞癌和癌前病变的发生有关。Epstein-Barr 病毒（EBV）是一种疱疹病毒，与口腔癌的发生有关。主要感染人类的口咽部上皮细胞和 B 细胞。口腔癌的发病可能与梅毒有关。Martin 发现 24% 梅毒患者患有口腔癌。在印度梅毒患者中，晚期合并颊癌的有 11.0%、13.2%、18.0% 不同情况的报道。据报道 18% 黑人梅毒患者并发口腔癌。

口腔癌的致病因素是复杂的、综合的，除此以外，还与内分泌因素、机体因素、机体免疫、遗传、机体易感性、种族等有关。

三、口腔癌的预防措施

预防是抗击恶性肿瘤最有效的武器。许多科学研究及有效控制活动表明，癌症是可以避免的。1/3 的癌症可以预防；1/3 癌症如能及早诊断，则可能治愈；合理而有效的姑息治疗可使剩余 1/3 癌症病人的生存质量得到改善。口腔癌预防的含义包括：预防口腔癌的发生，预防口腔癌对邻近组织的损害，预防口腔癌的转移，预防因口腔癌而丧失生命。越来越多的医务工作者认识到了口腔癌早期预防与早发现在治疗上的重要性。

口腔癌的预防可分为三级：一级预防为病因预防，是降低发病率的最根本措施；二级预防主要是贯彻"早发现、早诊断、早治疗"，以提高治愈率；三级预防以处理和治疗患者为主，其主要目标是根治肿瘤，延长寿命，减轻病痛以及防止复发等。具体措施如下：

（一）口腔健康教育与口腔健康促进

预防口腔癌，首先要对公众进行口腔健康教育，加强防癌宣传，增进群众对预防口腔癌卫生知识的了解，并付诸行动。大多数的癌症都不是一次或几次偶然接触致癌物质引起的，而是由于长期的不良生活习惯、生活环境及不合理、不科学的饮食习惯导致的，比如大量的吸烟和饮酒。因此，建立良好的生活习惯是防癌的最佳对策。

1. 减少与控制致病因素

（1）戒除吸烟、饮酒和嚼槟榔等不良嗜好：据 2015 年第四次全国口腔健康流行病学抽样调查，我国男性公民 35～45 岁、65～74 岁吸烟者分别为 53.5% 和 40.7%，每天饮酒者分别占 8.7% 和 17.1%。35～45 岁、65～74 岁男性吸烟者分别是女性的 20 倍和 6 倍，每天饮酒者男性是女性的 14 倍和 9 倍。因此，我国口腔癌的一级预防应着重从吸烟与饮酒的危害性方面进行教育，改变吸烟、饮酒的习惯。大量研究表明，在致癌因素中，烟草是最大的癌症诱发物，故吸烟是最危险的不良习惯。据统计，90% 以上的白斑患者都有吸烟习惯，而吸烟时间越长、吸烟量越大,患病的危险性就越大。白斑是目前公认的癌前病变,而戒烟是预防和治疗白斑的有效措施。因此,要向公众宣传吸烟的危害性,使他们了解吸烟与白斑、口腔癌的关系,劝导公众特别是青少年不要染上吸烟和过量饮酒的习惯;对已吸烟者最好劝其戒烟;已吸烟而不能戒烟者,也要减少吸烟的次数和数量。酒与口腔癌之间的关系密切,减少酒的摄入是防止口腔癌的措施之一。另外,嚼槟榔也是口腔癌发生的危险因素,特别是在槟榔中混有烟草与石灰时致癌危险性更大,因此应避免嚼槟榔。

(2)注意对光辐射的防护:光辐射是引起唇红部癌的原因之一。因此要避免长时间直接日照,并采取各种防强紫外线照射的措施,如戴帽遮光,使用防晒剂等。

(3)合理的膳食与营养:合理摄入人体必需的糖类、脂肪、蛋白质、维生素、矿物质等,多吃新鲜蔬菜和水果。不吃发霉、变质等易致癌的食物。蔬菜和水果中大量存在的维生素C、动植物肝脏中的维生素A、植物油中的维生素E均被认为能提高机体细胞的免疫功能,是肿瘤生长的抑制剂。

(4)避免过热饮食:不饮过热的饮料,不食过热食品,避免刺激口腔黏膜组织。

(5)避免不良刺激:牙及义齿的锐利边缘应及时调整;拔除残根、残冠,避免对软组织的摩擦、压迫和损伤。

(6)保持良好的口腔卫生:减少口腔感染,减少口腔炎的发生。做到早晚刷牙、饭后漱口,定期到医院进行洁治。

(7)注意身体及精神状况:避免过度疲劳和精神长期紧张,保持乐观,保持健康,增强体质,提高机体免疫力,在防止肿瘤发生上具有重要作用。

2. 提高公众对口腔癌警告标志的认识 口腔癌的警告标志如下:①口腔内溃疡,2周以上尚未愈合者;②口腔黏膜有白色、红色和发暗的斑;③口腔与颈部有不正常的肿胀和淋巴结肿大;④口腔反复出血,出血原因不明;⑤面部、咽部和颈部出现不明原因的麻木和疼痛。

(二)定期口腔检查

定期检查是为了早期发现癌症并提高早期治疗率,而且早期治疗的口腔癌患者一般有较长存活期和较高的生活质量。由于早期一般没有明显症状往往不易被患者发现,当出现症状时已到中、晚期,错过了最佳的治疗机会。因此,对于口腔癌的患者要做到"三早",即早发现、早诊断、早治疗。对于一般人来说,每年应该常规进行一次口腔检查,由于口腔癌的发病率随年龄增长而增加,因此对于40岁以上长期吸烟的人群,预防口腔癌显得特别重要。

1. 医师对患者的定期口腔检查 仔细观察口腔各区域黏膜的色、形、质方面有无异常变化。白斑和红斑是主要的癌前病变。白斑在临床分型中以疣状型、颗粒型、溃疡型白斑更易癌变。白斑在舌缘、口底、口角联合区等部位癌变倾向大。应将白斑患者的白色念珠菌检查列为常规,对阳性者给予抗真菌治疗,以降低其癌变率。由于目前临床对白斑尚无有效的治疗方法,因此对患者定期检查和进行长期随访,对口腔白斑癌变的防治具有重要意义。

扁平苔藓是一种癌前状态,应要求患者每年复诊2~4次,密切关注其病损和症状的变化。尤其对于发生在舌、龈、颊部的萎缩型、溃疡型、糜烂型病损应作为随访重点,把握病理活检时机,准确诊断,必要时可手术切除。

对局部治疗和特殊治疗无效的溃疡和增生性病变，应考虑其为癌前病变或可疑病变，及早采取有效的方法对其作出明确诊断，及时处理癌前病损，对有癌变倾向者，应及时手术切除并做病理检查。

对口腔中长期慢性的炎症，应检查有无不良刺激因素的存在，如软垢、牙石、锐利的牙冠边缘或牙尖、不良修复体等，对可疑的病变要追踪观察，必要时做病理检查。

2. 自我检查方法　除了定期到医院检查，公众还需学会自我检查，以便及早发现病变，及早就医。特别是长期存在烟酒刺激，口腔已有白斑或长期嚼槟榔者。自我检查时，应在充足的照明下面对着镜子进行，方法与步骤如下：

（1）头颈部：对头颈部进行对称性观察，注意皮肤颜色的变化。

（2）面部：双手示指触摸面部，面部如有颜色变化、触痛或肿块、疣痣增大，应在 2 周内就医检查。

（3）颈部：触摸颈部，检查左右两侧颈部。从耳后根摸到锁骨，注意有无疼痛与肿块。

（4）唇部：翻开下唇，观察唇红部与唇内侧黏膜，用示指与拇指从内向外、从左向右触摸下唇，然后对上唇做同样检查，触摸是否有肿块，观察是否有创伤。

（5）牙龈与颊部：用示指拉开颊部，观察牙龈，并用示指与拇指夹住颊部触摸。

（6）舌与口底：伸出舌，观察舌的颜色与质地，用消毒纱布包住舌尖部，然后把舌拉向左或右，观察舌的边缘部位，用示指与拇指触摸舌体，注意是否有异常肿块。检查口底需用舌舔上腭，以观察颜色与形态有无异常，然后用示指触摸口底。

（7）腭部：大张口，头略后仰，可用牙刷柄压住舌背，观察软腭与硬腭的颜色与形态。

3. 癌前病变的特殊检查　在可疑病变的部位可采用一些特殊方法诊断癌前病变，如甲苯胺蓝染色法、荧光检查、放射性同位素标记检查法、组织化学方法（免疫组织化学和凝集组织化学）、脱落细胞检查和活体组织检查法等。

（三）政策与措施

控烟、限酒须有政策和法规的保障。卫生行政部门协同其他政府部门，制定控制使用烟酒的政策，通过增加烟草和烈性酒的税收，禁止烟草广告与促销活动，烟盒应印有"吸烟有害健康"的忠告，面积应占烟盒的 30%～50%。2003 年 5 月 21 日 WHO 通过《烟草控制框架公约》对以上条例都有较具体的规定。我国于 2003 年 11 月 10 日正式签署《烟草控制框架公约》。2005 年 8 月 28 日全国人民代表大会常务委员会表决批准了该公约并于 2006 年 1 月 9 日生效。

对于培训社区卫生中心的工作人员，使他们能够检查居民的口腔状况以早期发现病变，并请求必要的会诊以便作出诊断和治疗；制作一些向群众宣传烟酒危害的教育资料，对人群进行有关烟草危害和戒烟的教育。

有关部门还应制定相应措施，投入一定的财力、物力、人力，积极开展对高发人群及易感人群的防癌普查和监测，做到早期发现肿瘤，早期诊断，从而得到早期有效的治疗。肿瘤普查一般 3～5 年进行一次；对于易感人群的监测，最好能每年定期检查 1～2 次。

此外，还应建立癌前病变高危相的病历档案，对损害的发病部位、形态、取材位点应给予详细正确绘图标明，以供动态追踪观察。

（四）防止环境污染

现代医学认为，人类癌症的发生约 85% 以上与环境因素有关。环境污染在癌症的发生中起重要作用。因此，无论工作环境还是生活环境都应该注意污染问题，在公共场所可采取吸烟区与非吸烟区分开的措施。密闭的公共场所（如医院、剧院、商店、饭店等）应禁止吸烟。各级政府部门要加强对污染环境的工业生产及商业生产单位的管理，对有污染环境的工业生产要远离住宅区。严格限制有害物质的排放，如污水排放前的净化处理，有害气体排放前的处理。加强对饮用水的检测，改良水源等。同时应注意核辐射的污染和检测，做好工作场所监测和个人剂量监测。

当前对口腔癌的致病因素有了一定的了解，这为预防口腔癌的发生提供了依据，做好口腔癌的预防工作，将会大大降低其发病率和死亡率。世界卫生组织已将癌症的预防（包括口腔癌）列入公共卫生重点项目之一，世界各地正在为攻克癌症做着不懈的努力。人类在不久的将来，会有力地控制癌症的发生，降低癌症的发生率和死亡率。

第二节　牙外伤的预防

牙外伤是指牙齿受急剧创伤，特别是打击或撞击所引起的牙体硬组织、牙髓或牙周组织急性损伤的一种疾病。这些损伤可单独发生在一种组织，也可同时涉及多种组织。

近年来，随着人们生活方式的改变，交通运输条件的发展，以及儿童运动、游戏内容的多样化，再加上儿童的活动性较强，常易发生意外事故，如碰撞、跌倒。如果面部先着地，牙齿很容易受伤，从而导致牙齿松动、折断、脱位等。据研究，儿童及青少年是牙外伤的高发人群，高峰年龄为6～13岁。我国6～13岁的儿童牙外伤发生率为19.6%，与世界其他国家相近。乳牙期牙外伤发生的高峰期是2～3岁的幼儿，性别差异不明显。在恒牙期，男性较女性更易发生牙外伤，男女比例为(1.3～2.3)：1，原因可能是男孩比女孩更好动，更积极参与户外及体育运动，也更易出现一些暴力行为。

牙外伤的损伤类型、受累牙位、数目以及严重程度与年龄因产生损伤的原因不同而有所差异。恒牙牙外伤最常见的类型是牙釉质折断或牙釉质和牙本质折断却未造成牙髓暴露的简单冠折。乳牙牙外伤最常见的类型是半脱位，这可能与乳牙牙周支持组织弹性较高，牙齿在外力的作用下更易脱位而非折断有关。任何类型的牙外伤，最好发的牙位是上颌中切牙，其次是上颌侧切牙或下颌中切牙。大部分人只有单颗牙受累，两侧牙齿牙外伤的发生率没有明显差别。

一、危险因素

导致牙外伤的原因有很多，任何程度的机械外力直接或间接作用于牙都可造成牙体硬组织或牙周组织的损伤。摔倒、交通事故、体育运动及暴力是牙外伤的主要原因。

1. 摔倒、碰撞　发生牙外伤最常见的原因是摔倒、碰撞以及物体撞击到牙齿。对于学龄前及学龄期儿童，无意识牙外伤最常发生于家中及附近的地区。危险和过度拥挤的环境，更易使人摔倒发生碰撞从而产生牙外伤。

2. 交通意外伤害　包括行走时被交通工具撞伤，或骑自行车、驾驶机动车时发生意外，造成牙及颌面部的复合伤。15岁以下儿童由于骑自行车引起的面部外伤中有31%伴有牙外伤。戴头盔骑车虽可降低面部及颅脑损伤风险，但不能很好地保护面下部和下颌。

3. 运动损伤　体育运动是发生牙外伤的主要原因之一。它受下列因素影响：运动的类型、运动的场地、运动员的年龄和性别、运动的规模、体育竞赛的水平、防护用具的使用、是否有教练和牙科医师的指导。美国资料显示,33%的牙外伤与运动有关。

4. 暴力 暴力常导致上颌和面部的损伤。在挪威的北特伦德拉格郡,7～18岁青少年牙外伤中,直接原因是暴力的占5%;在奥斯陆,这一比例为9%。与农村地区相比,暴力行为更易发生在城市且随着年龄的增长而增多。

5. 行为因素 喜欢冒险的儿童往往更易发生牙外伤。平常好动、顽皮和喜欢打斗的儿童与其他儿童相比,发生牙外伤的风险更高;而那些具有亲社会行为、性格温和、行为乖巧的儿童则相对较少发生牙外伤。还有很多人把牙当成是工具,从而造成牙的损伤,例如:咬螺丝钉、用牙开启啤酒瓶盖或汽水瓶盖等。

除了上述常见的牙外伤,还有医源性牙外伤和口腔内的穿孔装饰品对牙的损伤等。比如医师拔牙时不注意保护对颌牙,用力过猛而击伤对颌牙。

二、牙外伤的预防措施

近年来,创伤已严重威胁人类健康和生存质量。牙由于其解剖因素,加之没有任何防护,极易造成外伤。牙外伤的发病率明显高于面部的其他组织和器官。由于受伤者绝大多数为儿童及青少年,影响牙的咀嚼、语言、形象、心理等多种功能,如不及时、有效地救治将会遗留严重的生理和心理影响。因此,提高公众对牙外伤的认知水平显得十分重要。

1. 增强保健意识 预防牙外伤,首先要提高公众,特别是师生、家长对牙外伤的认知水平,增强防护意识。儿童监护者需要增强责任心,不能疏忽大意。根据自己了解的牙外伤的知识,对孩子进行教育,提高其自我救助的能力。应加强学校的健康教育,加强牙外伤危害性的宣传,提高自我保护意识。教师要培养学生的防伤观念,要宣传交通安全知识,遵守交通法规。对体育活动中的儿童加强防护措施,运动中应掌握运动要领,遵守一定的运动规则和规律,防止意外发生。教育学生避免暴力行为,以减少牙外伤的发生。教师、家长和校医应了解牙外伤急诊处理的基本常识,以利于牙外伤后的应急处理等。

2. 环境保护及公共娱乐设施的完善 玩耍是孩子的天性,为了减少孩子的牙外伤,学龄前儿童家中尽量布置一个安全的玩耍区域,清除可能造成创伤的坚硬物饰,放置缓冲性强的物品,如垫子、枕头等。在易发生牙外伤的地点,如学校、道路、运动及游戏场所,尽可能进行草坪建设,或其他软化地面的方法。如在硬地面、楼梯走廊铺设塑胶,尽量减少不规则的小台阶或意外的障碍物等。应建立安全的儿童娱乐场所和人性化的生活交通设施,体育设施和游乐设施应提高安全性能;加强学生专用校车的管理,避免拥挤;公交汽车上应设置专用扶手;盲人行走的专用盲道应加强建设和管理等。政府有关部门在改善交通道路和机动车质量、加强道路管理的基础上,还应提高全民法律意识,严格遵守交通规则,严禁酒后驾车,以减少创伤的发生。

3. 防护牙托的使用 青少年在激烈、对抗性较强的体育运动和游戏中,口腔颌面部受伤的概率很高,易形成运动性牙外伤。身体接触类运动项目受伤的风险高于非接触类项目,因此应提倡青少年参加体育运动时佩戴防护牙托。美国牙医学会(ADA)和国际运动牙科学会(IASD)联合建议参与有身体冲撞的剧烈运动(如足球、篮球、滑冰等)时,运动员须使用防护牙托；参与打击类运动项目时，也须佩戴防护牙托，且在训练和比赛中都要始终佩戴。

防护牙托是一种弹性片状减震装置，主要作用是：①保护牙齿和口内其他组织，如牙龈、颊和唇；②防止颌骨骨折，特别是保护颞下颌关节；③预防外力对颅脑的冲击伤害，降低脑震荡发生的可能；④增强运动员的安全感。

防护牙托使用方便，防护效果好，已被全世界体育界广泛采用。但在我国，除拳击等专业性极强的个别运动项目外，防护牙托的制作和使用几乎是一片空白。医务人员对牙外伤的重视以及对防护牙托的了解也较缺乏。近几年一些院校已在儿童中开展防护牙托预防牙外伤的项目，进行激烈体育运动时戴防护牙托来保护牙齿，取得了一定的成绩。

 知识拓展

防护牙托

防护牙托一般是由弹性塑胶制成的一种牙齿护具，可在参加剧烈运动时保护牙齿、口腔软组织及颞下颌关节免受外伤。防护牙托分为三类：①预成类是固位及防护效果欠佳的成品防护牙托；②口内成形类是具有一定固位及防护功能的半成品防护牙托；③个别制作类是由牙医根据需保护者的牙齿模型进行加工制作的防护牙托，其固位及防护效果最佳，是目前应用比较多的一种类型。

在从事高风险，职业对抗的体育运动和游戏项目时最好使用防护牙托，例如：足球、篮球、棒球、曲棍球、冰球、橄榄球、拳击、跆拳道、柔道、摔跤、滑冰、轮滑（旱冰）、滑板、自行车和滑板车等。

4. 错𬌗畸形的矫正 唇关闭不全和深覆盖与牙外伤密切相关。唇部对前牙有一定的保护作用，因此不管前牙覆盖情况如何，唇关闭不全的儿童更易发生前牙的外伤。5 岁以下前牙开𬌗的儿童与其他同龄人相比，发生牙外伤的风险提高了两倍。覆盖超过 3.5mm 的儿童与覆盖正常的儿童相比，其发生牙外伤的风险明显增大。同时伴有唇关闭不全和深覆盖的儿童，牙外伤的发生率更高。对于患有唇关闭不全和深覆盖等错𬌗畸形的儿童应尽早进行相关的矫治，防止牙外伤的发生。

三、全脱位牙外伤的应急处理

多数牙外伤往往导致牙齿完全脱位，甚至掉在地上。这种情况下，家长一定要保持镇静，应该将牙齿放入生理盐水、牛奶或患儿口腔中，切记不要干燥保存，更不要擦拭牙根，立即带孩子到医院就诊，医师会将脱出的牙再植回去。牙齿脱出牙槽窝时间越短，再植的成功率越高，5 分钟之内再植成功率最高。如果条件不方便不能够尽快赶去医院，或因各种因素无法即刻再植，应马上将牙保存于湿性环境中尽快就医。湿性环境保存有很多方法，如唾液、生理盐水、牛奶、蜂胶、椰汁、Hanks 平衡液、组织培养液等，最简便的湿性环境是口腔中的唾液。家长可以参照旁边牙齿的位置自行将牙齿植回孩子的口中，然后再赶去医院。如果牙齿沾上污垢，可以手拿牙齿的冠部，用生理盐水、牛奶或者清水将其冲洗干净再植回口腔。

即刻再植被认为是治疗全脱位牙外伤最好的方法。外伤后的就诊时间、患牙保存方法、保存的溶液、处理方法等决定了牙根表面牙周膜细胞的活力，直接影响了再植牙的预后。乳牙全脱位外伤一般不予再植，只需处理伤口、止血和预防感染。

第三节　牙酸蚀症的预防

牙酸蚀症（dentel erosion）是指在无细菌参与的情况下，接触牙面的酸或其螯合物的化学侵蚀作用引起的一种慢性、病理性的牙体硬组织丧失。

20世纪，牙酸蚀症主要指职业性牙酸蚀病，即较长时间接触各种酸雾或酸酐所引起的牙体硬组织缺损，是生产和使用酸的工作人员较常见的口腔职业病。患病者可见前牙牙冠不同程度的缺损，且牙对冷热酸甜等刺激反应敏感，严重者牙冠大部分缺损或仅留下残根。但随经济的发展和劳动条件的改善，这种职业病已经明显减少。近十余年来，饮食习惯导致的牙酸蚀症发病率上升，尤其是青少年患酸蚀症人数增多引发关注。目前我国3～5岁儿童牙酸蚀症患病率较低，但随着年龄的增加，牙酸蚀症的患病率明显升高。

一、危险因素

牙酸蚀症确切的因素尚未明确。目前研究认为，它是一种多因素的疾病。来自体内外的酸作用于易感的牙是引起酸蚀症的最基本的原因。然而，即使接触酸的情况相同，人们的患病情况仍有差别，生活方式、口腔卫生习惯及唾液的缓冲能力等均会影响牙酸蚀症的发生和发展。因此，牙酸蚀症是一种多因素的疾病，是化学、生物、行为等多种因素相互影响、相互作用的结果。

（一）化学因素

化学因素主要指接触牙的酸蚀性质，包括内源性酸和外源性酸。

1. 内源性酸　体内的酸进入口腔，最常见的原因是由于患某些疾病使胃内容物进入口腔，胃酸长时间作用于牙齿硬组织发生酸蚀症。正常情况下，胃液的pH值1.3～1.8，饭后胃液被稀释，pH值可上升至3.5。胃病长期反酸、呕吐以及慢性乙醇中毒者的胃炎和反胃均可形成后牙舌面和腭面的酸蚀症，有时呈小点状凹陷。最常见的疾病包括：①胃食管反流性疾病，如持续性反酸、慢性呕吐等；②受神经、心理影响的胃肠紊乱，如神经性呕吐、神经性厌食症、神经性贪食症等；③其他，如体内代谢及内分泌紊乱、长期酗酒、一些药物副作用等。

2. 外源性酸

（1）饮食因素：饮食因素在牙酸蚀症的发病中占重要地位，酸性饮料（如果汁和碳酸饮料）的pH值常低于5.5，由于饮用频繁，牙面与酸性物质直接接触时间增加导致酸蚀症。研究发现，酸性饮食的酸蚀力，除pH值外，也受其本身的缓冲能力，钙螯合物的能力和所含钙、磷、氟等矿物质离子浓度和相对于羟磷灰石晶体的饱和度等因素的影响。

（2）药物因素：一些pH值较低的药物也可引起牙酸蚀症，例如维生素C片剂、补铁剂、阿司匹林和一些治疗哮喘的药物。患胃酸缺乏症的患者用的替代性盐酸等长期服用均可造成牙酸蚀症。

（3）环境因素：暴露于酸性工作中的人易患牙酸蚀症，患病率及严重程度与接触的时间、是否采取保护措施有关。近年来随着工作条件的改善,这类牙酸蚀症已很少见。

(二)生物因素

唾液的缓冲能力、获得性膜、牙的结构和矿化程度、牙和软组织的位置关系等生物因素都与牙酸蚀症的发生、发展有关。口腔环境中,正常分泌的唾液和流量对牙表面的酸性物质有缓冲和冲刷作用。这种作用可以阻止牙表面 pH 值下降到 5.5 以下,从而阻止牙酸蚀症发生。如果唾液流率和缓冲能力减低,如头颈部化疗、唾液腺异常或长期服用镇静药、抗组织胺药等,则牙面接触酸性物质发生酸蚀症的可能性就更大。

(三)行为因素

1. 生活方式　酸性饮食增多的生活习惯,尤其在儿童时期就建立的习惯,或临睡前喝酸性饮料的习惯是酸蚀症发生的主要危险因素。剧烈的体育运动导致脱水和唾液流率下降,加上饮用酸性饮料可对牙造成双重损害。与此同时,牙酸蚀症的发病率也在逐年上升。

2. 刷牙因素　刷牙的机械摩擦作用加速了牙面因酸脱矿的牙体硬组织缺损,是酸蚀症形成的因素之一。对口腔卫生的过分关注,如频繁刷牙,尤其是饭后立即刷牙可能加速酸蚀症的进展。

3. 其他因素　咬硬物习惯或夜磨牙等与酸性物质同时作用,可加重酸蚀症。

二、牙酸蚀症的预防措施

1. 加强口腔健康教育　普及牙酸蚀症的基本知识,树立自我保健的意识。

2. 治疗可引起牙酸蚀症的疾病　积极治疗如胃肠功能紊乱等引起的慢性呕吐、持续反酸;治疗受神经、心理影响的胃肠紊乱;治疗内分泌紊乱等其他疾病。

3. 减少饮食中的酸对牙的侵蚀　减少酸性食物和饮料的摄入量及摄入频率,可用吸管饮用,让饮料少接触牙;饮用酸性饮料时,应尽量避免含于口腔中太久,并且最好一次喝完而不要分次饮用,以减少牙齿暴露在酸性环境中的频率。可在饮料中加入钙、磷离子,增加其饱和度,从而改变酸性饮料本身的性质,减弱其酸蚀性;对一些 pH 值较低的药物则应尽量避免嚼服,如果不能避免应及时漱口。

4. 避免酸性环境中与酸接触　努力改善工作环境,消除空气中的酸雾,尽量避免暴露于酸性环境中,必要时须戴防酸口罩。避免口呼吸。

5. 增强牙对酸的抵抗力　咀嚼无糖口香糖,促进唾液分泌,发挥唾液的缓冲作用,预防牙酸蚀症发生;对于患有系统性疾病,需要长期服药而导致口干的患者,应尽早与相关的临床医师联系,考虑调整用药或采取其他保护措施;平时使用含氟牙膏刷牙和含氟漱口水漱口,增强牙对酸的抵抗力。

6. 改变不良的饮食习惯及口腔卫生习惯　酸性饮食的摄入最好安排在就餐期间,此时的唾液的流量大,缓冲能力强。不要安排在两餐期间,尤其不应在晚上睡觉前。摄入酸性食物后不要马上刷牙,以免引起牙面受酸软化后过度被磨耗。刷牙时宜用含氟浓度高而摩擦剂颗粒小的牙膏刷牙,并且要减轻刷牙的力道。可使用含氟漱口水漱口、咀嚼无糖口香糖等方法促进唾液分泌从而发挥唾液的缓冲作用。选用刷毛软硬适度,对牙磨损较小的牙刷,采用正确的刷牙方法及合适的力度刷牙均能预防牙酸蚀症。

小 结

　　早期发现对预防口腔癌具有重要的意义。口腔癌的预防应大力开展口腔健康教育和口腔健康促进活动,使公众了解日常生活中口腔癌的危险因素,尽量减少或戒除不良嗜好,定期检查,尽量做到早期发现和早期治疗。摔倒、交通事故、体育运动及暴力是牙外伤的主要原因。增强保健意识,完善公共设施防护,对减少牙外伤的发生有很大的作用。牙酸蚀症已成为一个新的口腔健康问题,加强口腔健康教育,改变不良的饮食习惯及口腔卫生习惯,改善不良的工作环境能预防牙酸蚀症的发生。

思考题

1. 口腔癌常见的致病因素有哪些?
2. 预防口腔癌的主要措施有哪些?
3. 简述牙外伤的概念。
4. 怎样才能防止儿童牙外伤的发生?
5. 试述目前牙齿酸蚀症的发生与饮食习惯的关系。

（尹　刚）

第七章 特定人群的口腔保健

 学习目标

1. 掌握：妊娠期妇女治疗口腔疾病的适宜时期；婴幼儿清洁口腔的方法；"8020 计划"；残疾人的口腔护理方法。

2. 熟悉：妊娠期妇女易发生口腔疾病的原因；老年型国家的标准；青春期主要的口腔问题。

3. 了解：孕前检查的必要性。

　　特定人群主要指一些具有特殊的生理、心理特点，或处于一定的特殊环境中，自我保护能力较差，容易受到各种有害因素的作用，某些疾病患病率较高的人群，主要包括妊娠期妇女、儿童、老年人、残疾人等。不同人群对口腔保健的需求有所不同，口腔患病情况也各有特点。例如，妊娠期妇女易患牙龈炎；学龄前儿童、小学生易患龋病；青少年牙周健康问题较普遍；中老年人有多种口腔疾病，全身慢性疾病引起的功能丧失和康复问题。而残疾人、幼儿、年事已高的老人，由于缺乏生活自理能力而不能正常使用口腔卫生用品，口腔卫生差，从而导致和加重多种口腔疾病的发生。因此，口腔保健必须适合不同人群的需求，针对他们的年龄特点、生理特点及特定的口腔状况来制订相应的口腔预防保健项目，开展口腔保健、康复保健，才能使制订的口腔预防计划和项目获得成功，从而获得整体口腔健康水平的提高。

 知识拓展

爱牙日主题

　　每年的 9 月 20 日为全国爱牙日，建立"全国爱牙日"是中国开展群众性口腔健康教育活动的一个创举，是推动中国口腔预防保健事业发展的一项重要举措。每年的爱牙日都设有主题，近几年的爱牙日活动主题的制定都表达了社会对特定人群口腔保健的关注（表7-1）。

表 7-1 关注特定人群口腔保健的爱牙日主题

年份	主题	涉及特殊人群
1999 年	老年人的口腔保健	老年人
2005 年	关注孕妇口腔健康	妊娠期妇女
2006 年	婴幼儿口腔保健	婴幼儿
2007 年	面向西部,面向儿童	儿童
2008 年	中老年人口腔健康	中老年
2010 年	窝沟封闭,保护孩子	儿童
2011 年	呵护孩子,防止龋齿(副主题)	儿童
2013 年	关爱老人,修复失牙(副主题)	老年人

2009 年 9 月,为了推动我国居民重视口腔健康、普及口腔保健知识、改善口腔保健行为、提高口腔健康水平,国家卫生部印发《中国居民口腔健康指南》。《中国居民口腔健康指南》共 55 条,除普通人群篇外,还覆盖了孕产妇篇、婴幼儿篇、学龄前儿童篇、学龄儿童篇、老年篇、残疾人篇,体现了国家对口腔健康问题的重视和对特定人群的关注。

第一节　妇幼口腔保健

一、妊娠期妇女的口腔保健

妊娠期妇女由于体内激素的改变及身体免疫力的降低,容易引起口腔内牙齿、牙龈的病变,而且妊娠本身也可直接导致一些口腔病变。妊娠期妇女易发生口腔疾病的原因有:①激素水平的改变。怀孕后血液中雌激素和孕激素水平明显上升,使牙龈中血管增生,牙龈处于充血状态,对外来刺激感觉非常敏感,容易诱发牙龈炎、牙周炎;②孕吐反应。怀孕早期往往会有强烈的孕吐反应,反流的胃酸可使唾液 pH 值下降,也可腐蚀牙面引起牙齿酸蚀与脱矿,增加牙齿的龋坏机会;③食物结构改变,进食次数增多。孕期妇女少量多餐,喜欢吃零食,喜好酸甜食物,使大量食物残渣残留在口腔中,为细菌繁殖提供了场所;④不良习惯。孕妇常感疲倦和行动不便而疏忽刷牙,或者受到错误观念影响,不敢刷牙,使得口腔内食物残渣积累较久,口腔卫生变差,诱发或加重口腔疾病;⑤保健意识缺乏。孕期妇女较注重妇产科方面的保健,而忽视了口腔保健。

口腔健康,全身健康。妊娠期是妇女一生中的重要阶段,也是维护口腔健康的重要时期,妊娠期的口腔健康有着双重意义,不仅关系到孕妇自身的健康,还与胎儿的生长发育息息相关。

(一)孕前口腔检查

孕前口腔检查是安全孕期的前提,因为妊娠期许多口腔疾病的发生与否都和是否进行口腔检查密切相关。如果育龄期妇女计划怀孕,在怀孕前进行一次全面的口腔检查,接受必要的口腔治疗及口腔健康教育,能改善其口腔卫生状况,减少孕期口腔疾病及妊娠不良结局的发生。孕前口腔检查的主要项目有:

1．牙龈炎和牙周炎 研究证实，怀孕前未患牙龈炎的女性，其怀孕后患"妊娠期牙龈炎"的比例和严重程度均大大降低；而在孕前就患有牙龈炎或牙周炎的女性，怀孕后炎症会更加严重，牙龈增生、肿胀、出血显著，个别牙龈还会增生至肿瘤状，称为"妊娠期龈瘤"，极容易出血，严重时还会妨碍进食。如果患有中、重度牙周炎，孕妇生出早产儿和低体重儿的机会也会大大增加。所以，怀孕前应该进行牙龈炎和牙周炎的检查和系统治疗。

2．龋齿 孕期生理的改变和饮食习惯的变化，以及对口腔护理的疏忽，常常会加重龋齿病情的发展。一旦发生急性牙髓炎或根尖周炎，不但会给孕妇带来难以忍受的痛苦，而且服药不慎也会给胎儿造成不利影响。所以，怀孕前需及早充填已龋坏的牙齿，以免妊娠期间龋坏加深。对已经有牙髓、根尖周炎症的牙齿尽早完善牙髓、根管治疗以免妊娠期发作。

3．阻生智齿 阻生智齿受颌骨和其他牙齿的阻碍，不能完全萌出，造成部分牙体被牙龈覆盖。阻生智齿的牙体与牙龈之间如存在较深的"盲袋"，容易积留食物残渣，导致细菌滋生、繁殖而引起"智齿冠周炎"。由于智齿多在 18 岁以后萌出，且智齿冠周炎最容易发生在 20～35 岁，而这个年龄段恰好是育龄女性选择怀孕的时间，所以要想防止该病的发生，就应该在怀孕前将口腔中的阻生智齿拔除。

4．口腔卫生 孕期口腔常见疾病都与口腔的卫生状况密切相关，准备怀孕的育龄女性需要知道如何正确刷牙和使用牙线，以及孕期如果罹患口腔科疾病，何时治疗是安全的等。

（二）妊娠期口腔保健

1．口腔健康教育 妊娠期妇女不仅要接受自身的口腔健康教育与指导，提高自我口腔保健能力，还应该接受有关胎儿的口腔健康教育。此期的口腔健康教育对促进孕妇、胎儿的健康具有双重意义。调查资料显示，妊娠期妇女更容易接受促进母婴健康方面的知识、信息。因此，应充分利用网络、电视、广播、宣传画、小册子、板报等传播媒介对妊娠期妇女进行口腔健康教育：介绍胎儿期错𬌗畸形的预防事项；颌面部生长发育、乳牙萌出时间；母乳喂养与人工喂养应注意的问题；清洁婴儿口腔与牙齿的方法和体位；早期饮食习惯的建立；氟化物防龋的重要性和注意事项；儿童首次检查牙齿的时间等。

2．注重口腔健康维护 提高妊娠期妇女的口腔保健意识，使其摒弃孕期不能刷牙的错误观念；指导她们掌握正确的刷牙方法，学习使用口腔保健辅助用品，局部用氟，配合使用牙线和漱口水，彻底清除菌斑，特别应加强进餐后的口腔卫生指导。

3．定期口腔健康检查与适时处理口腔疾病 孕妇除了常规去妇产科检查，也应定期做口腔健康检查。一般宜每隔 3 个月检查一次，如果自觉有口腔疾病，则应随时就诊，及时处理。妊娠期前 3 个月为易发生流产的时期，口腔医疗一般仅限于处理急症，要注意避免 X 线照射；妊娠期 4～6 个月是治疗口腔疾病的适宜时期，口腔疾病的治疗最好在此阶段完成，但也应注意在保护措施下使用 X 线，不要照射盆腔和腹部；妊娠期后 3 个月则应避免全身麻醉，急症需处理时仅选择局麻。

4．坚持健康饮食，合理膳食营养 妊娠期妇女要摄取足够营养，包括蛋白质、各种维生素和必要的微量元素，以利于胎儿发育及骨骼牙齿的形成和钙化。平衡膳食结构，选择有利于身体健康和非致龋性食物。少吃甜食，减少零食，避免过量摄食酸性食物以免造成牙本质敏感。

根据胎儿的发育，一般将妊娠期划分为 3 个阶段，每个阶段 3 个月：①妊娠初期（1～3

个月）：这个时期乳牙牙胚正处于形成阶段，此阶段应摄取优质蛋白质，足够的钙、磷和维生素 A 等，否则将影响乳牙以后的抗龋能力。②妊娠中期（4～6 个月）：加强对无机盐、维生素 A、D 的摄取指导。这个时期乳牙正处于矿化过程，因而钙、磷等无机物及与钙代谢有关的维生素 A、D 的摄取必须充分。③妊娠后期（7～9 个月）：这个时期包括围生期（自孕期 28 周至出生后一周）在内，胎儿的乳牙形成，也有部分恒牙胚形成，应继续保证充足的蛋白质、无机盐和维生素等必需的营养物质。

5. 正确使用药物，养成良好的生活习惯　妊娠期妇女最好不用或少用药物，慎用及避免擅自用药，用药也应在医师指导下使用。很多药物对胎儿发育有害，一些镇静安眠药和激素，如地西泮、苯妥英钠、泼尼松等可引起胎儿唇裂或腭裂；四环素除抑制胎儿生长发育外还可影响牙齿矿化、变色，形成四环素牙；一些抗生素如庆大霉素、链霉素、卡那霉素则有致畸作用。

注意身体保护，避免感冒、身体意外及有害因素的侵袭影响胎儿正常生长发育。研究表明妊娠期嗜好烟酒可使胎儿发生口腔颌面部畸形，故有烟酒习惯的孕妇应戒除吸烟饮酒的不良嗜好。

二、婴幼儿口腔保健

婴幼儿期是指小儿出生到三岁的阶段，是乳牙继续钙化、陆续萌出、形成乳牙列的阶段，也是恒牙牙胚陆续形成和恒牙钙化的时期。做好婴幼儿口腔健康保健，是使儿童终身受益的事情。婴幼儿口腔保健的目标是无龋以及完全保持牙龈健康。婴幼儿的口腔保健指导主要是帮助父母充分认识到婴幼儿口腔健康的重要性以及在生命早期如何建立良好的行为习惯，从而影响未来的健康。

 知识拓展

儿童年龄分期

人类从受精卵、出生至成熟可分为不同时期，在生长发育过程中，不同阶段有不同的特点。为了便于研究和实际工作的需要，人们将生长发育过程划分为几个年龄期，在各期之间并没有严格界限，而且相互之间有密切联系。

常见的是按生物学分期方法，可分为下列各期：

1. 胎儿期　从受精卵发育到胎儿娩出为胎儿期。

2. 新生儿期　从胎儿娩出至生后足 28 天。孕后 28 天至生后足 7 天的阶段称为围生期。

3. 婴儿期　从出生到 1 周岁为婴儿期。

4. 幼儿期　1 周岁至 3 周岁，亦称托儿所年龄期。

5. 学龄前期　3 周岁至 6、7 周岁（入小学前），也称学前期。

6. 学龄期　6、7 周岁（入小学起）至 11、12 周岁（青春期开始之前），称学龄期。

7. 青春发育期　女童一般为 11～12 岁开始到 17～18 岁，男童为 13～14 岁开始到 18～20 岁，一般女孩比男孩约早 2 年。

（一）婴儿期

从出生到1周岁为婴儿期，是人一生中生长发育最旺盛的阶段。

1. 婴儿期常见的口腔问题　①新生儿口腔中可能存在诞生牙（俗称马牙），其实质是牙板上皮剩余形成的角化物。②婴幼儿唾液腺不发达，唾液分泌少，黏膜干燥，易患真菌性口炎（鹅口疮）。③乳牙萌出后易因不正确的喂养和家长缺乏口腔清洁意识而出现龋坏，即低龄儿童龋（又称喂养龋）发生。④不正确的喂养和安抚奶嘴的使用可导致乳牙反𬌗、开𬌗、深覆盖等错𬌗畸形。

2. 婴儿期口腔保健

（1）保持口腔清洁：包括牙面和口腔黏膜软组织。①乳牙萌出之前，污物不易在口腔停留，主要应防止污物进口，注意手、衣服及玩具的清洁，特别要注意奶嘴及食具的清洁。乳母要勤洗澡、勤更衣。在婴儿的牙齿萌出前，最好在哺乳后或每天晚上由母亲或保育员用手指缠上纱布，或用乳胶指套牙刷，放入儿童口腔擦洗牙龈和腭部，使其适应清洁口腔（图7-1）。②出龈期间，由于乳牙压迫牙龈末梢神经，会引起牙龈瘙痒感。可使用硅胶制成的牙齿训练器，清洁消毒后让婴儿放在口腔中咀嚼，锻炼颌骨和牙床。③乳牙萌出后，用棉签为婴儿擦洗乳牙，也可继续用手指缠上纱布或戴乳胶指套牙刷对刚萌出的乳牙从唇面到舌面轻轻擦洗揉搓。并注意进食后给孩子喂温开水或漱口，起到冲洗口腔的作用。随着婴儿逐渐长大及对外界好奇心增加，应把牙刷介绍给儿童，即使此时不会刷牙，也起到让其熟悉牙刷的适应作用。

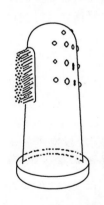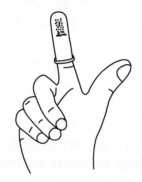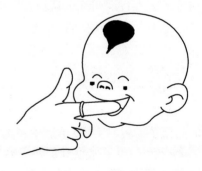

图7-1　指套牙刷及使用

（2）科学喂养：母乳是婴儿最好的天然食品，它热量高，各种营养素适合小儿需要，还有较多的酶与抗体，有利婴儿消化、吸收和抵抗疾病。母乳喂养关系到儿童颌面的生长发育，应注意哺乳姿势。喂奶经常偏于一侧，则该侧面部受压，使该侧唇、颊活动受限，导致双侧发育不对称。人工喂养时，橡皮奶头应有足够的硬度和弹性，开孔不宜过大，否则因吮吸过度容易使唇、颊、舌的肌肉缺乏必要的生理性刺激，影响发育。奶瓶位置要适当，不能紧压下颌前影响其发育；亦不能将奶瓶过分抬起，致下颌过分向前移动，造成下颌前突畸形。

常用奶瓶盛含糖的牛奶、果汁等喂婴儿，特别是在午睡或夜间给予，可致其上前牙发生奶瓶龋。未加控制可很快损及上前牙全部牙冠，导致牙冠病理性折断，破坏美观，还可造成牙颌畸形，影响发育及全身健康。应告诫家长不要让儿童含奶瓶睡觉，需安慰孩子时不要用含糖饮料,用白开水即可,最好用杯子喂水。1 岁以后停止使用奶瓶,开始使用杯子喝奶。

儿童营养学家建议 5~6 个月起应补充各种半固体食物,一方面满足婴儿生长需要,另一方面培养婴儿咀嚼能力,为过渡到断乳做准备。添加辅食应遵循"由少到多,由粗到细,由一种到多种,逐渐过渡"的原则,辅食的添加有助于增加牙颌正常生理刺激,有助于促进发育和建立良好的饮食习惯。

(3)口腔检查:婴儿出生后及时进行口腔检查,以后每半年定期进行口腔健康检查。注意观察牙的萌出情况、牙列和咬合情况、龋患和软组织情况等。并建立婴儿的医疗、喂养史、口腔健康等记录。

(二)幼儿期

一般将 1~3 岁定义为幼儿期,亦称托儿所年龄期。此期小儿活动范围增大,接触社会事物增多。由于缺乏对危险事物的识别能力和自我保护能力,易发生意外伤害,此期保健重点在于培养良好的饮食卫生习惯,保证营养和辅食添加,预防意外事故。

1. 幼儿期常见的口腔问题 ①乳牙龋:幼儿期是乳牙龋病高发期,随着年龄的增长呈快速上升趋势。第四次全国口腔健康流行病学调查结果显示,3~5 岁年龄组的乳牙患龋率为 62.5%,乳牙龋均为 3.35。全国 3 岁、4 岁、5 岁年龄组的乳牙患龋率为 50.8%、63.6%、71.9%,乳牙患龋率状况随年龄增加而加重。②错𬌗畸形:由于吮指、吐舌、咬唇等不良习惯,易造成上颌前突、开𬌗、反𬌗等错𬌗畸形。③乳牙外伤:乳牙外伤在幼儿期发生率较高。幼儿期儿童开始学习走路,而运动能力、反应能力仍处于发育阶段,容易摔倒或撞在物体上而造成牙齿外伤。

2. 幼儿期口腔保健

(1)养成良好的口腔卫生习惯:幼儿期帮助儿童养成良好的口腔清洁习惯,对儿童日后口腔健康行为的建立和维持十分重要。由于儿童口腔小,注意力集中的时间短,口腔医师应指导父母教会和帮助儿童刷牙。清洁幼儿牙齿可用硅橡胶制成的指套式牙刷,也可选用软毛小头的尼龙牙刷,刷头的形状、角度、手柄的大小可根据父母与儿童具体情况选用,目的是便于使用、容易清洁牙齿和按摩牙龈。2 岁以后的儿童趋向于自己刷牙,但这时儿童手的灵活性较差,需要父母时常帮助和督促。儿童刷牙时可使用牙膏(目前不建议 3 岁以下的儿童使用含氟牙膏),但一定要控制牙膏的用量,每次用"豌豆"大小的量,以避免和减少儿童吞咽牙膏的量。牙齿邻面有接触时,应使用牙线清洁。

(2)合理营养和饮食习惯:儿童生长发育快,代谢旺盛,对营养素要求高,营养物质的供应既要满足生长发育的需要,又要保证营养素代谢平衡。为了促进身体发育和有助于口腔健康,还要建立良好的饮食习惯。此时小儿的饮食由流食、半流食过渡到固体食物,是逐渐摄取多种食物及营养物质以满足身体生长所需要的阶段。必须尽早让幼儿练习咀嚼,以形成对颌骨的生理性刺激,促进骨组织生长,同时锻炼肌肉的功能,确保牙列和面型的正常发育。而幼儿消化吸收能力较成人差,供给的食物应碎、软、细、烂、新鲜、清洁。过分限制儿童食糖没有必要,也难以办到,关键是控制食糖的时间、方式以及糖在口腔中停留的时间,如不在睡前食糖、在食糖后立即漱口等。营养需要不仅要从影响口腔健康出发,还要结合全身健康考虑,才能为家庭所接受,具有可行性。

(3)氟化物的应用:氟是机体正常代谢和促进牙齿健康必需的微量元素,补充氟是儿童时期非常重要的防龋措施,由于人乳或牛奶中仅含极微量的氟,因此住在低氟地区和龋病高发区的儿童应适量补充氟。局部用氟在此年龄阶段起着重要作用,方法有含氟凝胶、含氟泡沫和含氟涂料等,全身用氟以氟片、氟滴剂为宜;一般不推荐含氟水漱口的方法。儿童氟化物的使用应在医师、教师或家长的监督指导下进行。

(4)预防乳牙外伤:家长和保育人员应加强对儿童活动的监护,防止意外跌倒造成乳牙外伤。

三、学龄前儿童的口腔保健

学龄前期是幼儿满3岁后至6、7周岁(入小学前)的时期。这个时期是儿童进入幼儿园接受教育的时期,故称学龄前期。学龄前期是乳牙龋坏发生的高峰期,重视龋病预防和早期治疗是学龄前儿童口腔保健的重要内容之一。应特别注意做好口腔清洁指导,定期带儿童去医院进行口腔检查,早期发现、及时预防(如涂氟、窝沟封闭等)和早期治疗口腔疾病维护乳牙列完整。学龄前期儿童应注意加强咀嚼,以促进上下颌骨发育和利于乳恒牙更替。学龄前儿童出现的暂时性错𬌗,随着颌骨生长发育和牙齿替换可逐步自行解除。

学龄儿童体格和智力稳定发育,学习能力和理解力加强。这个时期的口腔健康教育主要是帮助和教育他们掌握正确的刷牙方法,进行有效的刷牙,并使其养成每天刷牙、饭后漱口等良好的口腔保健习惯。此外,还应加强营养和饮食指导。

1. 家庭口腔保健 家庭口腔保健对儿童口腔健康起着不容忽视的重要作用。父母有责任时常指导、帮助和监督学龄前儿童做好口腔卫生清洁工作,继续维持早期建立的口腔卫生习惯。在家庭口腔保健中,父母的示范作用很重要,早晚最好与儿童一起刷牙及餐后漱口,或由父母帮助儿童使用牙线清洁牙齿。6岁左右儿童的乳牙开始脱落,恒牙逐渐萌出。当六龄牙萌出时,可能发生疼痛、牙龈水肿、不舒服等症状,出现"萌出性龈炎"症状。此时,更应加强口腔卫生清洁,保护好新萌出的恒牙。

此外,在儿童生长发育期间,许多口腔不良习惯(如吮指习惯、舌习惯、咬唇习惯等)直接影响牙齿的正常排列和上下颌骨正常发育,从而严重影响孩子面部美观。这些习惯与儿童的口腔生理、牙齿替换都有着密切的关系,并与某些疾病及精神因素还有关联,如饥饿、烦躁、紧张,或是单纯的模仿。由于这些习惯的致畸过程是缓慢的,是一种潜移默化的改变,所以在牙颌畸形被发现之前往往得不到重视,因此家长有必要掌握、了解这些不良习惯所造成的危害,及早纠正孩子的不良习惯。

2. 幼儿园口腔保健 幼儿园担负着儿童保健和教育的双重任务。应在幼儿园积极开展儿童口腔保健工作。幼儿园口腔保健工作应注意以下几个方面:①做好口腔健康教育工作:如举办培训班,对幼儿园的老师进行培训,使老师掌握口腔预防保健的基本知识和基本技能,如乳牙的生长发育、龋病的症状及预防、正确的刷牙方法等;②开展群体口腔预防保健措施:如低浓度的含氟牙膏,使用氟化涂膜、氟化泡沫等预防措施;③培养儿童良好的口腔卫生及饮食习惯:学会正确刷牙,养成餐后漱口、少吃零食甜食等良好口腔卫生习惯;④定期口腔检查,有口腔疾病及时治疗。在3~4岁乳磨牙完全萌出且儿童能基本配合医生操作之后可进行乳磨牙窝沟封闭。对有口腔疾病(如龋病、多生牙、乳牙滞留等)的学龄前儿童进行及时治疗。

3. 营养与饮食习惯　为了促进儿童牙颌器官、组织及身体正常生长发育,保持机体健康,应根据不同年龄的儿童生理需要及吸收功能,合理摄入各种食物、蔬菜及营养素。营养素的供应要粗细粮、荤素搭配,多吃谷类,保证鱼、肉、蛋、奶、豆类、蔬菜和水果的摄入。吃好早餐,保证一日三餐的热量分配合理。膳食要有一定的硬度,既要易于消化,又要发挥咀嚼功能。建立良好的饮食习惯,不挑食、不偏食、少吃零食或甜食,吃甜食后应立即漱口,睡前不再进食。

4. 氟化物的应用　全身用氟、局部用氟在此年龄组均能起着重要的作用,如氟片、氟滴剂、低浓度的含氟牙膏、氟化泡沫等。但必须坚持安全第一的原则,补充氟化物的量,需接受口腔保健专业人员的指导和监督,确保其安全性和效果。另外,儿童吞咽反射尚未建立前,不推荐氟水漱口的方法。

第二节　中小学生口腔保健

学龄期(6～12 岁)和青少年期(或青春发育期,12～18 岁)是我国中小学生在校读书的年龄阶段,故中小学生口腔保健又称学校口腔卫生保健。

一、中小学生口腔保健的特点

(一)学生处于口腔保健发展的重要时期

1. 牙颌系统的快速增长期　中小学生正处于牙颌系统的快速发育成长期,也是恒牙萌出,乳牙依次替换完毕的时期,故此期口腔预防保健直接关系到恒牙𬌗关系的建立和恒牙列的健康。恒牙是人一生中的主要咀嚼器官,应该终身保持牙列与牙周组织的健康。

2. 口腔疾病的高发期　学生时期尤其是小学阶段,恒牙易患龋并有逐年增加趋势。因此,预防龋的发生,早期发现、早期防治极为重要。中学生既处于易患龋时期,又处于龈炎发病的高峰时期,主要由于菌斑与牙石的局部刺激,牙龈常表现为出血、炎症性肿大。故预防与彻底清除牙菌斑与牙石,保持口腔卫生对促进牙周组织的健康十分重要。

3. 口腔健康观念与行为的形成期　口腔健康教育在小学与中学时期必须与学生所接受的普遍教育同步进行,应使学生得到口腔健康知识,建立口腔健康的新观念。对不健康的行为进行早期干预,提高学生自我保健的能力,预防口腔疾病的发生,为保持终身口腔健康打下牢固的基础。

(二)学校是口腔保健的重要场所

由于学生在校期间时间相对集中,便于组织和管理,所以学校是口腔保健的主要场所。首先,需要对全体学生的口腔健康状况做全面的调查分析,然后针对存在的主要问题,采取相应预防措施及口腔健康教育,并进行追踪观察、检测和评价。口腔健康教育应纳入学生的课程范围,给学生传授基本的口腔卫生知识和技能,根据年龄由浅入深地强化教育,并在老师的指导下有一定的实践,培养学生良好的口腔卫生习惯。要利用学生在校时间,开展一定的防治活动。口腔专业人员要协助选用有效的口腔预防保健措施,如窝沟封闭、氟化物的局部应用、学校饮水加氟、使用氟片、个人有效的自我菌斑控制等方法,并与保健人员一起实施,促进学生口腔健康。同时有责任向学生、家长、教师提供有关口腔预防保健方面最新的科学信息。

二、中小学生口腔保健的方法

(一)学龄期

学龄期儿童牙列发育属于混合牙列阶段。此期儿童智力迅速发展,也是颌骨和牙弓的主要生长发育时期,恒牙萌出,乳牙开始替换。

1. 学龄期主要的口腔问题

(1)龋病:学龄期6~8岁是儿童乳牙患龋的另一个高峰期,该阶段乳恒牙开始替换,牙弓不断生长发育,出现牙间隙,易造成食物嵌塞,引发邻面龋。乳磨牙大面积龋坏还会影响咀嚼和食物营养的摄入,不利于儿童的生长发育。第一恒磨牙是最早萌出的恒牙,也最容易发生龋病,甚至造成过早脱落。我国第四次全国口腔健康流行病学调查结果显示,12岁儿童恒牙患龋率为34.5%。

(2)错𬌗畸形:替牙期的局部障碍,同样是造成错𬌗畸形的常见因素,主要表现为:①乳牙早失:因龋病等原因造成的乳牙过早缺失,使儿童咀嚼功能下降,颌骨长期得不到足够咀嚼力的生理刺激而造成发育不足,导致恒牙错位萌出;②乳牙滞留:乳牙滞留占据了恒牙的萌出位置,导致恒牙错位萌出或埋伏阻生。需要注意的是,混合牙列期由于恒牙的萌出和乳牙的替换,出现的暂时性错𬌗,一般可在生长发育中自行调整,不需矫治。但必须仔细分析,跟踪观察,以便及时正确处理。

(3)牙外伤:学龄期儿童由于运动量增大,牙外伤的发生率增加。7~9岁是学龄儿童牙外伤的高峰期,以前牙为主。主要由运动中的跌倒和撞击所致。

2. 学龄期口腔保健方法

(1)口腔卫生指导:进行正确刷牙方法和恒磨牙萌出过程中的刷牙指导。当恒磨牙萌出过程中尚未达到𬌗平面时,低于近中相邻的乳磨牙,形成阶梯状,刷牙时应注意牙刷的倾斜,或使用特种单束毛、3~5毛束的牙刷仔细刷洗恒磨牙𬌗面,彻底地清除各牙面菌斑。

(2)龋病与牙周病的预防和治疗:在口腔健康检查的基础上,有组织、有计划地开展群体口腔疾病预防和及时治疗。群体龋病预防措施如全身和局部采用氟化物与窝沟封闭等;龋病早期预防性充填;提供多种牙科医疗保健服务和口腔卫生保健用品(保健牙刷、含氟牙膏、牙间刷、牙线)的选择等。

(3)健康饮食:加强咀嚼锻炼,促进乳恒牙更替和上下颌骨发育,并控制高致龋饮食摄入,防止乳牙和年轻恒牙龋病。

(4)预防牙外伤:学龄儿童平时最好穿鞋底不滑的旅游鞋、运动鞋;在进行滑板、轮滑等高速度、高风险运动时,应戴头盔或防护牙托等护具,尽量减少牙齿受伤的危险。

(二)青春期

青春期全部恒牙均已萌出,年轻的恒牙列处于形成阶段,一部分恒牙的牙根基本形成,另一部分尚未形成,且髓腔相对较大。对于第一、二磨牙的研究是这一时期突出的课题,窝沟龋发生率很高,必须尽可能保护好。口腔保健的重点是加强牙颌生长发育知识和口腔健康观念和行为指导,使之建立和养成良好生活和口腔卫生习惯,为终生享有一副健康完美的天然牙奠定坚实的基础。

1. 青春期主要的口腔问题 青春期的到来,口腔内也发生很大变化,其中较为明显的有以下几点:

（1）伴随着第二性征的逐渐发育成熟，口腔内的所有乳牙已全部脱落完毕，具有强大咀嚼功能的28～32颗恒牙相继萌出，来完成人们日常生活中的咀嚼、发音和保持容貌及口齿的健美。这一时期若有个别乳牙尚未脱落，恒牙又从旁侧萌出，属异常现象，应及时去医院将滞留的乳牙拔除。

（2）青春期性器官的成熟，产生出男、女不同的性激素，这些激素也影响口腔黏膜的变化，其程度女性大于男性。常表现为牙龈充血，容易出血，口腔内自洁作用差。这一时期性激素的分泌与体内调节关系很大，调节功能紊乱可加重口腔疾病的发生，往往与面部痤疮同时出现。因此，青春期一开始，就应注意口腔卫生，保持清洁以减少口腔疾病的发生。应当坚持早晚刷牙，不要因刷牙时出血而中断，饭后坚持认真漱口。三餐之间坚持各做一次口腔保健操，其每一环节如清漱、按摩牙龈、叩齿、鼓漱，都应认真仔细。

（3）青春期是矫正牙列不齐等错𬌗畸形的好时机，当上下左右的第二磨牙萌出（12～14岁左右）以后，如果牙齿排列不齐、拥挤、稀疏、上下牙反𬌗（俗称地包天）、咬合关系过深等，都应在这一时期及时就诊得到治疗，且效果理想，因此需要矫正的青少年切勿错过时机。

（4）青春期在口腔内尚有最后的第三磨牙待萌，也就是人们所说的智齿（尽头牙），一般要等到20岁左右开始萌出。但有一部分青年人在青春后期（17～18岁）就萌出了，萌出后大多位置不理想。不少人智齿阻生，抵靠在前面牙齿的远中邻面，极容易造成邻牙的龋齿和智齿冠周炎，常因身体抵抗力的下降，出现轻重缓急的疼痛。所以在青春后期，出现此类情况，应去医院进行口腔检查，确定萌出的智齿是否有咀嚼功能，如果智齿既无功能，又反复发炎，影响进食和健康，应当考虑及早将其拔除。

2. 青春期口腔保健方法　青春期正是恒牙建立𬌗关系的重要时期，也是矫正错𬌗畸形的最佳时机。

（1）进行口腔健康教育，建立口腔健康观念及养成良好口腔保健行为与饮食习惯。戒除不良习惯，积极调整内分泌平衡，加强自我口腔保健与专业性口腔护理，彻底清除牙菌斑和牙结石，预防口腔疾病。

（2）定期口腔检查。检查牙、牙列、咬合关系及软组织是否正常，如发现异常需向家长说明，尤其是发现牙齿、牙弓、颌骨和颅面间的关系不协调，应及时提出简单有效的治疗方法和建议供家长选择，取得家长的理解和配合。预防龈炎也是中学时期口腔保健的重点之一，中学生更应重视有效刷牙与使用牙线，彻底有效地机械性清除菌斑、牙石，定期口腔保健。

（3）提供口腔卫生保健用品选择及指导科学刷牙。刷牙方法很多，没有一种方法适合于所有人。各种功能的牙刷，如喷头式、喷雾式、弯毛式、半导体式及电动牙刷各有其优缺点。目前，我国仍以使用保健牙刷为主。

总而言之，应根据中小学生不同年龄阶段的心理特点在学校进行口腔保健工作：如小学低年级学生易受成年人言行的影响，往往以成年人言行为准则，做事情希望得到老师的认可。因此，对他们正确的口腔健康行为要肯定与鼓励。中学生自尊心强，对别人的评价敏感，应鼓励和诱导，粗暴的批评会使他们失去信心与自身的口腔健康责任感。高中生喜欢独立思考，爱美心理明显，应从文明与健康美学的角度进行口腔健康教育，以增强其主动参与的意识。爱护并尊重他们，启发他们自身的积极性，促进学校口腔卫生保健工作的开展，是增进和提高整体口腔健康水平的坚实基础。

第三节 老年人口腔保健

随着经济、科学、文化和医疗保健的发展，人类寿命普遍延长，老年人保健已成为当今与未来的世界性课题。目前国际上从年龄上界定老年人一般有两个标准，绝大多数发展中国家一般界定为 60 周岁，只有少数发达国家界定为 65 周岁。根据世界卫生组织（WHO）的划分标准，发展中国家 60 岁以上人口占总人口比例的 10% 以上或发达国家 65 岁以上人口占总人口比例的 7% 以上的国家为"老年型国家"。我国 1999 年就进入了老龄社会，据民政部《2017 年民政部社会服务发展统计公报》数据显示：截至 2017 年底，中国 60 周岁及以上老年人口 24 090 万，占总人口的 17.3%，其中 65 周岁及以上老年人口 15 831 万，占总人口的 11.4%。我国的老年人口总量快速增加，所占比重逐年攀升，老年人已成为一个越来越庞大的社会群体。

人口老化趋势明显地影响到 21 世纪老年医学的发展，也影响着老年口腔医学的发展。研究口腔器官和组织的衰老过程，消除加速衰老的因素，进行老年口腔疾病的防治、修复及护理等保健问题，对老年人保持身心健康、提高生活质量具有重要意义。保持老年人身心健康，重视和提高老年人的生活质量比单纯延长寿命更有价值。对老年人健康状况的估价，我国学者结合具体国情提出 20 项综合评定指标，其中直接与口腔功能有关的内容包括吃饭、购物、打电话，即咀嚼功能与语言功能，以及个人口腔卫生（刷牙等）能力。从口腔健康观点来考虑，缺牙占全口牙的 1/4 以上时，就会影响到口腔正常功能。可见咀嚼功能丧失程度已成为评价老年人全身健康状况不可缺少的一个指标。世界卫生组织在 2001 年正式提出了"8020 计划"，呼吁人们"80 岁至少应保持 20 颗功能牙，维持最基本的口腔功能状态，或者通过最低限度的修复，尽可能康复口腔功能，以达到理想的生活质量"。

一、老年人常见的口腔问题

老年人随年龄增长伴随器官功能减退、基础代谢降低等，口腔相关的各种组织器官也发生了明显增龄性变化，这些改变使得老年人口腔疾病的发病及预防具有特殊性。多数老年人牙齿缺损、缺失，即使是能保持天然牙的老年人，牙周病和龋病的发病率也很高，许多老年人正在忍受着口腔疾苦。

1. 龋病 老年人由于牙龈萎缩、牙间隙增大，易发生水平型食物嵌塞。牙龈萎缩造成牙根暴露，牙颈部和根面极易发生龋坏并可伴发牙本质敏感。老年人由于唾液分泌量减少，自洁作用差，可加重根面龋的进程。第四次全国口腔健康流行病学调查显示，我国 65～74 岁老年人恒牙患龋率为 98%，恒牙龋均 13.33，根龋患龋率为 61.9%。

2. 牙周病 反复发作的牙周炎是老年人牙齿脱落的主要原因。第四次全国口腔健康流行病学调查显示，全国 65～74 岁年龄组的牙周健康率仅为 9.3%；牙龈出血的检出率为 82.6%，人均有牙龈出血的牙数 11.25 颗；牙石的检出率为 90.3%，深牙周袋的检出率为 14.7%。

3. 牙列缺损与缺失 缺失牙是老年人常见的口腔问题。调查显示，65～74 岁年龄组中，只有 18.3% 的人牙列完整（不包括第三磨牙）；47.7% 有未修复的缺失牙，说明老年人对义齿修复需要量比较大；无牙颌患者占 4.5%。老年人牙齿缺失后给咀嚼食物带来不便，引起消化不良、言语不清。另外，牙齿脱落后口腔内环境发生变化，可导致各种口腔疾病的发病率增加，进一步加剧其他牙齿的松动和脱落，从而加速机体的衰老。

4. 口腔黏膜病　老年人是口腔黏膜病的高发人群。第四次全国口腔健康流行病学调查显示，65～74 岁老年人的口腔黏膜异常检出率为 6 455/10 万，恶性肿瘤检出率为 23/10 万。目前老年人的口腔黏膜疾病主要包括几种类型：①因增龄性改变而出现的以口腔灼痛、干燥、味觉异常为特征的口腔灼痛综合征等疾病；②因牙磨损、脱落、牙齿残留的尖锐边缘、不良修复体等刺激因素，反复刺激黏膜导致的创伤性溃疡、白色过角化病等；③由糖尿病、高血压等全身性疾病以及治疗这些疾病的药物而影响口腔的结构及功能，并伴发口腔真菌感染等；④与义齿有关的口腔黏膜念珠菌感染，多与老年人口腔及义齿卫生状况差有关。

5. 牙磨损和楔状缺损　牙磨损和楔状缺损与不正确的刷牙方法、咀嚼硬性食物及年龄的增加等诸多因素相关。老年前期是牙磨损和楔状缺损的高发期，随着年龄的增长，磨损程度会越来越严重，患牙的数目也越来越多。

二、老年人口腔保健的方法

要解决老年人的口腔保健问题，必须制订一定的目标和选择适当的策略，采取相应措施。首先要把老年人作为一个特定人群考虑，目标要符合老年人的实际状况。在策略上，应采取综合保健措施，即通过个人努力、医师指导，以及社会上从事保健工作的行政机构与人员的支持与帮助，以最大的可能，保持每个老人的口腔健康。综合口腔保健还有另外两个含义：一个是口腔保健与全身保健结合，另一个是在口腔医学领域内，涉及预防、治疗、修复与康复各个方面的问题，需要统一考虑和计划。

老年人是社区保健的重点人群，由经过口腔保健培训的初级卫生保健人员，针对老年人的需要，有计划有组织地进行口腔保健活动，包括口腔健康教育与促进，口腔卫生指导，定期口腔检查，供应口腔保健用品，适当安排治疗与功能康复。老年人口腔卫生保健具体包括以下几个方面：

（一）提高自我口腔保健能力

针对老年人的心理状态变化及普遍存在的口腔卫生问题，以及不讲究口腔卫生的传统观念与习惯等问题与特点，开展各种口腔健康教育活动，如消除"人老应该掉牙"的旧观念，学会正确的刷牙方法，适当补充氟化物等，提高老年人自身的口腔保健意识，同时也要促进家庭、社会与专业人员对老年人口腔健康的关心，做好老年人的口腔保健工作。

1. 刷牙　老年人要选择合乎口腔卫生要求的老人用或成人用保健牙刷。最好选用含氟牙膏，可以预防根面龋。除每天早晚刷牙外，每餐后刷牙，对中老年人都有好处，值得提倡。

2. 清洁牙齿邻面　由于老年人牙缝较宽，牙齿稀疏，光靠刷牙还不足以保持牙齿邻面清洁。推荐使用牙缝刷或牙线，有利于去除邻面与根面的牙菌斑。如需使用牙签，建议选用扁平或楔状木质牙签，顺着每个牙缝的两个牙面缓慢滑动，不要用力过猛或过快，可帮助清除牙邻面的食物嵌塞与软垢。

3. 漱口　每餐之后用清水漱口是一种好习惯，但漱口不能代替刷牙，因为漱口达不到去除牙菌斑的作用。

4. 纠正不良卫生习惯与生活方式　如戒除烟酒嗜好、不用牙咬硬物等。

5. 保护基牙　基牙既有稳固义齿的功能，又承受额外的咀嚼力，但又往往不容易清洁甚至被忽视。保护基牙最主要的是每天认真仔细地刷牙，尤其是邻面。基牙有病更要及时治疗。老年人的自我保健活动是他人无法完全取代的，是保持老年人口腔健康的基础。但是，对于一些有严重慢性疾病的老人，如老年痴呆症、半身不遂等，由家庭成员或医务人员进行特殊口腔护理，包括刷牙、洁牙、剔牙等。

（二）改善膳食营养状态

良好的营养状态对于疾病的预防和治疗及康复是一个必不可少的条件。由于多种因素的影响，老年人特别容易营养不良。对于老年人来说，营养问题是至关重要的。大多数专家认为，老年人需要的热量、蛋白质比青少年少，但对钙、铁等矿物质及维生素的需要量则随年龄的增长而相应增加。因此，老年人要多吃新鲜蔬菜与瓜果，安排合理膳食，保持良好的饮食习惯。同时还应注意进食的科学性，即饮食要有"度"。

1. 速度　老年人牙齿大多松动稀疏，不利于咀嚼食物，所以老年人进食时速度不能快，应细嚼慢咽，才有利于食物的消化和吸收。同时，多咀嚼可提高饭菜的风味，因为食物中带味道的物质必须溶解于唾液才能刺激到味蕾，而多咀嚼能增加唾液的分泌量。

2. 温度　老年人进食时食物的温度不宜过烫或过冷，应以温热为宜。因为过烫会直接损伤口腔、牙龈黏膜，易造成溃疡、充血，甚至坏死。人的味觉一般对 $20\sim30\,^{\circ}\mathrm{C}$ 的食物感受度最高，所以老年人饮食应以温热为宜。

3. 硬度　由于老年人牙齿常有松动或脱落，或是假牙，咀嚼肌变弱，消化液和消化酶分泌量减少，胃肠消化功能降低。所以，老年人不宜进食粗糙坚硬的食品，饭菜宜软和烂，否则会加重胃肠道的负担，使肠黏膜受损而引起胃肠道疾病。因此，老年人的食品一般要软硬适中，既不能过硬，也不宜过于松软。

4. 饱度　老年人进食不宜过饱，宜少吃多餐，一般以七八分饱为度。适当的节制饮食，可有效预防肥胖症、高血压和冠心病。

（三）定期口腔健康检查

由于老年人口腔卫生状况普遍差，口腔疾病发展变化速度快，口腔功能亦差，因此，应为老年人提供定期口腔保健，包括检查、洁治等，对维持口腔功能状态必不可少。有条件的老人最好每3个月口腔检查一次，至少也应一年一次，以便及时发现问题，及时处理。

（四）康复口腔基本功能

大多数老年人的口腔功能都有不同程度的丧失，牙齿松动、缺失是常有的现象。要使口腔内的余留牙保持健康，一是由专业人员帮助洁治和治疗，然后通过个人口腔保健活动来保持；其次是及时修复缺失牙，减轻余牙的咀嚼负担，恢复口腔的基本功能；同时要注意保护好义齿，如活动义齿佩戴者每日刷牙时应认真地清洗义齿，每天晚上刷完牙后应将活动义齿浸泡于干净的冷水中，这样既可以保护义齿，又可以保护口腔内的牙齿和黏膜。久戴义齿常有不适，甚至引起口腔组织红肿、疼痛、溃疡，更要由医师检查，及时处理或更换义齿。保护义齿处于功能状态，是口腔康复保健的重要内容。

口腔健康与全身健康息息相关，拥有健康的口腔是拥有幸福晚年生活的重要前提之一。医师应掌握老年人的性格与心理，注意态度，获得其信赖，加强相互之间的理解与合作。

第四节 残疾人口腔保健

对残疾人的保障和关爱是社会文明进步的标志,也是增进公平正义的重要内容。我国现有残疾人总数约为 8 500 万。残疾人群体的生存、发展状况影响到全国近五分之一家庭的生活状态。人口和老年人口比例的增加将使我国残疾问题更为突出,这部分群体的健康问题也越来越受到社会和政府的重视,其口腔问题也日益凸显出来。残疾人的口腔健康问题是双方面的:有残疾的人,口腔疾病的风险更大,反过来,口腔疾病进一步危害他们的健康。但是大多数残疾人由于缺乏口腔保健能力的主动要求,以及许多残疾人的家长和老师对口腔保健的要求很低,加之以往的口腔医学教育中又缺少这一部分内容,影响了对残疾人这一特定人群口腔保健工作的开展。因此,加强残疾人口腔保健应被列入各级行政领导和部门的议事日程,口腔医务人员也应积极主动、有计划地将残疾人列入口腔保健的重点人群之中。

世界不同国家和地区对残疾的定义和评价标准不尽相同。WHO 的定义为:"由于先天原因,或因为年龄、疾病或意外事故,使其身体或精神的完好性发生短期的或永久性损害,以致影响其生活自理、学习或就业能力者"。《中华人民共和国残疾人保障法》规定:"残疾人是指在心理、生理、人体结构上,某种组织、功能丧失或者不正常,全部或者部分丧失以正常方式从事某种活动能力的人。"按残疾的病因、症状、性质不同,可以有不同的残疾分类方法。WHO 编制的残疾分类法,是按疾病→损伤→障碍→残疾的顺序划分,它包括 3 个明确的独立分类,每个分类都与疾病导致的不同结果有关。①损伤:心理、生理,或解剖结构或功能的任何丧失和异常;②障碍:由于损伤造成能力的受限,使人不能正常进行活动;③残疾:由于损伤或障碍造成残疾,限制或阻碍患者在正常情况下(按照年龄、性别、社会与文化诸因素)能完成的动作。目前我国把残疾人分为视力残疾、听力残疾、言语残疾、肢体残疾、智力残疾、精神残疾和多重残疾。

我国 2006 年进行的第二次全国残疾人抽样调查表明,全国各类残疾人的总数为 8 296 万人,残疾人占全国总人口的比例达 6.34%。各类残疾人的比例分别是:视力残疾 14.86%,听力残疾 24.16%,言语残疾 1.53%,肢体残疾 29.07%,智力残疾 6.68%,精神残疾 7.40%,多重残疾 16.30%。从种类看,以肢体、听力残疾居首。从人群分布来看,我国残疾人分布存在明显的年龄差异。听力、言语残疾和视力残疾人的患病率随年龄的增长而明显升高,智力残疾以儿童人群为高发,肢体残疾和精神残疾在青壮年人群中的患病率较高。

一、残疾人主要的口腔问题

对残疾人进行口腔健康调查存在各种各样的困难,因此缺乏大规模的流行病学调查结果。由于特殊教育学校残疾人(主要是残疾儿童、青少年)相对集中,便于调查,是目前残疾人口腔健康调查资料获取的主要来源。

调查表明,我国残疾人群体口腔疾病治疗需要很高,需要按期口腔治疗的人员比率高达 79.7%,需要及早口腔治疗人员占 69.1%,需要紧急就医进行口腔治疗者为 27.7%。根据残疾类型、年龄和残障程度,残疾人的口腔问题可有不同,但主要还是龋病与牙周疾病,以及有些残疾儿童的先天缺陷,错𬌗畸形、先天性牙颌面外伤等。

1. 龋病　国内外多项研究结果表明，残疾儿童的龋病患病率和龋均均高于正常儿童。印度 2014 年针对特殊教育学校的一项调查显示，残疾儿童的患龋率可达 92.7%。曾晓莉等（2016）对上海市 365 名残疾儿童龋病状况的调查显示：残疾儿童总患龋率为 53.97%，总龋均为 1.77，视力残疾儿童高于聋哑、智障儿童。吴映燕（2015）等对 260 名聋哑学生进行了龋病检查，调查结果显示聋哑学生的患龋率为 52.76%，略高于国内此年龄组儿童患龋情况。智力障碍及精神病人一般长期服用抗精神病药而引起口干，使其多数牙患龋病，龋坏程度也较重，同时伴有多种口腔疾病。

2. 牙周病　蓝航航等（2017）对青岛市盲校在校视力残疾学生 162 人进行了口腔健康调查，发现视力残疾学生牙龈出血检出率为 63.50%，牙石检出率为 72.26%，高于山东地区第三次全国口腔流行病学调查中 12 岁年龄组的牙周状况调查结果，同样高于其他省市普通中学生（12～18 岁）牙周检查结果。张忠提等（2017）通过对辽宁省 202 名特殊教育学校学生和同龄 202 名普通中学学生的口腔健康状况进行检查和比较，研究发现残疾人群口腔健康状况不佳，残疾人牙龈炎（52.0%）、牙石（31.4%）的检出率都比普通中学的调查对象显著增高。此外，部分残疾儿童及青少年需要长期服用药物控制病情，某些药物对牙龈的健康也会造成影响。

3. 错𬌗畸形　各种调查都显示聋哑学生的错𬌗畸形发生率要高于健康学生，这可能与聋哑学生的语言刺激方面先天不足及口腔不良习惯较多有关。精神 / 智力残疾儿童常有吐舌和张口呼吸习惯，这也是他们错𬌗畸形高发的原因之一。国外研究发现约 1/2 轻度精神障碍与 2/3 严重精神障碍儿童有牙颌畸形。脑麻痹儿童牙颌畸形患病率高，由于面部肌肉高度紧张，舌倾向于伸长，常常是反𬌗与拥挤。头影测量表明脑麻痹患者的下颌骨与头颅骨的体积与形态均受到影响。肌性营养不良儿童由于颌面肌肉异常，牙颌畸形患病率有所增加。

残疾人（精神或身体）常常居住在容易引起疾病和威胁健康的环境下，并且与口腔卫生保健系统的接触很有限。因此，常见口腔疾病和残疾存在着因果关系。从整体来说，不同类型残疾的残疾人口腔健康状况都不尽如人意。因此，口腔医务人员及有关部门需要高度关注残疾人群体，给他们带去更多的口腔保健知识，提高他们自我保健能力，尽可能降低该人群的口腔发病率。

二、残疾人口腔保健的方法

残疾人的口腔疾病和普通人一样是可以预防和控制的，因为两者病因基本相同，所不同的是残疾人由于生理或精神方面的缺陷缺乏自我口腔保健能力，需要口腔医务人员、家庭成员与其他社会服务人员的医疗和护理。相比之下残疾人的口腔预防保健比较容易做到，而他们的口腔疾病治疗要困难得多，因此残疾人的口腔预防保健十分重要，也更有意义。根据我国具体情况，残疾人的口腔保健应从以下几个方面进行。

（一）早期口腔健康教育与卫生指导

残疾儿童肢体运动障碍的程度有轻有重，程度轻者无精神方面的障碍，如同正常儿童一样能自行口腔清洁。重症残疾儿童因不能理解口腔卫生的意义，必须借助于监护者的帮助。为了使患儿能较好地维护口腔健康和今后参加社会活动，早期开始功能训练和教育是十分重要的。

1.对监护者的口腔卫生指导　残疾人口腔知识往往不能独立获取,常规口腔保健不能独立完成。相关研究表明,通过提高其监护人的口腔保健知识水平来促进残疾人的口腔健康是一条行之有效的途径。从预防的角度出发,在口腔疾病发生之前,就应对监护者进行有关问题的教育,不仅仅是妊娠期一般口腔卫生保健知识,而且也包括判断新生儿有无残疾、对残疾的处理措施等知识教育,并与当地口腔保健中心和口腔医师协会取得联系,以及就近到口腔医院开始早期口腔健康管理和保健等,这些是很多国家行之有效的经验。

2.适量使用氟化物　最好选用一种全身用氟方法,如饮用氟化自来水、氟化牛奶,食用氟化食盐,口服氟片等;并配合一种局部用氟方法,如每天使用含氟的牙膏,或用氟水含漱,或者由专业人员使用氟凝胶等,将会有明显的防龋作用。

3.减少糖与甜食的摄取　严格限制糖与甜食,只在一日三餐食用。其他时间补充的膳食,不应含有糖和精制碳水化合物,减少酸的形成而导致对牙釉质的侵蚀,达到防龋的效果。对残疾人可适当使用甜味剂,如木糖醇、山梨糖等。

4.定期口腔健康检查　由口腔专业人员定期为残疾人提供最基本的口腔卫生保健服务。为残疾人提供定期(至少每半年一次)口腔检查、洁治,做到早发现、早诊断、早治疗。残疾儿童恒磨牙萌出后应尽早进行窝沟封闭,有助于龋病的预防。

(二)口腔保健用品的选择

残疾儿童所必需的口腔卫生用品,应主要根据残疾的程度和患儿的配合能力,选择清洁口腔的适宜方法和用品,如菌斑显示液、牙刷、牙线、牙线夹持器、牙签、开口器等。若有电动牙刷和水冲洗装置也可应用。

电动牙刷:使用一般牙刷维护口腔卫生有困难的残疾儿童,可推荐使用电动牙刷。它可在短时间内达到清洁口腔和按摩牙龈的作用,减轻残疾儿童刷牙的疲劳。

水冲装置:为重症残疾儿童日常清洁口腔的一种辅助装置,由水流的作用把停滞于口腔内的大块食物碎屑带走,但对菌斑的清除和预防没有特殊的效用。

改良牙刷:将普通牙刷经过改进后,易于残疾人使用的特殊形状的一种牙刷。其刷柄制成球形或安装橡胶把手,使之握持容易;植毛部排成两排。这种改良牙刷,也适用于用普通牙刷刷洗不到的牙列部位。牙刷的改良要根据对患儿的口腔健康管理,结合患儿的运动能力和接受程度来设计(图7-2)。

(三)残疾人的口腔护理

对于缺乏生活自理能力的残疾人,至少应帮助其每天彻底刷牙或用牙线洁牙1次,有效地去除牙菌斑,必要时使用电动牙刷。帮助残疾人刷牙应根据残疾人的具体情况选择一种比较容易操作的、舒适的位置与姿势(图7-3),其操作方式简述如下:

1.让患者坐在椅子上,帮助者站于其身后,用手稳住患者头部,使其靠着椅背,可用枕头垫在头后部,使其感舒适,刷上下牙时可让头稍向后仰起,可以按照正常人的刷牙方法与顺序进行。

2.帮助者坐在矮椅子上,残疾人坐在地板上,让其背部靠着帮助者,用膝盖支持其头与肩部,然后开始操作。

3.让患者躺在床上或地板上,帮助者坐在其身旁进行操作。

4.如果患者坐不稳,可用宽带缚住腰部,如果必须控制患者的手或身体活动,帮助者可用一手横搂在患者胸部进行。

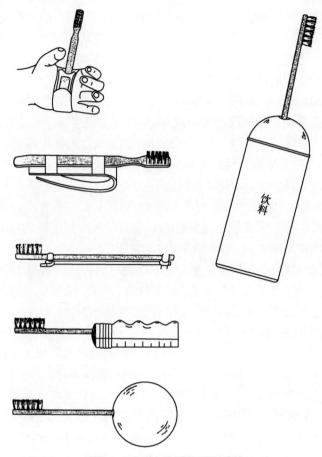

图 7-2 残疾人的特殊牙刷设计

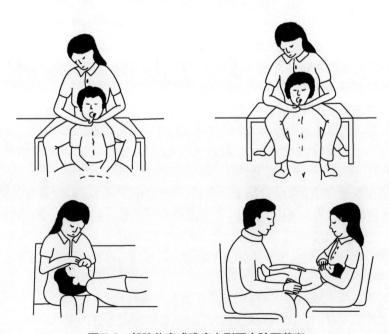

图 7-3 帮助儿童或残疾人刷牙去除牙菌斑

5. 如果是残疾儿童,可以让其头部躺在帮助者的肘部,如果无法控制其活动,则需要两个人面对面,残疾儿童在中间,一人抱住孩子,另一人帮助刷牙。

6. 如果需要患者张开嘴,由于患者可能有不自主的肌痉挛,可用橡皮或纱布缠住几块压舌板放在上下颌骨之间。

7. 如果牙刷刷毛达不到某些牙面,应考虑使用牙线,其洁牙方法与正常人相似。可用牙菌斑显示剂检查牙齿是否已刷洗干净。

通过帮助残疾人刷牙、洁牙的方式来保持其口腔卫生是残疾人最好的口腔保健。帮助和指导残疾人刷牙特别需要耐心和花费时间。在残疾人口腔疾病治疗后,更要加强和维持口腔卫生清洁。残疾人的口腔卫生和保健问题应得到政府和有关部门、医务人员的足够重视,尤其是促成其口腔疾病发生的诸多问题应引起人们特别关注。

总之,开展残疾人口腔保健是一项艰巨的工作,需要全社会关心、各部门配合和努力。残疾人的口腔保健应纳入初级卫生保健和社区卫生保健的范畴,并作为医疗保健的内容之一。应由经过培训的口腔保健医务人员为残疾人提供最基本的口腔卫生保健服务,为口腔专业人员提供复杂的医疗与康复性保健服务,才能改善残疾人的口腔健康状况。

小　结

　　不同人群的口腔健康状况各不相同,对口腔保健的需求也不一样。需针对各个人群的口腔疾病及其生理心理特点,进行不同形式和内容的口腔健康教育,培养其良好的口腔卫生习惯,掌握自我口腔保健措施,同时定期开展口腔健康检查,早期发现口腔疾病、及时治疗,维持牙体、牙周组织的健康,从而改善特定人群的口腔健康状况。

思考题

1. 怎样做好妊娠期妇女的口腔卫生保健工作?

2. 特定人群主要有哪些?其口腔患病的特点分别是什么?

3. 老年人在防治口腔疾病时有哪些注意事项?

3. 如何帮助缺乏生活自理能力的残疾人进行口腔护理?

（何　勇）

第八章　膳食营养与口腔健康

学习目标

1. 掌握：营养与龋病的关系（牙齿萌出前、后的影响）。
2. 熟悉：钙、磷、维生素 D 与口腔健康；糖摄入与龋病的剂量反应关系。
3. 了解：与营养不良有关的口腔表征；口腔疾病防治中的合理营养的理念。

　　口腔作为人体器官的一部分，其生长发育和健康维持受到遗传、行为和环境因素等，包括营养及感染的影响。食物中含有的能维持生命，促进机体生长、发育和健康的化学物质称为营养素，其主要功能为参与机体组织的构建及修复、提供能量、调节代谢来维持正常生理功能。人类从环境中摄取的营养素约有 50 种，膳食是主要的营养来源。膳食是指经过加工、烹调处理后的食物，可为人体提供必需的营养物质。人体所需要的营养素可归纳为 6 大类，分别为蛋白质、脂肪、碳水化合物、维生素、矿物质和水，它们以不同形式存在于各种食物中：①碳水化合物、脂肪和蛋白质作为能源物质，供应热能、维持体温，并满足生理活动和从事生产劳动的需要；②蛋白质和脂肪提供构成和修复机体组织，满足生长、发育和自我更新需要及合成抗体、激素的材料；③矿物质、微量元素和维生素则担当调节物质，维持生理功能，使机体的活动能协调运转。然而，任何一种天然食品都不可能提供人体功能所需要的所有营养素。因此，理想膳食只有通过动植物食品的适量混合与搭配，才能达到适当平衡。

　　营养素过量、缺乏和不平衡都会对生长发育产生不利的影响，损害口腔健康。大量动物实验研究与流行病学资料已经清楚地显示：以蔗糖为代表的各种糖类食品，无论是天然还是加工精制的含糖食品都具有很强的致龋性，过量使用会增加患龋风险。新生儿营养缺乏可增加龋病的易感性。氟的适当补充可以预防和减少龋病的发生，但是过量摄入会增加诱发氟牙症的风险。均衡合理的膳食是机体正常协调运转的保障。随着医学和预防口腔医学的发展，营养在维持口腔健康和预防口腔疾病中的作用已成为人们关注的热点问题。学习讨论膳食与口腔健康问题，不仅可以了解营养与口腔健康的关系，也能在今后的口腔临床实践中进行营养咨询服务与膳食指导，以减少和预防大众口腔疾病的发生。

第一节　膳食营养与口腔生长发育

良好的营养是口腔健康发育的基础。人体器官的发育与完整都取决于营养素的均衡。口腔生长发育虽然在一定程度上受到遗传因素的调控，但包括营养在内的环境因素对其起着决定性的作用。营养对口腔组织的影响有两个时期。一个是牙齿萌出之前，既是人体生长发育的关键时期，也是牙釉质和牙本质形成和矿化时期，同时是牙颌、口腔与颌面部（包括上下颌骨、乳恒牙、唾液腺、口腔上皮、牙周结缔组织等）对营养的作用特别敏感时期。如果营养不足，会影响到牙釉质与牙本质的内部结构与化学成分，导致其形态和萌出异常。如引起牙釉质的不可逆转的损害——牙釉质发育缺陷或牙釉质钙化不全。另一个时期是牙萌出之后，膳食通过牙菌斑细菌影响局部矿化—再矿化的修整过程。其中糖与碳水化合物对牙健康的影响最为重要。

一、蛋白质与口腔健康

口腔的生长发育以蛋白质合成为基础，牙齿和骨组织矿化以前的有机质都含有蛋白质，蛋白质构成牙釉质与牙本质有机质的大部分，分别约占6%与20%。在牙釉质中含有造釉蛋白和釉蛋白，在牙本质、牙骨质和骨组织则是胶原蛋白。胶原蛋白对于这些组织的形成和矿化有重要的意义，同时胶原蛋白的合成比其他蛋白质更容易受营养因素的影响。牙周组织基质和口腔黏膜中也存在大量蛋白质以维持组织正常结构和功能。

人体内蛋白质缺乏对口腔的主要影响：①影响成纤维细胞、成骨细胞、成牙本质细胞的活性，使成纤维细胞无力合成胶原以及胶原变性。②导致牙釉质发育不全、牙本质钙化不良、牙骨质沉积迟缓、牙齿形态异常和萌出延迟以及牙拥挤与错位。③口腔上皮组织与牙周结缔组织中胶原缺乏，可以使牙周组织在局部刺激因子的作用下更易感炎症和变性，伤口不易愈合。④对唾液腺的生长发育产生影响，如下颌下腺总重量的改变等。因此，胎儿和儿童生长发育时期必须提供足够的蛋白质，以供口腔组织的生长发育所需。另外，根据蛋白质互补作用，建议选择生物学种属较远的蛋白质混合食用来提高其营养价值，比如植物蛋白搭配动物蛋白食用。为了避免摄入的蛋白质作为能量来源被消耗掉，需供给人体足够的碳水化合物和脂肪。

二、脂肪与口腔健康

脂肪在正常人按体重计含量约为10%～20%，是人体最重要的供能物质，在维持细胞正常结构和功能中起重要作用。早期的组织学方法证实牙釉质与牙本质存有脂类成分，总脂量分别为0.51%与0.33%。在重要钙化的部位，如前期牙本质与牙本质、牙釉质之间的临界区存在着嗜苏丹反应，其中的包涵物为存在于成釉细胞与成牙本质细胞中的脂肪颗粒，在长骨骨骺软骨钙化区也有类似反应，表明为酸性磷脂。因此认为在钙化过程中，无定型磷酸钙或磷灰石开始矿化沉积期间，有磷脂参与。

食物脂肪能促进脂溶性维生素（维生素A、维生素D、维生素E、维生素K）的吸收。脂溶性维生素E缺乏可破坏成釉器的完整。维生素A缺乏能使上皮结构变性，搅乱骨吸收与骨形成的方式，使骨异常变厚。因此认为，在正常生长与骨改建中，维生素A的作用是引导破骨细胞与成骨细胞的活动。维生素 A 浓度适宜可帮助稳定细胞膜功能,浓度过多则可引起骨吸收的增加。维生素 K 是一种防龋因子。

三、碳水化合物与口腔健康

碳水化合物又称为糖类化合物,摄入量占总能量的 55%～65%,是人类最主要和经济的膳食能量来源。人牙胚中存在着糖原和其他含碳水化合物的大分子。牙乳头、前期牙本质、牙本质、新形成的牙釉质中以及牙髓中存在着葡糖蛋白。牙周膜、牙髓存在氨基葡聚糖。在钙化过程中,蛋白聚糖起到最重要的作用,由于能有效地结合钙,可能履行着这些功能:与弹性蛋白和胶原争夺钙,减少异常钙化的可能;暂时贮藏钙,在适当时释放出来,以利于基质泡能有效利用;防止亚稳态磷酸钙的沉淀。

几乎所有的研究都表明了食物中的碳水化合物与龋病的发生呈明显的正相关关系,尤其是蔗糖。研究显示,限制或增加碳水化合物(主要是糖)对所形成的菌斑以及牙龈炎有影响:膳食补充糖增加菌斑量与牙龈出血;限制膳食糖的摄入 2 年以上,能减少菌斑形成的数量,同时减弱其毒性。

碳水化合物中有一类不能被人体利用的多糖称为膳食纤维,它不能被人体胃肠道中消化酶所消化。这类多糖主要来自植物细胞壁的复合碳水化合物,主要功能为促进胃肠蠕动、调节胃肠菌群;调节血脂、降低血胆固醇。适当使用膳食纤维对于发育期的颌骨和咀嚼肌可起到一定的促进作用。

四、钙、磷、维生素 D 与口腔健康

钙、磷和维生素 D 是牙齿和骨质正常矿化的基础。钙与磷参与机体骨骼与牙组织的构成。钙是人体内含量较丰富的元素之一,占体重 1.5%～2%,约 99% 以上的钙存在于骨骼和牙齿中(1% 在软组织、细胞外液和血液中)。磷是羟基磷灰石的主要构成成分,是维持生命的重要的化合物。在正常情况下,摄入的钙只有 20%～30% 被吸收,磷 70%～80% 被吸收。钙与磷主要贮藏于长骨骨小梁内,血液与组织钙起到贮藏库的作用。在正常生理条件下,为了保持有益于骨和牙形成的环境,机体内分泌系统和维生素 D_3 帮助维持体内矿物质适应性调节,维持钙、磷平衡。但在过度敏感的人群中,如妊娠最后 6 周的胎儿,处在骨骼快速生长发育期,此期间沉积的钙为婴儿出生时总钙的一半,磷为 1/3 以上。出生后第一年体内钙含量的增加比任何时候都快得多。又如吸收贮存功能减退的老年人,钙与磷在体内很快沉积或骨丢失。

钙与磷的主要功能是以羟基磷灰石的形式提供骨与牙的硬度与强度。钙主要参与维持神经和肌肉的正常活动、凝血过程。磷主动参与许多生理性缓冲系统,如参与碳水化合物的吸收和代谢,易与蛋白质、脂肪、碳水化合物结合,在血液与唾液中起到缓冲作用。维生素 D 参与体内钙和矿物质平衡的调节,是钙代谢最重要的生物调节因子之一。维生素 D 族最重要的成员是维生素 D_2 和维生素 D_3。维生素 D_2 来自植物,特别在真菌与酵母菌中含量最丰富,能刺激肠道加快钙的吸收,保证充足的钙以供给骨与牙的矿化需要;维生素 D_3 是维持生命、促进正常骨形成与钙化、病骨修复所需的营养素,可由皮肤经日照获得,也可通过食用鱼肝油、动物来源的食品如蛋类、奶油、肝脏等摄取。维生素 D 的吸收发生在有胆盐与脂肪存在的肠道内。任何肝胆疾患引起的脂肪吸收不良,都会干扰其吸收。

牙生长发育期间，如果维生素 D 缺乏，牙釉质、牙本质可发生发育不全、钙化不良的改变，引起部分缺陷。临床表现为牙冠出现钙损伤线或有水平向排列的凹沟，可扩展至牙釉质、牙本质。

第二节　膳食营养与口腔疾病

口腔是人体摄入营养的重要门户，口腔疾病可以阻碍咀嚼和吞咽，从而影响全身营养的摄入、消化和吸收。一旦营养缺乏，就会影响钙、磷代谢，致使牙齿的发育与修复功能受到限制，从而降低牙齿本身的抗龋能力。当营养不良时，机体免疫功能降低，使口腔黏膜与牙周组织也易发生和加重疾病。因此，膳食营养是维持人体与口腔健康及正常生长发育必需的物质基础，可增强机体与口腔组织的免疫力，促进口腔健康，减少口腔疾病的发生。

一、膳食营养与龋病

（一）牙萌出前的影响
在牙齿形成与发育但尚未萌出的阶段，营养对牙的主要影响是改变牙齿的抗龋或易感龋的化学成分，如使牙内葡萄糖蛋白含量增加，易被有害微生物利用和黏附，结果使牙齿结构脆弱，容易发生早期龋坏。如胎儿、孕妇、儿童期因营养不良、感染或出生时缺氧等，可致成釉细胞变得敏感，影响牙釉质的形成和矿化，导致牙釉质发育的缺陷，增加对龋的易感性。牙釉质只有一次正常形成的机会，在此期间的任何病损都是不可逆转的。

（二）牙萌出后的影响
1. 碳水化合物与龋病　食物中的碳水化合物与龋病的发生呈明显的正相关，尤其是单糖和双糖，其分子量小，能迅速渗入牙菌斑内，被细菌直接利用，所以单糖和双糖被认为是致龋性强的碳水化合物，其致龋能力顺序如下：蔗糖>葡萄糖>麦芽糖、果糖>乳糖、山梨醇>木糖醇。WHO 的全球口腔流行病库对 47 组人群的调查统计结果也证实，糖的消耗量与龋病呈正相关。致龋菌以糖作为能源，通过糖酵解过程（厌氧代谢）形成酸性终末产物，促使牙体硬组织脱矿，最终形成龋齿。龋的发生需要有糖和细菌的存在，同时又受到牙易感性、细菌种类与分布、唾液的质和量的影响。

总之，龋齿的发生是一个复杂的过程，碳水化合物食品与牙菌斑细菌在牙釉质表面的密切接触是发生龋病的先决条件。

2. 蛋白质、脂肪饮食与龋病　随着蛋白组学的深入研究，唾液中蛋白总水平的差异以及只在高龋患者中才检测到的差异蛋白的存在（如：乳铁蛋白、金属基质蛋白酶、黏蛋白）被认为是患龋的危险因素之一。高脂肪饮食有抗致龋微生物的作用，形成的薄层脂肪分子覆盖于牙齿的表面，可以防止牙齿脱钙，减少龋病的发生。

3. 矿物质和维生素与龋病　氟在龋的预防中有重要作用，主要是在牙齿的表面形成氟化羟基磷灰石，使牙齿具有更强的抗酸能力。在牙齿萌出后，局部用氟能有助于早期牙釉质龋的再矿化，降低牙齿对致龋菌的敏感性，并干扰细菌代谢，从而抑制致龋菌的生长繁殖，全身和局部适量使用氟能有效地预防龋病。当钙、磷和维生素 C 缺乏时，可导致牙齿的抗龋力降低。维生素 B_6 能刺激抗致龋菌生长，有减少龋病的功能。

知识拓展

茶叶与龋病

  氟是人体健康所必需的一种微量元素,适量的氟化物可以对机体的代谢产生积极的影响,它可以通过降低牙釉质溶解度和促进牙釉质再矿化、对微生物产生作用以及影响牙体形态来预防龋病。茶叶含有相当量的氟,茶叶干品中含的氟可被浸泡出来,在淡茶水中也含有约 1mg/L 以上的氟。不同地区的茶叶其含氟量常有较大差异。印度茶的含氟量比中国高,我国北方茶叶的氟含量较南方低。习惯饮茶可增加人体氟的摄入量。一个嗜好饮茶的人,每日从茶叶中约可摄入 1~3mg 的氟。

二、膳食营养与牙周病

  牙周组织和其他组织一样需要合理营养,以维持组织的正常代谢和修复功能。保护牙周健康的营养素有蛋白质、维生素 A、B 族维生素、维生素 C、维生素 D 以及矿物质如钙、磷等。营养缺乏或不平衡可降低牙周组织对炎症的抵抗力,导致牙周组织的损害。因此,在膳食营养中要注意各种营养物质的补充,保持维生素、矿物质代谢平衡。合理营养,可提高机体与牙周组织的抵抗力、抗感染能力及修复能力。

(一)蛋白质缺乏

  蛋白质是维持牙周支持组织健康的重要营养物质,其缺乏可引起胶原变性。胶原蛋白对于牙周组织形成和钙化有重要的作用。膳食中蛋白质缺乏可使牙周病病情加重。实验表明,补充蛋白质可使临床症状减轻,使得龈沟变浅、炎症消退、牙齿松动程度变轻,对牙龈健康有较好的修复作用。虽然蛋白质缺乏不是牙周病发生的直接原因,但可以降低受感染组织的抵抗力和修复能力,加重病损、扩大病变范围,导致坏疽性口炎或走马疳。

(二)维生素缺乏

  1. 维生素 C 缺乏 维生素 C 有促进胶原生物合成、形成骨基质与保持血管壁完整的功能。维生素 C 缺乏会导致坏血病,口腔表现为牙龈肿胀明显、边缘糜烂及溃疡形成、牙龈出血。龈沟上皮和其他非角化的口腔上皮的屏障功能受到破坏,在局部病原刺激的前提下,可促发牙龈炎,并加重炎症程度。长期摄入不足或腹泻、呕吐等情况都可造成维生素 C 缺乏,引起坏血病。维生素 C 存在于许多新鲜蔬菜和水果中,加热到 100℃便会被破坏,婴儿喂养的煮沸牛奶,奶中足量的维生素 C 被破坏,也可引起坏血病。适当补充维生素 C 可用于预防和治疗此病。高于膳食标准的推荐量并没有与较好的牙周健康有关系,临床试验的结果并不支持大剂量应用维生素 C。

知识拓展

茶与坏血病

  坏血病在历史上曾是严重威胁人类健康的一种疾病。过去几百年间曾在海员、探险家及军队中广为流行,特别是在远航海员中尤为严重。其中一些人登陆后吃了一些橙子就得到短暂的恢复，但海上航行中水果往往很难得到，而船上储存也是一个难题。第二次世界大战中后期，德国、日本的军队中都曾因长期给养不足，导致官兵营养不良，士兵由于严重缺乏维生素C死于坏血病。军队后勤部门发现饮用粗制茶叶是最可行的方法，茶叶中富含维生素C，其维生素C的含量高于柠檬、菠萝、苹果、番茄、橘子等水果。如100g柠檬、番茄、橘子中维生素C的含量不到100mg，而100g茶叶中维生素C的含量一般为100～500mg，优质绿茶中的含量常在250mg以上。每天人体对维生素C的需求量为60mg左右，正常饮食的情况下，每天饮茶3～5杯，基本上可以满足人体对维生素C的需求。这在缺乏水果和新鲜蔬菜的情况下尤为重要。

2. 叶酸缺乏　叶酸归属维生素B族，已被提出用于牙周病治疗。许多临床试验报告了在全身与局部应用叶酸对牙龈健康有显著改善。叶酸缺乏时，龈沟上皮细胞转化率特别高，特别脆弱，易受伤害，会削弱这一上皮层的屏障功能。

3. 维生素A缺乏　维生素A缺乏可干扰上皮细胞、骨质和软骨的正常发育。产生牙龈组织角化不全、发育不良，并有形成牙周袋的倾向；也可损害宿主的某些防御机制，包括吞噬作用、溶菌酶的合成以及维护上皮的屏障功能。

4. 维生素D缺乏　维生素D主要帮助维持骨细胞，平衡血清钙与磷的水平。所有钙化组织的矿化都需要适当的钙、磷和维生素D，如支持牙的牙槽骨、根部牙骨质等牙周组织。动物实验证明显示维生素D缺乏时会导致牙槽骨疏松与牙骨质钙化缺陷、钙化不良，或使正在钙化的骨质停止矿化。

三、膳食营养与口腔黏膜病

口腔黏膜病病因复杂，与营养缺乏、代谢障碍、免疫功能减退等密切相关，常是全身性或系统性疾病在口腔的表现或先兆症状。口腔黏膜是机体与外界接触的屏障，对外界各种反应灵敏，极易受到损伤，但恢复也较快。口腔黏膜对营养缺乏的反应较为敏感，尤其是维生素缺乏，如B族维生素（B_1、B_2、B_{12}）、维生素A、叶酸、维生素C，还有缺铁性贫血，可引起较多类似口腔疾病的表现，如口角炎或口角裂纹、唇炎、舌炎、牙龈炎。同时还伴有许多口腔症状，如口腔黏膜充血、红肿、烧灼感、感觉过敏、疼痛、舌水肿等，甚至出现口腔疱疹、舌溃疡、吞咽困难等，严重影响进食和咀嚼。当维生素B_1缺乏时可引起口腔颌面部神经炎。维生素A缺乏可表现为口腔白斑。当改善营养代谢，提高机体免疫功能或避免食用易引起变态反应性的食物后，可减少患病与复发的概率。

四、膳食营养与口腔感染、创伤

（一）营养与口腔感染

1. 营养不足增加机体对感染的易感性。当营养缺乏时，机体的防御屏障可不同程度地受到影响，皮肤、黏膜组织抵抗力下降，使口腔感染的机会增加，也可加重口腔感染的程度。

2. 感染可加重营养不良状态。一方面感染使机体食欲下降、拒食，减少蛋白质和其他的营养素摄入，导致机体难以从膳食中获得必需的营养，促使营养不良状态的加重。另一方面在感染状态下，机体对能量的需求量剧增，增加蛋白质代谢与分解，最终导致蛋白质的严重缺乏。故此，当感染急性期过后，需要补充大量蛋白质以维持机体所需的水平。

（二）营养与口腔创伤

营养不良可以降低口腔黏膜上皮的防御功能，使其容易遭受物理化学性损伤和其他原因引起的创伤。另一方面，口腔颌面部创伤也影响营养素摄取。任何创伤愈合，及时供给蛋白质均有助于胶原蛋白的合成、成纤维细胞与成骨细胞的形成。补充蛋白质还可以纠正创伤或术中蛋白质的损失，并加速恢复，以及增加机体的免疫功能。同时补充维生素 A 和维生素 C 有助于创伤愈合。因此，及时补充必需的营养素是所有创伤修复、伤口愈合和康复的基础。

五、与营养不良有关的口腔表征

（一）唇

核黄素、烟酸与铁缺乏时通常在暴露的黏膜与口角部位可以看到唇的变化。其他因素如环境极端寒冷与干燥、不良修复体、疱疹与梅毒感染、对药物或化妆品过敏都可产生类似的病损。最常见的病损是：

1. 唇干裂　具有唇水肿、肿胀的特征。有些病例出现剥脱、皲裂，垂直向皱褶增加，在萎缩性唇干裂病例中，暴露的黏膜有一种羊皮纸样的外观与垂直裂沟消失的表征。

2. 口角病损　在半张口时，通常可以看到双侧有破碎的或浸软的上皮。有时在口角部位有与念珠菌感染有关的苍白与红斑；有时可以看到口角裂纹，这些病损的出现取决于形成的原因。

（二）牙

除了龋齿、氟牙症，有以下几种情况：

1. 线形牙釉质发育不全　可见于上颌乳前牙，在相应的新生线部位有棕色牙釉质发育不全线。这与感染性疾病的发生，血清钙水平的改变以及早期的营养不良有关。

2. 黑色牙　具有广泛的黄棕色染和高度龋易感性的特点，可能的病因是在牙发育的关键期间出现了全身性营养不良。

3. 错位牙　牙拥挤或错位可能有营养源性，或因年幼时缺少蛋白质而干扰了颌骨发育或因乳牙过早缺失。遗传因素可能只是有影响，评价这种情况的病因时应予考虑。

（三）牙龈

1. 坏血病型　牙龈发红，呈海绵状，牙间乳头水肿与自发性出血，是维生素 C 缺乏的典型症状。

2. 龈炎　从龈缘轻度炎症到严重的牙周状况，其中有附着龈上皮剥脱、骨丧失以及深牙周袋形成等临床表现。虽然维生素与蛋白质缺乏可以导致这些病损，但是局部细菌仍是始动因素，而错𬌗畸形、不良修复体、牙石等其他局部因素或全身性疾病（如糖尿病）能加重这些反应。

（四）舌

舌实质与颜色的改变可以反映出许多病理情况。慢性舌炎大部分与复合维生素 B，特别是烟酸、核黄素、叶酸与 B_{12} 缺乏有关；慢性铁缺乏也可诱发舌炎的发生；感染如白色念珠菌感染、药物反应、晚期梅毒、肿瘤恶性变以及某些口疮病损也可以导致舌炎。

1．丝状乳头与菌状乳头萎缩　是慢性舌炎最早期的病损，并且当两种乳头同时萎缩时则出现一种完全光滑似镜面的舌。如某些乳头过度增生与融合，舌背可出现红色与裂沟样外观。

2．乳头肥大或充血　通常发生在舌前 2/3，如有红点则表明存在着充血。

3．红紫色舌　舌呈青紫色，通常与核黄素缺乏有关，也可与口炎和皮炎有关。

4．猩红色舌炎　这种情况是急性烟酸缺乏（糙皮病）与口炎性腹泻的临床特征之一。在进展阶段，口腔黏膜也变成为鲜红色。

5．牛肉样红色舌　这种情况不同于上面的那种深色的舌，而是类似深牛肉样，通常与烟酸缺乏有关。

（五）其他口腔表征

营养缺乏除了上述的表征与症状，还包括黏膜溃疡与角化病损、口腔疼痛、烧灼感、口干症，或流涎、味觉减低或消失以及口腔或舌侧黏膜的苍白。这与贫血、复合维生素 B 缺乏（如叶酸缺乏）以及维生素 A 与锌缺乏有关。

第三节　合理营养与膳食指导

营养是人类赖以生存、发育和健康的物质基础。人类食物种类很多，各种营养素之间既密切配合又相互制约。任何一种食物都不能在质和量上满足人体对营养的所有需要。因而平衡膳食是合理营养的唯一途径。平衡膳食传达平衡与适量的观念，重视健康与食物成分、食物摄入的方式与饮食数量、成分之间的基本联系。各类食物之间的平衡与比例，应根据年龄、性别、劳动强度、不同生理情况和条件，适当调整提供人体所需的所有营养素，从而达到膳食结构合理、营养平衡、促进健康的目的。对于人体来说，合理摄入量才能维持人体健康，营养摄入不足、过剩和不均衡都会导致营养不良，不利于人体健康。

一、合理营养

为满足机体对合理营养的需要，必须每天通过膳食提供各种营养素，来维持机体热量和能量平衡。人体对营养的摄取，应根据膳食供给量＞膳食需要量＞代谢需要量的原则。膳食供给量是指每天通过饮食向机体所提供营养素的量。膳食需要量为满足机体合理营养的需要由膳食供应的量。代谢需要量是指维持正常生理功能所必需的最低的基数，低于此基数则不能保持机体健康。因此，将不同种类的食物之间按一定的比例，合理搭配，保证机体对各种营养的需求。

（一）碳水化合物

提供每天需要总热量的 55%～65%，也可略少。其主要来源是淀粉类食物，如谷物、面粉类食品、水果与一些蔬菜（特别是土豆）。这些食物也含有相当量的维生素与矿物质。

有证据表明，膳食中过量的糖消耗容易致龋。WHO 的营养指南指出，由于糖消耗量高，又与其他高淀粉类碳水化合物一起消耗，这不仅增加了龋齿发病的可能，而且还可能促进糖尿病的发生。建议每年糖消耗的"安全水平"为 10～15kg 以下，当超过此水平，龋病就增加。有资料显示糖与龋之间的剂量 - 反应关系，大致为 S 形曲线。即在消耗水平低的时候，蔗糖引起的龋很少，随着糖消耗水平的增加，龋病的水平也上升。然后曲线最终变为水平线,这时蔗糖的消耗再增加也不再引起明显的龋增加。消耗相同量的糖,摄入次数越多,龋病的发病率越高,一般以 2 次 / 天为宜。可以考虑使用糖代用品,如异麦芽酮糖醇、甘露醇与木糖醇,它们对牙釉质表面的脱矿与再矿化过程起到积极而稳定作用。

糖代用品是指蔗糖或者糖浆之外能够产生甜味的物质,具有低致酸性和低致龋性。一方面糖代用品完全不被细菌转化或者转化很慢,导致其产酸低或者不产酸。另一方面糖代用品通过抑制脱矿作用和促进作用实现其无致龋功能。目前,糖代用品用于甜食产品正逐渐扩大它的应用范围,并作为口腔保健用品之一,有助于降低高危人群龋病的发生。

不能被人体消化吸收的多糖(膳食纤维)对防治疾病有着重要的作用,蔬菜和水果是纤维主要来源,如卷心菜、胡萝卜、苹果等。纤维是食物不能被消化的一部分,它不是一种营养物质,但它作为平衡膳食的一部分,有助于口腔自洁作用,并刺激肠蠕动,因此可作为促进牙与牙龈健康的食品。

(二)脂肪

脂肪是产生热能最高的热源物质。含有的热量相当于等量碳水化合物与蛋白质的两倍。通常每天有 50g 脂肪即能满足需要,占总热能 25%～30%。乳制品是脂肪的良好来源,其他来源有肉类、人造黄油、果仁、植物油等。同时,脂肪是许多脂溶性维生素的载体,如维生素 A、维生素 D、维生素 E、维生素 K 和必需脂肪酸。

(三)蛋白质

人体内蛋白质由 22 种氨基酸组成,大多数来自食物,并可通过体内制造,占总热能 10%～14%。但其中有 8 种不能由体内合成或合成速度不能满足机体的需要,必须由膳食中供给,称为必需氨基酸。根据食物蛋白质中氨基酸的种类、数量和营养价值不同,把蛋白质可分为完全、半完全和不完全蛋白质,其中完全蛋白质所含必需氨基酸的种类齐全、比例适当、营养价值好。完全蛋白质主要来自动物食品,如肉类、鱼类、禽类、蛋类与乳类,同样重要的还有来自谷物、果仁与豆类等的不完全蛋白质。同时食用多种蛋白质可增加蛋白质的互补作用。如在同一膳食中摄入像肉、奶这样的完全蛋白质,又摄入像豆类这样的不完全蛋白质,将会提高不完全蛋白质的食用价值。在供给足够蛋白质的同时,还必须供给充分热能,才能有效发挥蛋白质的作用。应注意蛋白质的均衡补充,每一种蛋白质对构成、修复和维持所有的组织都是必需的。它也是形成酶和激素,用于调节机体过程,产生抗体以对抗感染所必需的。

(四)维生素

维生素是维护人体健康、促进生长发育和调节生理功能所必需的一类有机化合物,起着像酶、激素一样的作用。

维生素 A 是生长、视力、皮肤健康、抗感染的基本需要。一般从动物性食品(如鱼肝油、鱼籽)及全奶、奶油、奶酪等乳制品中得到,也可从蛋黄、人造黄油、肝、深色与黄色蔬菜(如胡萝卜、菠菜、辣椒等)中获得。

维生素 D 一般可以通过阳光作用于皮肤产生。如果阳光有限,应给生长发育中的儿童补充,通常强化牛奶为适当来源。建议 6 岁以下儿童、孕妇和哺乳期妇女每天供给 10μg (400IU)维生素 D。

维生素 C 与 B 族维生素为水溶性,不能在体内贮藏。因此,一定要通过平衡膳食每天补充人体所需之量。维生素 C 为牙龈与血管健康所必需。最好由新鲜水果,尤其是各种柑橘与新鲜蔬菜中得到。B 族维生素由 4 种食物(谷物、动物食物、豆类及其制品、蔬菜水果类)提供。

(五)矿物质

到目前为止,科学家发现在大约有 20 多种矿物质是人体所必需的。钙的最佳来源是奶、奶酪与绿色蔬菜等。富含铁的食物是肉类(尤其是肝脏)、蛋黄、全麦面包、谷物、干果类、干豆类以及绿色蔬菜。碘化食盐是获得碘的最佳途径。几乎所有食品都能提供钠。WHO 推荐每人每天食盐摄入量不超过 6g。肉、鱼、奶和咖啡中含适量的钾,更多的来自蔬菜、柑橘类、甜瓜、香蕉与杏子。经常喝茶可以补充氟,其他一些矿物质可以从平衡膳食中得到。这些矿物质在体内存在着相互影响。如钙对微量元素铁和锌的吸收利用有影响,钙可明显抑制铁吸收。因此合理的膳食摄入和搭配至关重要。

(六)水

水是一切生命生存的必要条件。一般不把水作为一种食物,但它是人体所有组织所必需的。水也是氟的最普通来源,每人每天需饮水或摄入饮料 6～7 杯才能保证正常生理代谢和维持身体良好的水平衡。

二、膳食指导

针对我国居民近 10 年来的营养需要及膳食中存在的主要问题,中国营养学会于 2016 年重新修订了《中国居民膳食指南(2016)》,并结合中国居民膳食结构特点设计了中国居民平衡膳食宝塔和平衡膳食餐盘。现根据促进口腔健康的需要,摘要介绍如下:

1. 食物多样,谷类为主。

(1)每天的膳食应包括谷薯类、蔬菜水果类、畜禽鱼蛋奶类、大豆坚果类等食物。

(2)建议平均每天摄入 12 种以上食物,每周 25 种以上。

(3)谷类为主是平衡膳食模式的重要特征。

(4)每天摄入谷薯类食物 250～400g,碳水化合物提供的能量应占总能量的 50% 以上。

2. 吃动平衡,健康体重。

(1)吃和动是保持健康体重的关键。

(2)各个年龄段人群都应该坚持天天运动。

(3)体重过低和过高均可增加疾病的发生风险。

(4)推荐每周应至少进行 5 天中等强度身体活动,累计 150 分钟以上。

(5)尽量减少久坐时间,动则有益。

3. 多吃蔬果、奶类、豆类。

(1)提倡餐餐有蔬菜,推荐每天摄入 300～500g,深色蔬菜应占 1/2。

(2)天天吃水果,推荐每天摄入 200～350g 的新鲜水果,果汁不能代替鲜果。

(3)吃各种奶制品,摄入量相当于每天液态奶 300g。

(4)经常吃豆制品,相当于每天大豆 25g 以上。

(5)适量吃坚果。

4. 适量吃鱼、禽、蛋、瘦肉。

(1)推荐每周吃鱼类 280～525g,畜禽肉 280～525g,蛋类 280～350g。

(2)动物性食物优选鱼和禽类。

（3）吃畜肉应选择瘦肉，瘦肉脂肪含量较低。

（4）烟熏和腌制肉类应当少吃。

5．少盐少油，控糖限酒。

（1）培养清淡饮食习惯，成人每天食盐不超过 6g，每天烹调油 25～30g。

（2）推荐每天摄入糖不超过 50g，最好控制在 25g 以下。

（3）足量饮水。

（4）儿童少年、孕妇、乳母不应饮酒。

6．杜绝浪费，兴新食尚。

 小　结

　　口腔生长发育和健康维持受到膳食营养的影响。其中，糖与碳水化合物的摄入量及摄入频率显著影响龋齿的发病率。营养缺乏或不平衡易导致各种口腔疾病，而合理的膳食可以促进口腔健康。需要明白的是口腔健康的保持不只是通过一种途径，而必须通过口腔卫生的控制，适量用氟，以及适当营养与合理膳食等多种途径才能达到。

思考题

1．营养与龋病的关系如何（牙萌出前 / 后）？

2．糖消耗与龋病之间的关系如何？

3．如何进行饮食指导？

（李　蓓）

第九章 口腔健康教育与口腔健康促进

学习目标

1. 掌握：口腔健康教育的概念；口腔健康教育方法；口腔健康促进的概念。

2. 熟悉：口腔健康教育的原则；口腔健康教育的任务；口腔健康促进的原则；口腔健康促进的任务。

3. 了解：口腔健康计划；口腔健康评价。

随着医学模式的转变，确立了"以健康为中心"的现代医学观念。口腔健康是整体健康的组成部分，其发展直接影响着人们的健康水平。进入 21 世纪以来，一些安全、有效的口腔疾病的预防措施在某些国家和地区已逐步得到实施，龋病与牙周病对人类牙颌系统的侵害已得到控制，牙龄与寿龄大致相等的愿望正在逐步实现。口腔健康教育是使其实现的有效途径。它通过有计划、有组织的健康教育活动，促使公众摆脱一些旧观念的束缚，增加保护自我口腔健康的能力，建立良好的口腔卫生习惯。

口腔疾病严重地危害了人类的口腔健康，影响全身健康，口腔健康促进要在改善公众知、信、行的基础上，增加政府、社会的关注及经济支持，建立更有利于口腔健康的环境，为人类健康做出更多的贡献。

第一节 口腔健康教育与口腔健康促进概述

一、口腔健康促进的理论基础

1978 年世界卫生组织（WHO）在"阿拉木图宣言"中指出，"健康不仅仅是没有疾病或不虚弱，而是身心健康和社会幸福的完美状态"。这个健康的意义是积极的，它反映了人的生命活动的生物、心理、社会三个基本方面，扩大了医学的范畴，从而更进一步认识到除生物因素影响健康外，尚有其他多种因素，如环境因素（自然环境与社会环境），社会所能提供的保健服务，个体与群体生活方式等。1989 年世界卫生组织又提出健康的新概念，除了身体健康、心理健康和社会适应健康，还加上道德健康。

口腔健康是人体健康的组成部分。1981 年，WHO 制订的口腔健康标准是"牙清洁、无龋洞、无疼痛感,牙龈颜色正常、无出血现象。"1994年,WHO提出"口腔健康促进生命健康",可见口腔健康是整体健康不可缺少的一部分。2007年WHO提出"口腔疾病是严重的公共卫生问题",需要积极防治。口腔健康包括:"无口腔颌面部慢性疼痛、口咽癌、口腔溃疡、先天性缺陷如唇腭裂、牙周(牙龈)病、龋病、牙齿丧失以及影响口腔的其他疾病和功能紊乱"。

二、口腔健康教育与口腔健康促进的概念

(一)口腔健康教育的概念

口腔健康教育是健康教育的一个分支,是通过口腔保健知识、技术的传播,帮助人们树立正确的口腔健康意识,提高自我口腔保健能力,鼓励人们主动采取有利于口腔健康的行为,终身维护口腔健康。WHO指出:"牙科健康教育的目的是使人认识到并能终生保持口腔健康"。

口腔健康教育不能代替预防方法,它是让人们理解并接受各种预防措施所采取的教育步骤。例如,学龄前儿童应用氟化物防龋,首先应该使校方、教师和家长理解氟化物应用的优缺点,氟化物防龋的作用原理、使用方法和经济效益,取得他们的认可,从而才能接受此项措施。又如,良好的口腔卫生和定期的口腔保健是预防牙周病所必需的。为使人们认识其必要性并主动实践,需要设计和实施有效的牙周健康教育项目,如正确的刷牙方法,牙线、牙签的使用方法,牙周洁治术的实施等,使人们懂得并相信这些道理,从而转变态度,主动使自己的行为向健康行为转化。

 知识拓展

利物浦宣言

2005年9月在英国召开了第八届世界预防牙医学大会(WCPD),并通过了促进21世纪口腔健康的倡议行动——"利物浦宣言",倡议各国到2020年都应加强9个领域的口腔健康工作,包括清洁饮用水,适宜的环境设施,健康饮食与良好营养,适量用氟防龋,促进健康的生活方式,减少危险因素,利用学校平台,强调初级口腔卫生保健,增强老年人口腔健康,制订口腔健康政策,支持公共卫生研究以及建立健康信息系统。

(二)口腔健康促进的概念

口腔健康促进是从组织上取得支持,经济上创造条件,保证群体或个体得到适宜的口腔疾病预防措施。例如,取得各级领导及行政部门的支持,制订保证预防措施顺利实施的政策,合理分配资源,提供必需的物质条件及卫生服务,加强专业人才的培训等。另外,规范市场,在市场上提供合格的口腔保健用品,如符合生理卫生要求的牙刷、不同种类的牙签、有效含氟量的牙膏、口腔保健药品等。

口腔健康促进是由口腔健康教育、口腔疾病预防和口腔健康保护三部分组成。口腔健康教育是口腔健康促进的核心组成部分,是一个过程而不是结果。口腔疾病预防在口腔健康促进中起重要作用,口腔疾病的一级预防是基础,也是口腔健康促进的主要

任务。口腔健康保护包括司法和财政控制、其他法规和政策,目的在于促进健康和预防疾病。

口腔健康促进的三大途径:

1. 全民途径　即在社区开展口腔健康促进活动时,选择的预防措施使得所有社区成员都能从中获益。

2. 共同危险因素控制途径　即许多不利于健康的因素不仅是口腔健康的危险因素,也是身体其他慢性病的危险因素,因此,需要口腔专业人员与全体医务人员一起采取措施,促进人们的口腔和全身健康。

3. 高危人群途径　即在开展口腔健康促进活动时,选择针对龋病高危人群的预防措施和方法,预防和控制高危人群的龋病,从而提高总体人群的口腔健康状况。

口腔健康教育是口腔健康促进的重要内容和基础工作,它着重于健康知识的传播,建立健康的信念,并要求最终落实到建立健康行为上,口腔健康促进是口腔健康教育的发展。一般来说,领导者在口腔健康促进中起到决定性作用;而具体工作的医务人员则主要在研制有效的预防方法和指导人们的行为实践和效果评价等方面起主导作用。

第二节　口腔健康教育与口腔健康促进的原则、任务

一、口腔健康教育的原则

口腔健康教育既有自然科学的属性,也有社会科学的特点,在开展健康教育时,应遵循相关学科的理论原则,并采用群众喜闻乐见、行之有效的健康教育方法。其原则体现在五个方面:

(一)高度的思想性

口腔健康教育内容要符合党和政府的路线、方针、政策,有利于社会主义物质文明和精神文明建设,要以我国卫生工作方针、卫生法规为依据,规划口腔保健项目和开展健康教育活动,要结合爱国主义教育,促进爱国卫生运动的健康发展。例如,实现"2000 年人人享有卫生保健"是我国政府在 1983 年对世界卫生组织做出承诺的社会发展目标,也是我国卫生事业的战略重点。为了迅速发展我国的口腔卫生事业,满足人民群众的医疗、预防、保健需求,1988 年 12 月卫生部成立了全国牙病防治指导组,由卫生部等九个部委联合发起,从1989 年起把每年的 9 月 20 日定为"全国爱牙日",并于 1990 年制订下发了"我国 2000 年口腔健康目标和具体措施"。全国各级卫生行政部门在规划保健项目时,应以此为依据,确定口腔保健项目。

(二)严格的科学性

口腔健康教育内容应有科学依据,概念表达准确,引用的资料、数据正确无误,应体现最新科学成果,特别是在借助大众传播媒介传播口腔健康知识时,更应慎重,防止不准确的信息误传、误导。例如,有科普文章写"对六龄牙的保护",虽然也从六龄牙的解剖特点上指出牙𬌗面窝沟多而深,菌斑易在此处积存,但又写到"六龄牙萌出后常因刷牙不认真而发生龋坏",这就使读者产生一种错觉,好像彻底地、认真地刷牙就可以预防第一恒磨牙的龋坏。

而事实上，第一恒磨牙单靠刷牙是达不到完全预防龋坏的目的的。因为牙刷毛不能进入窝沟清除菌斑。最好的预防方法是在第一恒磨牙萌出后尽快做窝沟封闭，同时再建议使用氟化物来预防牙的光滑面龋，这样就较全面了。

口腔健康教育应采取正面教育方法，不搞恐吓、强行命令，也不能一次灌输内容过多。以劝导吸烟者戒烟为例，多讲不吸烟的好处而防止单纯以肺癌、死亡，甚至以骷髅画面来恐吓。一次灌输内容太多，群众不能消化吸收，也易导致疲劳厌倦心理。

（三）广泛的群众性

口腔健康教育是全民性的教育活动，必须发动群众，有广泛的群众参与，依靠群众传播健康信息，既迅速又直观，才能取得满意效果。例如，在学校进行口腔健康教育，首先应该使校方、教师和家长认识口腔健康的重要性，并积极参与对学生进行口腔信息的传播。其次，利用同学之间互相交流，促进口腔信息的传播及不良口腔卫生习惯的矫正。又如社区口腔健康促进是以社区为立足点，以社区人群为对象，建立并逐步发展县、乡、村或区、街道、居委会或与之相应的三级口腔卫生保健网。

口腔健康教育必须依靠社会团体，如工会、妇联、共青团、红十字会等。一切口腔科学上的成果，能广泛推行的都必须争取社会多部门的支持与合作。例如，新型牙刷的推广使用，除对群体进行宣传教育，取得他们的认可，还必须争取牙刷生产厂家的支持，以便制造出符合要求的牙刷。

传播口腔保健知识和技能，应通俗易懂、深入浅出、形象生动。首先是语言要大众化，要尽可能地利用大众中常用的生动活泼的语言来宣传口腔科学知识，使群众愿意听、听得懂，其次在宣传时可多进行比喻，多举实例，可利用图表、幻灯、实物标本和模型等教具，使抽象的口腔知识形象化。如药物牙膏的应用，操作简便，疗效显著，群众易于接受。

（四）强烈的针对性

口腔健康教育应针对当地文化、经济发展状况和当前存在的患病情况，注重知识和技术的实用性和可行性，以取得良好的实际效益。要根据教育对象的年龄、性别、职业、文化、水平、心理状态和卫生保健的需求，因人施教，投其所好。例如，对幼儿，因其活泼好动，可在游戏竞赛中完成教育过程；对青年人，特别是服务行业的青年人，可以结合青年人爱美的心理，讲清口腔卫生和健康在服务行业从业人员中的重要性，以及在社会交往中的作用。对老年人，可根据其身体健康状况，讲明口腔健康与消化功能等整体健康密切相关，以调动其积极性。

（五）完美的艺术性

口腔健康教育应根据不同教育对象的心理特点、兴趣爱好和卫生保健的需求，力求教育内容和教育形式具有趣味性、直观性和艺术感染力，以取得潜移默化的教育效果。例如，可采用电影、电视、文艺、宣传画、展览以及科普作品等具有一定艺术性的健康教育方式，做到生动活泼、形象逼真，以增强吸引力，提高理解力。

二、口腔健康促进的原则

口腔健康促进的原则是与其担负的任务紧密相连的。

（一）一级预防是基础

一级预防是在疾病发生前所进行的预防工作，以便阻止疾病的发生，它是口腔健康促进的基础，也是主要任务。

（二）发挥领导部门的决定性作用

在口腔健康促进中，应重视发挥行政领导和公共卫生机构领导的决定作用，只有领导支持，才能制订保证项目实施的政策、制度，才能将有限的资源合理分配。对于医疗机构中各级医务人员的构成、人力的培训等促进工作，行政领导也起决定作用。

在健康促进中，常常受到一些个人不能控制的因素影响，如工作环境、市场的保健用品不合格、人们固有的风俗习惯等。而改善工作环境，规范保健用品的生产，去除不良的地方风俗，都需要行政部门的干预和经费支持。行政部门干预的力度和经费划分的多少，行政领导起决定性作用。又如开展一些重大的口腔公共卫生措施，单纯靠个人力量是无法完成的，需要各级卫生行政部门制订有利于口腔预防保健事业的重大政策；例如，饮水加氟在 1958 年已被世界卫生组织认可，称饮水加氟为实际有效的口腔公共卫生措施，1981 年国际牙科联盟对世界上 35 个国家 21 亿人口饮用加氟水进行了评价、推广。但结合我国实际情况，是否实施，如何实施，应依靠政府卫生行政部门与专业人员进行调查、研究，做出抉择。

（三）重视社区口腔健康促进

目前，无论是发达国家还是发展中国家都在积极推动社区健康促进工作，口腔健康促进也应以社区为立足点，从以个体为对象，以治疗疾病为中心转变为以群体为对象，以健康为中心，走预防为主的道路。重视社区口腔健康促进，制订公共健康政策，创造支持性环境，不断挖掘社会资源，为居民提供口腔保健信息和技能，提供良好的卫生服务是口腔健康促进的重要任务。

三、口腔健康教育的任务

健康教育的目的不是单纯的传播卫生保健知识，而是竭力引导和促进人民群众关心、参与个人及社会卫生保健事务，积极主动地改正各种影响健康的行为，以改善、提高人和社会的健康水平，实现"人人健康"的社会目标。口腔健康教育和促进的目的是促进口腔健康的发展，获得可以达到的最高健康水平。

口腔健康教育的任务重点有以下 5 个方面：

1. 争取各级行政领导的积极支持，以便合理分配资源，制订方针、政策，保证防治方案顺利进行。

2. 提高全民口腔预防保健的知识水平，增强口腔保健意识和自我保健能力，建立口腔健康行为，提高生活质量，促进全民的口腔健康。

3. 培养专业人才，促进新的口腔保健知识的推广和应用，增加对卫生、医疗人员和社区工作者的口腔预防知识教育，发挥其导向和骨干作用，提高口腔健康教育能力。

4. 引起社会各方面人员对口腔健康问题的关注，为寻求口腔预防保健资源作准备。

5. 评估口腔保健项目实施的效果，从而不断修订、完善口腔健康教育实施计划。

四、口腔健康促进的任务

口腔健康促进的任务重点有以下 5 个方面：

1. 制订各种预防危险因素的政策，包括：加强口腔信息监测系统建设，改善各地网络信息连通渠道，对相关的科学研究给予更多的支持。

2. 制订有效的、有关部门承诺的政策，预防有上升趋势的口腔健康高危险因素，如卫生部修订后的《公共场所卫生管理条例实施细则》中新增了"室内公共场所禁止吸烟"等规定，并于 2011 年公布。

3. 在口腔健康促进行动中协调政府、社会团体和个人的行动。

4. 加强各国和各级部门间的合作，增强控制口腔危险因素的能力，提高公众对口腔健康的认知程度和口腔预防意识。

5. 组织社区口腔健康促进示范项目，重点关注社会弱势群体、儿童和老年人。

第三节　口腔健康教育

健康教育不仅仅传播信息，还要考虑影响健康行为的心理、社会和文化因素、传统的观念与习惯、个人或群体对口腔健康的要求等，以确定将要进行的口腔保健内容与相应的教育方式。一般采取多种教育方法。

一、口腔健康教育方法

1. 进行个别交谈　是语言教育的一种形式。其优点是谈话双方促膝对面，易于交流，因此能获得较满意的教育效果。例如：患者就医时的随诊教育。不只是医师单向传授知识，而是有问有答的交流，是双向的信息交流。在交谈中，医师或保健人员都要设身处地地理解与帮助他们，是他们的良师益友，而不是以教育者自居。个别交谈是融洽医患关系的一种手段，是医院或家庭进行口腔健康教育的常用方法。

2. 组织小型讨论会　多采用综合教育方式。其特点是人数不多，议题集中，讨论问题细致深入，可及时掌握反馈信息。先指定主持人或讲解员，由其收集资料，编写纲要或讲稿，准备分发给到会的每一个人。讨论过程中，可配合幻灯、挂图、标本模型的使用，使讨论内容形象化、具体化，以提高讨论会的效果。为开展好这种活动，参加者除卫生专业人员、决策者，应广泛吸收不同阶层的群众，从而获得更全面的信息。如果预备推广一项口腔预防保健的新技术，应组织讨论此项目的可行性，项目的推广价值、效益，公众接受的可能性以及科学性等，这种会议要注意吸收不同观点的专业人员与新闻媒介参加。如果是一项具体口腔保健在学校的实施，应该请校长、教师、家长与学生共同参加讨论。

3. 借助大众传播渠道　其优点是覆盖面大，能较快地吸引公众注意力，使之集中到有待解决的口腔健康问题上来。利用大众传播渠道进行口腔健康教育时内容应简明扼要，避免使用过多的专业术语，努力做到口语化、通俗化，对一些频繁出现的专业名词作简明通俗的解释。20 世纪 60 年代美国为了有效地预防牙周病，开展了"牙周电视运动"。由于人们牙周健康知识的增长，个人掌握了有效的口腔卫生措施，牙周的健康状况普遍改善，再通过大众传播的渠道,将以上的信息反馈给公众,鼓励人们更加重视牙周自我保健。

随着互联网的飞速发展,网络在人们生活中无处不在,网络保健已经走进人们的生活。互联网不仅能提供图、文、声、像各种各样的健康教育形式,其互动的方式更能充分满足人们对不同健康知识的需求,互联网快速、高效的特性,使人们能了解最新、最及时的信息。目前较有影响的网站都有相当广泛的读者。

4. 组织社区活动　主要是使人们提高对口腔健康的认识,提高兴趣,产生强烈的口腔保健的愿望,以便寻求口腔健康教育的资源。如街道居民区、乡村和社会团体与单位(工厂、学校、机关)的活动,一般是通过进行口腔健康调查,了解对口腔健康的需求,为制订计划打下基础。在制订计划过程中有意识地对不同层次的人进行教育,以增强目标人群对实施教育计划的责任感。

每种方法都有其优缺点,且不能互相取代,在不同场合,针对不同人群恰当地选择健康教育方法,方能收到较好的效果。

二、口腔健康教育计划

计划是为了保证目标的实现,因此要全面、严谨,包括以下步骤:

1. 确定与口腔健康有关的问题　可以从五个方面发现问题并确定问题的性质:

(1)调查有关的社会问题,如个人收入,文化教育率与教育水平等。

(2)分析流行病学调查资料和病案材料,如发病率、患病率、有关口腔健康问题的分布和范围。

(3)确定有关文化背景和社会行为问题,如目标人群的一般状况资料,关于自我保健措施与疾病症状的知识、态度与实践等。

(4)确定口腔健康教育的问题。

(5)确定有关口腔健康的管理问题。

2. 制定口腔健康教育目标　在问题确定之后,制定可以达到和可以测量的口腔健康教育目标,并通过共同努力来达到它。

3. 确定实现目标的策略

(1)进一步明确教育目标。

(2)通过选择恰当的方法推动教育活动。

(3)确定教学技术、教学行为以及需要的详细资料。

(4)教育者与受教育者共同参与实践。

三、口腔健康教育的实施

1. 口腔健康教育的实施方法

(1)提供学习机会,学会如何确定和分析口腔健康及其相关问题。

(2)使口腔健康信息容易传达到社区的每个人,为口腔健康提供时间与空间。

(3)推荐可供选择的解决办法。

(4)强调进行有效交流的重要性,教育者与被教育者的双向交流比单向交流效果更好。

(5)把目标变成简单的,可以理解的,实现和可以接受的口号或海报,在社区能监督执行。当几个口腔健康问题同时存在时,帮助人们学会如何确定重点。

（6）为各年龄组或特殊人群，特别是高危人群准备口腔健康教育手册或讲稿。

（7）模拟或示范个人与家庭口腔保健的适宜技术。

（8）建立个人与社区参与监督过程的标准与方法。

（9）在口腔健康教育项目中监督口腔健康教育内容取得的效果。

（10）在口腔卫生保健项目中建立与其他相关单位的合作。

（11）口腔健康教育项目应该是社区卫生发展项目的一部分。

（12）随访与复查。

2. 全国"爱牙日"活动　我国自 1989 年 9 月 20 日设立第一个全国爱牙日，开始了通过固定宣传日形式开展全国性健康教育活动，此后，每年 9 月 20 日都要围绕"爱牙健齿强身"为中心主题开展全国范围的口腔健康教育，广泛动员社会力量，在群众中进行口腔疾病预防知识的普及教育，增强口腔健康观念和自我口腔保健意识，建立口腔健康行为，从而提高全民口腔健康水平。爱牙日活动的永久主题是"爱牙健齿强身"，每年有不同的主题宣传口号。

3. "健康口腔微笑中国"活动　中华口腔医学会于 2009 年启动了"健康口腔微笑中国"的全国口腔健康教育项目。项目实施对象涵盖所有年龄段人群。重点人群包括幼儿园儿童、在校学生、妊娠期妇女、中老年人等，对所有人群进行不同形式的口腔健康教育。通过开展全国性的口腔健康教育项目，动员政府部门和全社会的力量，营造有益于口腔健康的环境，传播口腔健康的信息，提高人们口腔健康的意识和自我口腔保健的能力，建立良好的口腔健康行为和生活方式，从而达到提高全民口腔健康水平，预防和控制口腔疾病，健康长寿的目的。

四、口腔健康教育的评价

评价是口腔健康教育的一部分，是了解教育信息是否得到有效传递，是否被受教育者接受和理解并采取实际行动，是对口腔教育结果的判断。

（一）评价内容

包括是否完成了项目所提出的目标；项目的设计与执行是否合理有效以及项目的投入与效益（社会效益与经济效益）。具体如下：

1. 口腔健康意识的变化　口腔健康意识是人们对有关口腔健康问题的一种思维、感觉和心理上的综合反应，一般体现在对口腔健康问题察觉后的反应，如对某项口腔保健的要求，对口腔健康知识的需求，对口腔健康教育资料的需求等。

2. 健康信念的变化　信念是相信某种现象或物体是真实的。长期以来，一些旧的不卫生信念，如"牙好坏是天生的，治了没有用"、"刷牙与牙齿健康无关"、"人老掉牙齿是必然的"，严重影响着人们的行为和生活方式，给健康教育工作带来很大阻力。只有帮助他们改变这些错误的信念，相信口腔健康科学知识，才能促进健康行为的形成。其评价指标有很多，比较容易调查监测的有对口腔卫生行为的肯定率或否定率，如对刷牙行为，可调查统计肯定率或否定率。通过调查人们对某种卫生问题、某项卫生行为的认识和看法，评价人们的卫生信念如何，借以反映评价口腔健康教育的效果。

3. 对口腔健康问题所持态度的变化　态度是对人、对事、对物的心理与感情倾向，态度的固有性质是对人、对事、对物的评价。态度是行为改变的先导，先有态度，才会有行为的改变。因此采用语义区分量表法,通常采用一对反义词来判断,多用"喜欢、不喜欢","热爱、不热爱","相信、不相信"。例如,用牙科审美指数来调查人们对错𬌗畸形的态度,就属于这种方法。这种方法通过观察群体态度的变化,对口腔健康教育项目、预防措施、口腔健康教育者的工作等作出评价。

4.口腔健康知识的变化 口腔健康知识是促进行为改变不可缺少的因素,是对口腔健康信息学习的过程。知识是行为的基础与动力。可采取问卷调查的方法来了解目标人群对口腔健康知识掌握的程度,也可通过计算口腔卫生知识达标率评价口腔健康教育的效果。

5.口腔健康行为的变化 行为是对知道并相信的东西付诸行动,行为的动力来自信念,坚信口腔健康科学知识的人,无疑会促进健康行为的形成。但知而不行的现象也普遍存在,说明从知到行之间受着多种因素的影响。帮助受教育者认识这种情况,促进愿望与行为一致是重要的健康教育任务,也是健康教育的难点所在。通过调查项目的实施,个体或群体在知识增加、信念认同、态度转变基础上,改变其原有的不利于健康的行为和生活方式,是健康教育的最终目标。

观察行为的变化,一般多采用问卷调查的方法进行调查,设计问卷时应注意准确性,以免统计分析时造成困难。例如,在问刷牙时,不要设计"天天刷、经常刷、偶尔刷、不刷"。因为天天刷与经常刷的界限不清,偶尔刷与不刷也无区别。所以可设计"每天早晚1次;每天早上1次;每天晚上1次;每周2次~3次;每月1次~2次;不刷",这样对刷牙行为的调查就较为准确。问卷调查的抽样方法均应遵照流行病学调查原则,如果目标人群文化水平低,可采取个别访问式调查,然后由调查员代笔。

6.政策、法规的制订情况 例如:全国各级牙病防治机构的建立,各种与口腔健康教育相关的指令性文件,如"全国学生龋病、牙周病防治方案"的颁布实施,医疗服务单位增加了口腔预防保健的服务,市场上提供了可供选择的符合卫生标准的口腔保健用品等。

以上6个方面是对教育效果的评价,是评价的主要内容。

（二）评价的时间

在口腔健康教育之前了解个人与社会的口腔健康需要与兴趣,收集、分析与整理行为流行病学的基础资料;在口腔健康教育期间,了解项目进展情况,获取反馈信息,适当调整现行项目;在口腔健康教育之后评价教育的效果,重新发展和改进教育项目。

（三）评价方法

对口腔健康教育的评价方法有口腔健康教育者自我评价、知情人评价、书面测试等,对收集的资料进行统计分析后,做出总结报告,最后得出结论。

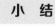 **小 结**

口腔健康促进是由口腔健康教育、口腔疾病预防和口腔健康保护三部分组成,口腔健康教育是口腔健康促进的重要组成部分,对口腔健康促进与口腔健康教育的原则、任务和口腔健康教育的方法、计划、实施应统一策划,以便在具体实践中应用,实现口腔健康目标。

思考题

1. 口腔健康促进的组成包括哪三个部分？
2. 口腔健康教育的原则是什么？
3. 口腔健康教育的任务是什么？
4. 口腔健康促进的任务是什么？

（杨玉红）

第十章 社区口腔保健

 学习目标

1. 掌握：社区口腔的基本概念；社区口腔保健的基本内容。
2. 熟悉：社区口腔保健模式的实践；初级口腔卫生保健的形式。
3. 了解：世界卫生组织（WHO）倡导的基本口腔保健。

随着人们生活方式的改变和医疗水平的不断提高，疾病的构成与过去相比已经有很大不同。近20年来，世界上许多高度发达的工业化国家的口腔健康状况得到了明显改善，龋病及牙周疾病的发病率稳步降低，这在很大程度上归功于这些国家对口腔预防保健及大众口腔健康卫生项目的高度化管理。

我国公民整体健康状况在不断改善的同时，口腔健康状况也在不断地好转，但是口腔疾病的患病率和发病率仍然处于较高的水平，口腔疾病仍然是非常普遍的健康问题。口腔疾病的严重程度因地区、民族、年龄和性别的不同而存在较大的差异。儿童龋病发病率还没有得到有效控制，老年人的口腔发病率也呈上升趋势。农村人口大量涌入城市，生活方式的变化明显影响他们的口腔健康。

深化卫生体制改革，加快卫生事业发展，有效地增进公民健康是我们卫生工作者的重大历史使命。应当从创新体制入手，加强公共卫生、农村卫生和城市社区卫生建设，在预防上增加投入。

世界卫生组织（WHO）制订的"2010年人人享有初级口腔卫生保健"的目标，其含义就是以社区口腔卫生保健为基础的。

在爱丁堡世界医学教育会议上，来自80多个国家150位医学教育工作者和卫生事业领导经过讨论，一致建议，21世纪医学生必须在本地区和全球流行病学、生活方式对健康的影响、促进健康卫生管理、健康教育、社区卫生、预防医学以及健康与经济的关系等领域内具备才能，学生必须获得对个人而且对人群促进健康和处理疾病的能力。

通过口腔专业化的规范管理体系，不断改善社区口腔卫生保健的状况，全民的口腔健康水平必定会得到逐步地提高。

第一节 社区口腔保健概述

一、社区与社区口腔医学

(一)社区

德国社会学家 F.Tonnies(1855 年—1936 年)在 1887 年编著的《社区与社会》一文中将社区描绘成由同质人口组成的关系紧密、守望相助、疾病相托、富有人情味的社会群体。我国社会学家费孝通则把社区规定为若干社会群体(家庭、氏族)或社会组织(机关、团体)聚集在某一地域里所形成的一个生活上相互关联的大集体。

WHO 关于"社区"的定义是指一个有代表性的区域,人口数在 10 万～30 万之间,面积在 5 000～50 000 平方千米(公里)。

社区比较完整的含义是一种功能相互联系的社会群体,它们在某一特定时期生活在某一特定地区,处于相同的社会结构里,有基本一致的文化传统和价值观念。如同一个具有相对独立和一定自治性的社会实体。

根据我国的行政区划特点和长期以来人们社会和经济生活的组织特征,一般认为,在农村社区范围为乡镇,在城市社区范围为街道。

(二)社区口腔医学

社区口腔医学是确定和解决有关社区人群口腔健康问题的一门科学。许多国家用它取代了预防牙医学这个传统名称。社区口腔医学的内容是进行社会学调查和口腔健康流行病学调查,利用统计学方法对社区人群的口腔健康状况及其相关问题作出社会学诊断,并且制订出预防策略与措施。其任务是制定有效的管理程序,开展社区口腔保健活动,提供社区口腔保健服务和开发社区口腔保健项目。其目的是满足社区群众的口腔保健需求,保持并改善一个具体社区的总体口腔健康状况。

二、社区口腔保健

社区保健是以人群和家庭为基础提供的医疗保健服务,通常会超越传统意义上的医疗服务范畴,融入许多社会服务措施。

社区保健特点:以健康为中心,以人群为对象、以家庭为单位,以基层医疗保健为主要内容,提供综合服务,提供协调性服务,提供可及性服务。

社区口腔保健(community oral health care)是以一定社区人群口腔健康改善和提高为目的,以"生物－心理－社会"三维结构的医学模式概念为基础,以社区的社会经济与文化为背景,从社区的实际需要与可能出发,以三级医疗保健网为依托,以初级卫生保健为基本途径,以社区群体预防为主要策略,建立并逐步发展县、乡、村或区、街道、居委会或与之相应的保健网,并通过社区试点研究,建立、发展和完善一个社区的口腔卫生保健服务提供系统,实现社区人人享有最基本的口腔卫生保健目标。

社区口腔保健与口腔临床保健有着明显的区别(表 10-1)。

表 10-1　社区口腔保健与口腔临床保健的区别

区别	社区口腔保健	口腔临床保健
模式	专业团队对社区人群	临床团队对个人
人员	专业或非专业人员	医师或辅助人员
投入	以尽可能少的花费获得较大的效益	花费昂贵而社区效益却最小
理念	人人平等，人人健康	难以达到人人平等
重点	预防为主	治疗为主
方法	社会流行病学调查和统计分析	询问病史、检查、诊断、治疗
措施	公共预防与干预方法	个别处理
目标	提供群体口腔保健水平	恢复个别人口腔健康与功能

第二节　社区口腔保健的内容与模式

一、社区口腔保健的内容

社区口腔保健应根据社会群体的发病情况，群众要求，可利用的地方资源及社会承受力，主要进行以下几方面内容：①社区口腔健康教育：宣传口腔健康教育知识，示范性指导自我保健；营养咨询，改变卫生习惯与生活方式；应用氟化物，适当限制糖摄入量，选择有益于牙齿的健康食品；提供口腔保健用品；②社区口腔预防：口腔检查和早期处理，定期检查，洁牙，早期简单充填，窝沟封闭；③社区口腔治疗：症状保健，缓解疼痛，简单应急处理，拔除Ⅲ度松动牙齿，安排转诊；④社区口腔保健：是以初级口腔卫生保健为主的综合性保健，增强人们的口腔保健意识，提高人群的自我口腔保健能力，纠正不良的口腔卫生习惯和行为生活方式，达到预防口腔疾病的目的；⑤社区口腔康复：了解社区特定人群的口腔卫生保健和康复需求，指导他们提高自我口腔保健能力，提供口腔预防诊疗服务、洁治、牙列缺损与缺失的修复以及功能康复和咨询服务；⑥社区口腔卫生信息管理：制订社区口腔卫生服务信息的收集、整理、统计、分析和报告制度，建立和建设社区口腔卫生服务数据库，分析和定期编辑口腔健康监测报告的资料等。

二、社区口腔保健的模式

模式是对所研究的某个实体或系统进行抽象说明，模仿和表达的一种手段。研究社区口腔保健模式的目的是为人员和资源相对缺乏的发展中国家和地区寻找切实可行的口腔保健服务模式，并对多种培训和多种提供服务方式的可行性与适当性进行评价。

社区口腔保健模式以完整的健康概念作指导，形成一定的社区和个人口腔健康目标：以自我口腔保健为基础，初级卫生保健为途径，以它的支持系统为后盾，采用口腔健康状况干预指数作为标准，形成社区口腔健康目标管理，建立合理的培训系统与计划，采用模拟培训的基本方法，培训各类服务人员，为社区所有成员提供预防性口腔保健服务，并对已患病者提供适当治疗，使疾病停止于早期阶段，防止口腔功能丧失，改变传统的基本治疗方法，尽可能提供非侵入性保健，必须能影响人们的生活方式，促进并保持口腔健康，预防和控制口腔疾病。因此,在任何情况下,预防项目必须成为重点,只有在预防项目不成功时,才采用修复与医疗保健措施,尽可能减少功能丧失。

以社区为基础的口腔保健项目可以从"机构—过程—结果"模式进行了解和分析。如果三个要素中缺少一个,则很难说项目是成功的。

1. 机构   在一个社会系统内可以确定的机构种类有:权力结构、交流结构、政治结构或经济机构,例如政府组织、卫生组织、口腔保健项目组织和社区组织。它们可以是国家级、省级或社区级。

2. 过程   口腔保健服务组织包括5个基本过程:

(1)获得信息:监测资料和调查研究资料。

(2)传播信息:通过教学、示范、写作和宣传。

(3)应用知识和技术:提供保健服务与相关服务、保健品生产。

(4)应用职业规范、法律、规章、政策、指南、准则与标准做出判断与评价。

(5)行政管理:人员、设施、材料、资金与对整个过程有促进作用的资源的管理。

3. 结果   在口腔保健项目结果的分析中,大众期望是一个重要的因素,可以分为4级评价:

(1)顺从:急诊保健为主要要求,与提供者没有联系,超出了基本要求。

(2)替换:拔牙与活动义齿修复为主要要求,为口腔保健人员提供了功能和外观的恢复。

(3)恢复:恢复正常功能为主要要求,包括固定修复、正畸与牙周治疗。治疗结果必须通过个人的努力来维持。

(4)预防:健康教育,帮助保持口腔健康和预防疾病为主要要求。使公众理解维持口腔健康的主要责任在个人而不是口腔保健人员,清楚地认识到口腔保健项目的重要目标是把短暂的、康复性与修复性保健的要求转变成期望预防为主的服务,培养预防为主的态度与行为。

WHO 的社区口腔保健模式是依据初级卫生保健的概念,以及实现人人享有卫生保健的战略目标,把保健分为三级:初级卫生保健、一级转诊保健、二级转诊保健。虽然在不同国家与不同情况下,它们之间会有很大差别,但至少这三级活动是相互补充的,这一模式的基本构成要素有 13 点内容(表 10-2)。

表 10-2   基本口腔保健模式的构成要素

级别	要素
初级卫生保健	1. 通过有益于健康的社会方式促进口腔健康
	2. 通过健康保护,重点为预防
	3. 社区参与和领导,注意社会接受能力与经济可行性
	4. 口腔与全身健康结合
	5. 所有的人能得到初级口腔卫生保健
	6. 最大限度进行自我保健,促进自我满足
	7. 定期与大众相互沟通,通过:①来自受检者的调查信息;②向人民提供包括生活质量信息和促进健康信息;③对社区与个人的教育与指导

续表

级别	要素
初级卫生保健	8. 最少的干预集中在表面保健 *
	9. 转诊要适当可行
	10. 雇佣合适人员，采用适当技术
一级转诊	11. 一般恢复与康复保健
	12. 根据需要，对每项初级卫生保健服务提供补充行动
二级转诊	13. 一级转诊未能得到的专业服务

* 表面保健指的是非侵入性预防和治疗措施，用于口腔组织结构表面

第三节　社区口腔保健模式的实践

不同的国家及不同的地区，其社区口腔保健模式有所区别，可以根据本国本地区的条件进行设定。

一、中国社区口腔卫生保健模式的实践

中国农村社会的组织形式，每个县既是一个独立的行政辖区，又是一个社会功能、组织结构相当完备的社区，所以开展以县为单位的社区口腔保健试点具有较好的基础。农村医疗卫生保健系统是以县为单位组成的县、乡、村三级医疗保健网络，初级卫生保健示范以县为基础称为初级卫生保健示范县。

1. 模式构架　以人人享有最基本的口腔卫生保健为目标，把口腔卫生保健的最低限内容纳入初级卫生保健范畴，以原有三级医疗保健网为依托，建立相应三级服务机构，提供三级服务内容。

1985 年开始，全国开展农村社区口腔保健，归纳为以下几种模式：

（1）山西运城模式：全农村社区三级口腔卫生保健网络。

（2）浙江武义县模式：口腔保健人员培养组织机构建设。

（3）黑龙江省林口县模式：一网多用模式。

（4）内蒙古哲里木盟模式：农村牧区牙病防治网络。

（5）河南周口模式：四级牙病预防保健网络。

1989 年以来，在上海和沈阳等城市创建了学校口腔保健模式。通过这些模式的实施，建立了三级服务体制，为人人享有最基本的口腔卫生保健目标的实现，积累了实践经验。

2. 策略选择　遵循以下几个基本原则：

（1）场地设施因陋就简，器械设备简易、可靠、易于维修。

（2）口腔专业人员不足，可由经过培训的合格医疗卫生人员替或兼职。

（3）社会性干预措施与个人预防方法，尽量采纳和推荐经过科学验证、安全、有效、价廉的措施与方法。

（4）经费投入国家、集体、个人都能负担得起，口腔保健服务人人都能享有。

（5）技术方法简便、易懂、易学、易于操作应用。

3. 人员选择和培训　因地制宜,依靠当地师资力量与培训基地,定向招生,着重选择与培养当地的初级与中级口腔保健人员。

4. 机构建设　依据不同情况一般可设立县、乡、村三级机构。如县牙防指导组/领导组,主要负责项目开发与管理,监督与评价;县牙防所/县医院口腔科,主要职能为预防技术指导,人员培训以及解决临床病症。乡镇卫生院口腔科/牙科诊所,负责本乡常见病的防治、健康教育和疾病状况的统计;村卫生室,负责村民口腔卫生指导,急诊的简单处理,安排转诊治疗。

5. 经费来源　采取政府、社区与个人三方共同投资方式,并以口腔健康保险或统筹口腔保健制作为一种运作机制。

6. 服务重点　提供县、乡、村三级口腔保健服务。以儿童口腔保健为重点,以口腔健康教育、普及刷牙、改变习惯、预防措施(含氟牙膏的应用、窝沟封闭等)与非创伤性修复治疗(ART)等充填治疗、急诊保健为基本服务内容,条件较好的机构可以提供修复性保健。

二、其他国家社区口腔卫生保健模式

(一)泰国社区口腔卫生保健模式

1984 年世界卫生组织与泰国卫生部合作在清迈发展了社区口腔保健模式,为社区群众提供口腔保健服务。经过 10 年实践探索,于 1994 年由世界卫生组织组织国际专家会议进行了评价。实践证明,以初级卫生保健原则为基础,强调自助与自力更生的社区口腔保健是现实可行的。

1. 模式的实施　根据计划设计,模式的实施分两个阶段:

(1)建立卫生保健室:在原有医疗保健系统内建立网络,按 1:10 000 人口比例设立于最基层,由地方提供经费与管理,工作人员由地方推荐,由当地口腔健康合作中心负责培训,采用模拟操作培训系统,培训三种非专业人员:口腔健康状况检查记录员、口腔健康宣传员和社区洁治员。在村级水平上提供口腔预防保健服务,包括定期监测,预防指导,牙齿保健,急诊保健与疼痛缓解以及与一级转诊保健机构保持联系。

(2)建立口腔保健中心:由一名牙医、4 名治疗员、5 名椅旁助手组成一个牙科服务团队。在医师指导下,由经过培训的口腔保健人员根据口腔保健卡的标准记录与治疗需要提供服务,其内容包括各种治疗,如充填、前牙根管治疗、拔牙、小手术、临时修复体等,估计治疗时间与成本,与基层卫生保健室保持经常性联系,并提供指导。

2. 模式的成效

(1)管理与技术指导:由社区健康委员会负责雇佣人员,监督检查各项活动,定期评价保健质量与适当性,评审报告与有关资料。口腔健康合作中心专业人员负责技术指导,根据保健卡解释口腔健康状况,开出医疗处方,由保健中心负责执行。

(2)初步成效:研究报告显示乳牙无龋率、龋均与对照组比较都有显著差异,12 岁恒牙无龋率与龋均也明显低于对照组,CPI 指数显示牙周健康状况亦有明显改善,试验区有牙结石需洁治的人数明显低于对照组。

3. 结论

(1)社区口腔保健模式试点在短期内取得了较明显的效果。

(2)从长期可持续发展的角度考虑,还有不少问题,如经费保障、感染控制与信息管理等,仍需深入探索、寻求解决。

(二)欧美国家社区口腔卫生保健模式

在美国,社区口腔保健以公共卫生模式进行,美国通过法律允许饮水加氟防龋取得显著成效。美国 1980 年全国口腔卫生调查表明,5 岁儿童无龋率已达 97.7%。而瑞典采用公共牙科保健服务模式,对 3～19 岁儿童实行免费口腔疾病治疗和定期口腔保健。1975 年到 1985 年瑞典全国儿童无龋率由 8% 上升到 23%。目前瑞典部分地区 12 岁以下儿童几乎没有龋齿。

第四节　WHO 倡导的基本口腔保健

公共卫生保健趋势的调查结果提醒我们应关注口腔卫生保健的改善,注重研究有关口腔保健的社会因素,注重对改善整个社会的健康起关键作用的社会事务政策。

一、社会决定因素的影响作用

人们所居住的社会心理及经济环境对于他们的全身及口腔保健都有着非常重要的影响,这些环境因素营造出一种社会梯度而造成卫生保健的不平等。已有研究表明儿童时期的生长环境对于以后的口腔卫生保健具有很重要的影响。比如父亲的社会经济地位较低,则孩子到成年期时患龋率及牙周病的发病率都较高。个人预防保健的方法主要侧重于高风险的个体,无法降低口腔保健方面的不平等,因为这种方法没有将与口腔保健有关的经济因素、社会心理因素以及环境因素的潜在影响考虑进去。

社会决定因素的研究主要侧重于探究问题的潜在原因。基于这一理论,2005 年 WHO 健康社会决定因素委员会将社会决定因素作为解决问题的目标,以改善人们的医疗卫生保健。

二、社会保障政策的指导原则

基于 WHO 对社会医疗保障政策的推荐原则,口腔保健战略应该遵循特定的指导原则(表 10-3)。

表 10-3　口腔保健策略的指导原则

策略	指导原则
授权	个人的个体控制,影响个人口腔保健的社会经济和环境因素
参与者	参与干预计划,实施以及评估的资金保管者的积极参与
功能整体性	决定口腔及全身健康的常见风险及条件
协作	将口腔保健的改善纳入全身保健日程相关分支机构
公平性	关注那些导致口腔健康不平等待遇的行为
事实基础	基于有效实施的早期干预
持久性	维持个人以及团体的长期努力改善
策略	辅以指定政策,发展社团以及改善环境的多种策略
评估	应用充足的资源以及适当的方法评估监控口腔保健干预

总之,所采取的手段,无论是社会的、经济的或是公共卫生保健的,其重点都应该放在减少整个人群的口腔疾病风险,而不是放在高危个体身上。为此,主要政策所涉及的内容应该包括经济和社会福利、儿童和成人良好的生活环境、健康的工作生活、社会的参与性以及环境适应性。为成功减小口腔保健的不平等性,应该采取措施使这些口腔保健手段简单化。比如说对于那些低收入阶层的学生而言,在其生活的有限环境中,限制高糖软饮的摄入量,并为他们提供补助金,使其能够负担得起健康的食品。而从整个国家的角度出发,就应该鼓励制造无糖的儿科药物,支持针对旨在增加孩子们饮食的电视广告的播出时间及内容的管理。公共教育的政策也可以有所改变,对入学儿童进行义务口腔检查并为之治疗,可以使所有学龄儿童的口腔健康得以改善。

三、WHO 的基本口腔保健

WHO 基本口腔保健包括三部分内容:

1. 口腔急症治疗 建立急诊治疗中心,提供缓解疼痛的服务,感染患者的处理。服务内容依据当地人的需求增减,规模可以根据当地的经济状况,统计所需工作物品、药品材料,培训急诊治疗工作人员,进行社区的急诊工作。

2. 口腔疾病的预防和控制 1990 年 WHO 提出为低收入地区负担含氟牙膏,在社区内推广应用含氟牙膏,降低龋齿的发病率、有利于牙周组织健康,广泛宣传刷牙、饮食与口腔保健的关系。加强对学龄前儿童的龋齿预防工作,纠正不良习惯由口腔健康教育工作人员或者专业口腔工作者参与完成。

3. 开展非创伤性修复治疗(ART) ART 技术要求条件不高,选用玻璃离子填料、手用器械,无需复杂设备、水、电,在任何场合都可进行治疗,各基层很方便开展。

第五节 初级口腔卫生保健

一、初级卫生保健原则与目标

初级卫生保健并不是一个全新的概念,它是经过总结过去的各种卫生保健方法,并吸收了一些新的经验而逐渐形成的。我国农村卫生工作的实践经验对发展初级卫生保健的概念起到了重要影响。著名的"阿拉木图宣言"对初级卫生保健概念做了精辟的阐述。它明确指出"初级卫生保健是建立在实际可行,科学上可靠,社会上能接受的方法和技术的基础之上的一种基本卫生保健,是在自力更生与自决精神指导下,通过人们的全面参与,使社会、个人与家庭都能普遍得到,其费用又能为社会和国家所承担,并能维持其发展的一种卫生保健"。

1. 初级卫生保健的原则 初级卫生保健是一种基本的卫生保健。是国家卫生系统整体的一个组成部分,同时也是整个社会经济发展的一部分,是个人、家庭、群众与国家卫生系统接触的第一环节,使卫生保健尽可能接近人们居住和工作的场所,是卫生保健持续进程的第一要素。初级卫生保健体现的五项基本原则如表 10-4 所示。

表 10-4 初级口腔卫生保健五项原则

原则	解释
平等分配	服务于社会各阶层,全民受益
社会参与	社区和群众人人参与
多方合作	政治、经济、文化、生产各领域共同承担责任,各部门协同努力
适宜技术	符合当地情况,切实可行效果可靠
重点预防	教育群众自我保护,预防口腔疾病的发生

2. 初级卫生保健的目标 初级卫生保健的目标即人人享有卫生保健,意味着在一个国家健康可以带给每个人,使每个人达到社会和经济生活两方面富有成效的那种健康状态。这一目标的真正含义,正如世界卫生组织所指出的:①人人享有卫生保健不是指到 2000 年,医护人员将为世界上每一个人治疗其全部已患疾病,也不是指到 2000 年,不再有人生病或成为残疾;②健康是从家庭、学校和工厂开始的,在人们生活与工作的地方保持健康;③人们将运用比现在更好的办法预防疾病,减轻不可避免的疾病和伤残的痛苦,并且通过更好的途径进入成年和老年,并安然地告别人世;④在居民中均匀分配一切卫生资源;⑤所有个人和家庭在能接受和提供的范围内通过充分参与,享受到基本卫生保健服务;⑥人们会懂得自己有力量摆脱可以避免的疾病桎梏,创造自己及其家庭生活,并明白疾病不是不可避免的。

随着时间的推移,人人享有卫生保健将继续成为 21 世纪的全球社会目标。

二、初级口腔卫生保健的内容

(一)基本概念

初级口腔卫生保健(primary oral health care)是以个人参加和社会参与为基础,以自我保健贯穿整个过程中,通过社区工作者和口腔工作者的实践,提供最基本的口腔卫生保健服务,使全社区成员都能享有的一种基本卫生保健。

(二)基本内容

大部分初级卫生口腔保健的最基本内容与初级基本卫生保健的基本内容是密切相关的,在具体做法上是可以结合为一体的:

1. 口腔健康教育与促进 针对社区群众普遍存在的口腔卫生问题,如龋病、牙周疾病以及预防与控制疾病的知识、方法与实践,进行教育与具体指导,并且广泛动员全社会以及社区每个成员积极关注与投入。

2. 食品选择与营养指导 正确指导并适当限制糖类食品消耗,选择有益于牙齿与口腔健康的食物。

3. 倡导有益于口腔健康的行为习惯与生活方式,如戒除烟酒槟榔嗜好、纠正不良习惯等。

4. 适当调节饮水含氟量(加氟或除氟)有利于牙健康。

5. 妇幼口腔保健。

6. 常见口腔疾病的适当处理。

7. 提供基本口腔保健用品。

8. 在工作与生活场所防止环境受污染以利于牙齿健康。

9. 建立口腔保健卡,定期为群众进行口腔健康检查,并安排就近就医,及时治疗。

(三)不同水平的初级口腔卫生保健

虽然初级口腔卫生保健有其最基本的内容,但并不一定都在同一水平上,而是可以根据不同国家和地区的不同社会经济发展水平,不同的资源状况与基本发病状况,以及群众的需求程度而变通的。根据目前我国各地区的不同情况,大致可以把初级口腔卫生保健分为三个水平或层次。

1. 一级水平——口腔健康教育、促进与保护

(1)提供口腔卫生与保健信息及口腔卫生指导、包括知识、技能与实践。

(2)自我口腔保健知识讲解与技术示范。

(3)个人营养、饮食习惯与食品选择咨询与指导。

(4)个人口腔卫生实践、卫生习惯与生活方式。

(5)适当补充氟化物(除外高氟地区)。

(6)适当限制糖消耗量,进行糖消耗量、次数与消耗方式指导。

(7)指导健康食品的选择。

(8)提供基本口腔保健用品。

(9)监测口腔疾病发病状况。

2. 二级水平——口腔检查、早期诊断与即刻处理

(1)龋病与牙周病定期检查、记录与报告。

(2)去除牙石。

(3)窝沟封闭预防窝沟龋。

(4)预防性充填。

(5)早期龋简单处理(ART 充填等)。

(6)局部应用氟化物(涂氟、氟凝胶等)。

3. 三级水平——症状保健

(1)缓解疼痛(机械或药物方法)。

(2)简单急症处理。

(3)拔除Ⅲ度松动牙。

(4)安排转诊治疗。

上述三个不同层次的内容一般都属于初级口腔卫生保健的范畴。

4. 作用及其限度　初级口腔卫生保健的目的是向社区全体居民提供必不可少的口腔卫生保健,以增进和保持群体的口腔健康水平。

初级口腔卫生保健是初级卫生保健的一个重要组成部分,与初级卫生保健的基本内容有密切的内在联系。不论是发达国家还是发展中国家,都试图以初级卫生保健为途径,把口腔卫生保健的基本内容纳入初级卫生保健轨道,并通过培训适当的人员来承担初级口腔卫生保健的工作任务。例如泰国、印度、叙利亚等发展中国家,以及新西兰、瑞典、新加坡等工业化国家,都采用村卫生室、校医室、学校牙科诊室等形式,由经过培训的志愿人员、学校老师、卫生人员、牙科护士、治疗员或卫生士承担健康教育,提供预防措施、定期检查、洁治以及适当的治疗任务。

　　初级口腔卫生保健是整个国家或地区口腔卫生保健系统与个人家庭和社会直接接触与广泛联系的前沿阵地,也是能最大限度地深入到社区群众生活与工作场所,群众最容易得到的一种基本口腔卫生保健。它面向社会、面向全民、具有最大的人口覆盖面。这种保健应该是有计划有组织地、连续不断地向整个社区群众提供服务,而不受地理、经费、文化与职能方面的限制。

　　尽管如此,初级口腔卫生保健的限度是显而易见的。因为它不能独立存在,或者说不能孤立地开展活动,只能是整个国家卫生与社区系统的一部分。初级口腔卫生保健的成功与否,不仅要看它是否建立,是否已存在或者已在行使其职能,还要看整个卫生系统其他机构,包括口腔卫生保健系统,也就是上级行政与技术部门对它的支持是否充分和足够,是否能较好地解决初级口腔卫生保健所无力解决的较为复杂的问题。因为至少一部分群众的口腔健康状况恶化,疾病比较严重,需要比较复杂的口腔医疗和康复保健。较高水平的口腔保健机构,应当在人员培训、技术指导、器械材料与药品供应、后勤维修、资料搜集与统计分析以及科学管理诸方面提供支持、促进与协调,只有这样,初级口腔卫生保健才能巩固并得到发展。

　　5. 初级口腔卫生保健人员的充分开发与利用　　初级口腔卫生保健与初级卫生保健一样,必须充分利用一切可以利用的资源条件,包括可以调动整个社区可能使用的人力资源。初级口腔卫生保健是由经过适当培训的社区卫生工作者提供服务的,他们所需要和所能掌握的技能以及所接受的培训取决于所提供的初级口腔卫生保健的具体服务内容与形式。口腔卫生保健的基本知识与技能完全可以根据社区群众的需求以及社区所能承受的能力来决定。社区卫生工作者可以由社区多方面的人员加入。在卫生保健人员严重短缺的地区可以选择普通群众经过短期培训来担任,在牙科医师已经过剩的发达国家可以用牙科医师来担任,例如在泰国清迈地区是从农村青年中选择志愿者经过培训来担任;在瑞典,由牙科医师担任初级口腔卫生保健工作。在我国农村,乡村医师、学校校医、保健老师等,经过培训都可以参加初级口腔卫生保健工作。专业口腔卫生人员在我国数量有限,而且每年增加的数量不多,应该充分发挥他们的专长,主要责任应该是指导、教育、监督基层初级和中级口腔保健人员,并负责解决比较复杂的口腔医疗保健问题。

小　结

　　社区口腔保健是以一定社区人群口腔健康改善和提高为目的,是在实际可行与需要,在个人参加与社会参与的基础上,以自我保健的方法经过社区卫生工作人员的实践,使全体社会成员能享有平等的基本的卫生保健。主要内容包括社区口腔健康教育、社区口腔预防、社区口腔治疗、社区口腔保健、社区口腔康复、社区口腔卫生信息管理等。WHO 的社区口腔保健模式是初级卫生保健、一级转诊保健、二级转诊保健。初级卫生保健的内容包括通过有益于健康的社会方式促进口腔健康;通过健康保护,重点为预防;社区参与和领导,注意社会接受能力与经济可行性;口腔与全身健康结合;所有的人能得到初级口腔卫生保健;最大限度进行自我保健,促进自我满足;定期大众相互接触;最少的干预集中在表面保健;转诊要适当可行。

思考题

1. 简述社区口腔保健的基本概念。
2. 社区口腔保健的基本内容有哪些？
3. 初级口腔保健的内容包括哪些？
4. WHO 倡导的基本口腔保健包括哪些部分？

（马玉宏　冯桂芝）

第十一章 口腔医疗保健实践中的感染预防与控制

学习目标

1. 掌握：口腔医疗保健实践中常见感染的主要传播方式与途径；感染传播的三个条件。

2. 熟悉：患者评价、标准预防、职业暴露处理流程、器械的消毒与灭菌、医疗废物处理等控制感染的方法。

3. 了解：乙型肝炎与获得性免疫缺陷综合征的传播途径与预防。

在医疗实践中，感染可通过多种途径传播扩散，而患者抵抗力普遍较一般人群低。医疗环境中病原微生物类型的不断变化，使患者易被感染。因此，医学实践中的感染预防与控制是当前医学发展中所面临的一个重要课题。1988年卫生部发布了《建立健全医院感染管理组织的暂行方法》，2018年国家卫健委颁布了《医院感染预防与控制评价规范》和《医疗机构门急诊医院感染管理规范》，旨在进一步加强医院感染管理，有效预防和控制医院感染，提高医疗质量，保证医疗安全。

第一节 口腔医疗保健实践中的感染传播及感染疾病

在口腔医学的实践中，由于一些感染性疾病本身传染性强，或者危险性大，加之口腔疾病的普遍性和口腔临床工作的特殊性，给疾病的传播提供了便利条件，因此，通过多种传播途径带来的各种感染问题已日趋明显，从而引起了各国公共卫生部门和口腔医务工作者的重视与关注。由于口腔医疗保健实践中的诊疗操作大多数是在口腔内进行，口腔医师的手及治疗器械不可避免地频繁接触患者的唾液和血液，存在感染乙型肝炎病毒（hepatitis B virus，HBV）和人类免疫缺陷病毒（human immunodeficiency virus，HIV）等感染性疾病的可能。我国卫生部于2012年发布了《医院消毒卫生标准》，于2016年印发了《口腔器械消毒灭菌技术操作规范》。2018年国务院再次修改《医疗器械监督管理条例》，修订后的《医疗器械监督管理条例》于2018年5月4日起施行。口腔科独特的操作、器械的消毒与灭菌、标准预防等更需要适时的明确的指导意见，以避免和减少交叉感染。

一、口腔医疗保健中的感染传播

在口腔医疗保健中可能经由接触和空气传播的主要疾病如下（表11-1、表11-2）。

表 11-1 由接触传播的微生物与疾病

微生物	疾病	微生物	疾病
乙肝病毒	病毒性肝炎	淋病双球菌	淋病
丙肝病毒	病毒性肝炎	梅毒螺旋体	梅毒
丁肝病毒	病毒性肝炎	铜绿假单胞菌	化脓感染
单纯疱疹Ⅰ型	疱疹	金黄色/白色葡萄球菌	化脓感染
单纯疱疹Ⅱ型	疱疹	破伤风杆菌	破伤风
人类免疫缺陷病毒	艾滋病		

表 11-2 经由空气传播的微生物与疾病

微生物	疾病	微生物	疾病
水痘病毒	水痘	腺病毒	非特异性呼吸道感染
麻疹病毒	麻疹	结核分枝杆菌	结核
风疹病毒	风疹	化脓性链球菌	化脓性感染
流行性腮腺炎病毒	流行性腮腺炎	白色念珠菌	念珠菌病
流感病毒	流感		

（一）艾滋病与HIV感染

我国HIV病毒携带者与艾滋病（acquired immune deficiency syndrome，AIDS）患者近年来已有显著的增加，HIV病毒携带者将作为感染源进入口腔医院和口腔科诊所就诊，而大多数HIV携带者在就诊之前并没有及时筛查，因此应认识到这个问题的严重性。

1. 人类免疫缺陷病毒（HIV） 又称艾滋病病毒，在患者的血液、精液、子宫和阴道分泌物、唾液、尿液等体液中可以发现。传播途径主要有性传播、血液传播和母婴传播。HIV对热及其他物理和化学杀菌剂非常敏感，一般常规用的消毒剂和消毒方法能预防HIV的传播。

2. 感染HIV的口腔病损有口腔念珠菌病、口腔毛状黏膜白斑、卡波西肉瘤，这些特征是HIV感染的早期最常见的特征。很多艾滋病患者首先就诊于口腔科，因此在临床上，口腔科医师能最早发现并确定这种软组织损害与HIV感染有关。

（二）乙型肝炎

HBV是一种DNA病毒，有很强的抵抗力，能耐受一般浓度的消毒剂，以血液传播途径为主，吸毒者、同性恋者、经常接受血或血制品的人、医务人员等是HBV感染的高危人群。口腔科医师因患者感染病毒而将其传播给其他患者的机会相对较少。

（三）结核

结核病是一种由结核分枝杆菌引起的常见的慢性传染病，全身各脏器组织均可累及，但以肺结核最为多见。新中国成立后结核病的发病率已明显下降，但近年来发病率又有回升的趋势，2010年全国第五次结核病流行病学调查显示，目前我国结核病年发病人数为

130万，占全球发病的14.3%，位居全球第2位。结核分枝杆菌主要经空气传播，医师接触开放型结核患者有感染的危险。为了有效地控制感染，推荐注射抗结核疫苗。

（四）梅毒

梅毒是感染梅毒螺旋体导致的疾病。原发的硬下疳和继发的皮肤病损都可成为感染源，该疾病的口腔病损因无痛而常常被忽略，疾病的感染源是接触感染者的血液，在艾滋病患者中梅毒很常见。

梅毒螺旋体在体外生存时间短，容易被消毒剂所杀灭。口腔专业人员常因不戴手套，通过接触患者口腔黏膜或口腔周围皮肤以及原发和继发梅毒的黏膜病变，因创伤或皮肤破损而导致感染。梅毒分为获得性与先天性两类。获得性梅毒有三期，初期的口腔症状为硬下疳，二期为"黏膜斑"，晚期常为腭部坏死，溃疡甚至穿孔。先天性梅毒可表现为梅毒牙等异常特征。

二、感染的传播方式与途径

在临床环境中，感染可在患者和医务人员之间传播，也可以经患者之间接触或经污染的器械传播。感染的传播需要三个环节，即感染源、传播途径和易感人群。

（一）感染源

感染源是指病原微生物自然生存、繁殖并排出的场所或宿主。感染源可能是致病因子的携带者或传染性疾病的患者或口腔医务人员。口腔临床的感染源包括：①急性传染病患者；②潜伏期感染者；③病原携带者。急性感染的患者一般不会首先到口腔科就诊，常常是处于感染前驱症状的患者到口腔临床接受治疗。因此，口腔临床的感染源大多数来自那些尚无明显临床症状的感染者。

（二）传播途径

传播途径是指病原体离开感染源后，到达某些易感者所经过的途径。疾病通过感染媒介或载体传播致病因子，例如，存在于人体血液或其他体液中的致病微生物。接触这样的血液或唾液后，可能将病原体从一个患者传播到另一个患者。当这样的病原体达到一定的数量或浓度，超过了人体的抵抗力时而导致疾病发生。这种足以引起感染的微生物数量或浓度称为最小感染剂量。口腔科的器械、设备被污染后可成为感染源的载体。在口腔医疗实践中，常见的传播途径有：

1. 接触传播

（1）口腔科医师手部已经存在的伤口成为病原微生物的侵入口。在日常工作中，口腔医师常常直接接触患者的唾液、血液，而HIV、HBV都是经血液、唾液传播的，如不戴手套加以防护，病原微生物可经手部伤口入侵机体，导致机体被感染。

（2）治疗过程中，污染器械引起的伤口为病原体进入创造了一个途径。有研究报道口腔科医师平均一年有一次被刺伤的机会，口腔科护士在清洗器械时也极易被刺伤。因此，污染器械刺伤是口腔医务人员面临的主要危险，在任何时候处理污染的针头及尖锐器械时都应十分谨慎，当发生锐利伤时，要严格按照《血源性病原体职业接触防护导则》进行处理。

（3）口腔技工直接接触许多被唾液、血液污染而未经消毒的印模、模型、义齿等，也有被感染的可能。

2. 空气传播　由高速手机、气水枪、超声波洁牙机形成的飞沫通常直径为5μm或更小,可漂浮在空气中,经呼吸道进入支气管,可传播结核分枝杆菌和流感病毒,因此口腔科医师、助手进行治疗时做好标准预防,患者治疗前应漱口,诊室应有较好的通风。

3. 诊疗环境污染　在口腔诊疗过程中,飞溅的食物残屑、飞沫、牙碎片、污染的手和器械、医疗废物可以导致诊疗环境的广泛污染,经由污染物表面传染也是可能的。诊室定时通风和空气消毒可减少飞沫污染。

（三）易感人群

研究表明口腔医务人员反复暴露于血液与唾液,较普通人群对某些感染性疾病有较高的发病率,属于感染的高危人群。

口腔医务人员被感染主要可能发生于:①直接接触患者的血液及分泌物;②接触含有感染病原的飞沫微滴;③接触污染的器械。

在口腔科治疗过程中也存在着使患者感染的危险性,可经过口腔医师污染的手、污染的器械和设备将疾病传播给患者。因此,在口腔临床工作中加强标准预防是非常重要的。

第二节　感　染　控　制

控制感染应遵循标准预防的原则,标准预防认为患者的血液、体液、分泌物、排泄物均具有传染性,不论是否有明显的血迹污染,是否接触非完整的皮肤与黏膜,接触上述物质者,必须采取预防措施。口腔医疗保健实践中存在感染危险,其感染特点有:患者有传染病的患病情况难以明确,感染一般通过血液、唾液传播等。

针对这些情况,应采取相应的措施:①所有感染者必须进行检查、筛选与评价;②口腔医务人员必须执行标准预防;③采用无菌技术;④规范使用消毒剂消毒皮肤黏膜。

控制感染的具体步骤与方法分述如下:

一、患者的检查与评价

对所有的患者应详细询问病史和社会史,进行身体检查或实验室检查。

1. 采集病史　主要采用问卷调查和口头询问方法,要求所采集的病史完整、准确、可靠。一般包括过去史、外科情况、住院情况、注射情况,特别是现病史、过敏史等。主要是了解患者的感染疾病史。

2. 社会史　鉴别是否为感染性疾病的高危人群:如同性恋、异性恋滥交者或毒品注射者等。

3. 口腔软组织检查　对感染性疾病的早期口腔表征进行识别,并对病毒携带者做出诊断。应对口腔的可疑病变进行初级检查,因一些传染病的早期临床表现可能首先出现在口腔,如艾滋病病毒携带者,早期可出现口腔念珠菌病、口腔毛状黏膜白斑、卡波西肉瘤等口腔病损。通过病史询问及临床检查,可以及时发现一些未知感染的携带者,并做出早期诊断,或对已诊断的疾病进行早期治疗。

二、标准预防

口腔医务人员长期受到各种感染因素的威胁,维护他们的健康无论是对医务人员本身还是对患者都是十分重要的。因此,除了对预防乙型肝炎病毒等感染做预防注射,还必须严格执行标准预防。

（一）个人防护屏障

手套、口罩、眼罩、面罩和工作服，对从事接触患者血液及血污染唾液的口腔医务人员能起到屏障保护作用。

1. 手套　当手上存在小的创口时，肉眼不可能检查出所有表皮内的每一个损伤，任何摩擦、切伤和小的损伤都可能成为病毒和细菌的入口。为了保护口腔医务人员和患者，当接触患者或患者血液、体液时，必须戴上医用手套。戴手套应注意以下几个问题：

（1）用于口腔科的手套主要有：乳胶手套、乙烯基手套、橡胶手套以及外科消毒手套。未经消毒的乳胶手套主要用于非外科手术操作，如口腔检查、常规充填手术、修复及根管治疗、洁牙、照片、技工等工作；外科消毒手套主要用于外科手术；橡胶手套适用于处理医疗废物及一般的清洁工作；乙烯基手套用于对乳胶手套过敏者。

（2）医用手套是一次性的，手套一人一用一丢弃。来自患者的微生物能进入手套的针眼和破损处，大量繁殖或者进入医师皮肤表面微小伤口，微生物也可从同一手套的破损处进入另一位患者的口腔，因此，在接触每一位患者前，必须洗手戴新手套。

（3）戴手套并不能取代洗手，戴手套前和脱下手套后必须洗手，使皮肤表面的微生物数量减少至最低水平。

2. 口罩　口罩可保护面部不受血液、体液、碎片飞溅的污染和防止吸入污染的气溶胶。因此，在患者诊疗过程中应始终佩戴口罩。

3. 防护眼镜和面罩　在口腔治疗中使用的高速手机、超声波洁牙机或水气枪时产生的喷雾、牙结石碎片等可能伤害到医生的眼睛，佩戴防护眼镜不仅可防止物理性损伤，也可以防止碎屑、唾液、飞溅的化学物质伤害眼睛，某些特殊治疗需要戴上面罩，可在更大的范围内避免意外飞溅的血液或体液污染。

4. 保护性工作服和工作帽　工作服和工作帽的作用是避免工作人员在诊疗过程中受到喷雾颗粒等的直接污染。推荐穿长袖工作服，每日更换，衣服一旦被血液污染立即更换，更换衣服有固定的时间和场所。

5. 其他减少感染危险的防护措施　如治疗前刷牙、使用抗生素漱口水漱口和使用橡皮障等。

（二）职业暴露的预防和处理原则

职业暴露指医务人员在从事医疗及相关工作的过程中，通过眼、口、鼻及其他黏膜、破损皮肤或通过针刺等途径穿透皮肤或黏膜屏障接触血源性病原体的血液或其他潜在传染性物质有可能被感染的情况。

1. 职业暴露的预防

（1）诊疗区配备并使用锐器容器，可重复使用的锐器用完后应放入防穿刺、防渗漏、有警示标识或安全标色和中文警示说明的硬质容器中，以便进行适当处理。

（2）禁止弯曲被污染的针具，禁止双手回套针帽，禁止用手分离使用过的针具和针管。

（3）禁止用手直接拿取被污染的破损玻璃物品，应使用夹子等器械处理。

（4）禁止直接把手伸入容器中存放和处理被污染的重复性使用的锐器。

（5）医务人员的手可能接触血液、其他潜在污染物、黏膜或破损的皮肤或进行血管穿刺、处理或接触污染物或被污染的表面时，应戴手套；当手套一旦破损应立即丢弃。

2．职业暴露的处理原则

（1）用肥皂液和流动水清洗被污染的皮肤，用生理盐水冲洗被污染的黏膜。

（2）如有伤口，应当轻轻由近心端向远心端挤压，避免挤压伤口局部，尽可能挤出损伤处的血液，再用肥皂水和流动水进行冲洗。

（3）受伤部位的伤口冲洗后，应当用消毒液，如用 70% 酒精或者 0.5% 碘伏进行消毒，并包扎伤口；被接触的黏膜，应当反复用生理盐水冲洗干净。

（4）检测源患者和接触者乙肝病毒表面抗原、丙肝病毒抗体和艾滋病病毒，根据检测结果作相应处理。

三、消毒及消毒剂

消毒是指消除或杀灭物品上的致病微生物，使之达到无害化的处理。一种理想的消毒剂应具有广谱抗微生物、作用快、不受物理因素影响、无毒、表面相容、受处理表面无残留作用、容易应用、无异味、价格低等特点。根据各种消毒剂的不同特点与污染程度，可把消毒用化学物品分为三类：①高效消毒剂：与杀芽胞药类似，能使细菌芽胞失活，还可杀灭其他微生物；②中效消毒剂：不能使细菌芽胞失活，但能杀灭其他微生物，特别是结核分枝杆菌；③低效消毒剂：抗微生物范围最窄。使用于清洁环境表面，虽能使亲脂类病毒与细菌繁殖体失活，对真菌也有一定作用，但不能杀灭结核分枝杆菌、细菌芽胞和非脂质病毒。口腔临床常用的消毒剂如下（表 11-3）：

表 11-3　口腔临床常用消毒剂的灭菌作用及腐蚀作用

消毒剂	灭菌作用				腐蚀作用
	革兰氏阳性菌	革兰氏阴性菌	芽胞	结核分枝杆菌	
戊二醛	++	++	++	++	+
氯制剂	++	++	++	+	++/±
碘伏	++	++	±	+	－
酚类	++	++	－	+	±～+
乙醇	++	++	－	+	－

1．戊二醛　为无色或浅黄色油状液体，性质稳定，杀菌谱广，能杀灭细菌、芽胞和病毒。刺激性小，对橡胶、塑料、透镜及结合剂、金属器械等多数物品无腐蚀性。戊二醛已成为国际上公认的一种消毒剂，WHO 肝炎小组将 2% 水溶液推荐为 HBV 污染物的消毒剂，一般 5～10 分钟可使 HBV 灭活。常用 2% 水溶液进行浸泡消毒，适用于牙钻、成形片夹、成形片、扩孔钻等。

2．含氯的配方

（1）次氯酸钠溶液：为白色或无色液体，属强氧化剂，杀菌作用快，但不稳定；商品含有效氯 8%～12%，抗感染溶液 0.5%，应每日制备新液；暴露于空气中不稳定，与有机物质发生反应可使效力减弱，可用于表面消毒。副作用为对眼睛和皮肤黏膜有刺激，且对金属有腐蚀作用（特别是铝），使衣物脱色。

（2）二氧化氯：由氯化钠和有机酸结合而产生，是高效杀毒剂，一般喷擦表面 3 分钟即可。长期反复使用可导致一些金属表面氧化。

3．合成酚 对细菌（包括结核分枝杆菌）、病毒等都有杀灭作用，但对芽孢无此作用，1∶32 稀释液可用作消毒剂，用于表面和浸泡消毒，需 10 分钟接触时间，应每日新鲜配制，无臭，但可能损坏塑料和橡皮，对皮肤、眼睛有刺激。

4．碘伏 碘与表面活性剂为载体的不定形结合物，性质稳定，毒性及腐蚀性低，用作表面消毒或浸泡，对大多微生物有效，包括结核分枝杆菌、HBV，碘伏溶液用于表面消毒，应按说明稀释，应每日新鲜配制，喷射于物体表面保持十分钟。碘伏常用于外科手术前的皮肤、黏膜以及医疗器械、玻璃制品的消毒。

5．乙醇 不推荐作为表面和浸泡消毒。对细菌芽孢无效，抗病毒活力参差不齐，挥发快，残留作用小，有机物容易使其失去活力。但是结合低浓度的合成酚可用于表面消毒或预清洁。

化学消毒剂的使用方式可以归纳为三大类：第一类是用消毒剂溶液浸泡、擦拭、喷洒或进行气溶胶喷雾，如戊二醛、合成酚、碘伏、二氧化氯等；第二类是用气体或烟雾进行熏蒸，如甲醛、环氧乙烷等；第三类是直接用药物粉剂，如含氯消毒剂。在使用化学消毒剂时，浓度要适合，以保证化学活性，要考虑一些会影响口腔器械材质与功能的因素，如器械生锈、金属氧化等。2012 年卫生部公布并实施了《医院消毒卫生标准》GB 15982—2012，规定了医院卫生消毒标准、医院消毒管理要求以及检查方法。因污染器械浸泡消毒时会影响消毒剂的稳定性，降低消毒效果，所有器械浸泡前应彻底清洗。

四、器械灭菌

灭菌，是指杀灭物品上的一切致病和非致病微生物，包括芽孢，使之达到无菌程度。经过灭菌的物品称为"无菌物品"。口腔诊疗所用器械种类繁多、大小不一、材质各异、粗细不等、型号繁多，因此对不同的器械应注意选择最适合的消毒灭菌方法。口腔器械使用频繁，被血液、唾液等污染的机会多，必须经过严格的消毒灭菌处理，否则容易造成交叉感染。器械灭菌过程大致分为四个阶段：①清洗；②包装；③灭菌；④储存。

（一）清洗

任何使用过的器械在进行灭菌处理前，应彻底清洗。因为干燥的有机残渣很难去除，器械一经使用应立即清洁。

清洗可采用以下两种方法：①手工清洗器械；②超声波清洁。

（二）包装

清洁过的器械有不同的包裹方法，理想的器械包裹应适合于临床操作使用。

1．开放的托盘系统封闭于可见的灭菌袋内。

2．带盖的有孔托盘用无菌纸包装。

3．单件包装的物品有专用灭菌袋。

每件包装好的物品都应用变色指示条封闭，当达到设定的时间与温度时即变色。包装的物品应允许蒸汽穿透。所有物品都应宽松包装允许蒸汽穿透，并适当贴上标签日期与内容物名称。

（三）灭菌

口腔科常规使用以下三种灭菌法：①高压蒸汽灭菌法；②化学熏蒸灭菌法；③干热灭菌法。其优缺点见表 11-4。

表 11-4 各种灭菌器的优缺点

优缺点	高压蒸汽灭菌	化学熏蒸灭菌	干热灭菌
灭菌过程	短（3～30 分钟）	中等（30～45 分钟）	长（>60 分钟）
残余温度	存在	存在	不存在
对器械的长期影响	可能腐蚀生锈	腐蚀生锈的可能性较少	影响刀锋锐利及光泽
过程中断	不可能	不可能	可能

1. 高压蒸汽灭菌法 适用于耐高温耐湿的器械。是在高温下使用湿热，在高压下通过饱和蒸汽完成灭菌过程，在温度 121℃、气压 103.5kPa 条件下 15～20 分钟就可杀灭所有微生物，能有效破坏细菌及芽胞。大多数口腔器械都可应用此种方法进行消毒灭菌，如优质不锈钢器械、玻璃制品、耐高温消毒手机、布类、耐热塑料器械等。

2. 化学熏蒸灭菌法 是利用低湿蒸汽或同时导入化学气体进行消毒的一种方法，通过加热甲醛、乙基甲基酮等溶液将器械放在一密封内胆中消毒，其优点是消毒时间短，7～30 分钟可消毒未包扎物品；器械不会钝、生锈、腐蚀；器械在灭菌后即干燥。此法可适用于全部口腔科手用器械、钻针、正畸钢丝及托槽等的消毒。缺点是甲醛有刺激性，消毒时要求通风良好。

3. 干热灭菌法 在无湿度情况下能杀死所有微生物，是一种有效的灭菌方法，通常未包装器械在 160～170℃灭菌需 1 小时，包裹的则需要长时间，不适用于橡胶与塑料等物品。

4. 灭菌效果的监测 各种因素如包扎、灭菌温度和时间等都影响灭菌效果，进行灭菌效果监测是完善消毒灭菌过程不可缺少的步骤。其常用的检测方法有：

（1）物理测试法：测试消毒的温度、湿度、压力是否达到规定要求。该方法可较准确地反映消毒状况，是高压蒸汽灭菌法主要的监测方法。

（2）化学指示剂测试法：是利用某些化学物质在热作用下发生色泽、形态的改变，用于物品灭菌效果的辅助鉴别，其种类有化学指示卡、纸型化学指示剂、标签型化学指示剂等。

（3）生物指示剂检测：生物指示剂是测定灭菌效果较可靠的一种，美国口腔科协会推荐每周使用生物指示剂检测高温灭菌器的效果，其使用方法按照说明书执行。

（4）其他检测方法：对已经过灭菌处理的物品做无菌实验。

五、口腔设备消毒

一般情况下对所有的口腔科设备进行彻底的无菌处理是有困难的，但为了预防交叉感染，每一位口腔医师仍应坚持做好清洁消毒工作，以去除可能存在的感染源。另外任何新的口腔科设备的购置除考虑其功能、用途外，还应考虑其感染控制技术。

（一）消毒区的划定

治疗区环境卫生和物体表面的清洁消毒较接待区要求严格，一般患者趋向于从外观上判断一个诊室的能力水平。搞好环境卫生不仅仅预防交叉感染，而且从长期及整体来讲标志了一个医疗保健单位的管理水平和信誉。手术治疗之后，环境即刻受到细菌污染，特别是使用一些高速涡轮机更增加空气污染的危险，空气污染一般沉积在术区一米以内的范围。一些区域高度污染，另一些如墙壁、门窗则污染较小，因此消毒区划分适用于不同层次的清洁和消毒。

1. 治疗区 需要高水平的消毒法，包括治疗台、治疗移动车的顶端、相邻工作表面。治疗区的表面应定期使用中等水平消毒法，治疗后的器械及材料应撤走。

2．治疗周边区　这一区域放置的器材在手术中经常使用，如水气枪、吸引器、手机头、手术灯手柄和开关、痰盂及椅位控制按钮等；如果此区不覆盖避污膜，则应在每个患者之后按中等水平消毒。避污膜在患者完成治疗后也应更换。

3．周围区　因其位于手术区以外，如地板、柜子顶端，这一部分通常不接触患者及污染物质，此区在患者轮换之间不必消毒，但应每天进行清洁和消毒。良好的通风排气装置有助于减少周围区的污染。

（二）特殊器械、设备的消毒与灭菌

1．手机的清洗、保养、灭菌

（1）手机使用后在带车针的情况下使用综合椅的水、气系统冲洗手机内部水路、气路。

（2）手机从快接头卸下，取下车针，清洁手机表面污染物。

（3）清洗：①手工清洗：使用压力水枪冲洗手机内部管路，再用压力气枪进行干燥。②机械清洗：手机放入机械清洗设备内，固定在专用接口上，添加多酶清洗剂，选择正确的清洗程序。

（4）保养：①手工保养：用压力罐装润滑油连接匹配的注油接头对手机注润滑油。②机械保养：将手机连接匹配的接头后插入自动注油机进行注油。

（5）包装：选择纸塑袋包装，密封完整，密封宽度≥6cm，包内器械离密封袋封口处≥2.5cm。

（6）选择高温高压灭菌。

2．综合治疗台的消毒

（1）用消毒液擦拭综合治疗台表面，手接触范围的表面隔离防护，每患者一换。

（2）综合治疗台水路可选用独立水源、过滤式装置，或带有自动水汽消毒控制设备，有医疗污水无公害处理系统。

（3）每天开诊前清洁综合治疗台水路及下水管道。方法：冲洗水路2分钟，抽吸式冲洗吸唾器30秒，冲洗痰盂下水道。

（4）每治疗一个病人后，清洁吸唾管道和痰盂；更换避污膜。

（5）每天诊疗结束后清洗消毒综合治疗台水路。方法：冲洗水路2分钟，独立水源式综合治疗台水路保持干燥过夜。吸唾管道、痰盂及其下水管道的清洁建议使用含氯消毒液1 000mL以上冲洗消毒。

六、医疗废物的分类与处理原则

医疗废物是指医疗卫生机构在医疗、预防、保健以及其他相关活动中产生的具有直接或间接感染性、毒性以及其他危害性的废物。规范医疗废物的管理，可以有效预防和控制医疗废物对人体健康和环境产生的危害。

1．分类

（1）感染性废物：指携带病原微生物具有引发感染性疾病传播危险的医疗废物。

（2）病理性废物：诊疗过程中产生的人体废弃物和医学实验动物尸体等。

（3）损伤性废物：能够刺伤或者割伤人体的废弃的医用锐器。

（4）化学性废物：具有毒性、腐蚀性、易燃易爆性的废弃的化学物品。

（5）药物性废物：过期、淘汰、变质或者被污染的废弃的药品。

2. 处理原则

（1）在盛装医疗废物前，应当对医疗废物包装物或者容器进行认真检查，确保无破损、渗漏和其他缺陷。

（2）盛装的医疗废物达到包装物或者容器的 3/4 时，应当使用有效的封口方式，使包装物或者容器的封口紧实、严密。

（3）盛装医疗废物的每个包装物、容器外表面应当有警示标识，在每个包装物、容器上应当系中文标签。

（4）医疗废物都应安全运送至规定的地点，统一收集，统一无害化处理，以免造成二次污染。

第三节　口腔感染疾病的预防

一、乙型病毒性肝炎的预防

乙型病毒性肝炎简称乙型肝炎、乙肝，是由 HBV 引起的以肝损害为主的传染病，临床上主要表现为乏力、食欲减退、厌油、恶心、肝脾肿大及肝功能异常，容易发展为慢性肝炎和肝硬化，部分病例还可转变为原发性肝细胞癌。目前乙肝仍是一种危害人民健康较严重的传染病，且流行程度还在增加。

HBV 是一种 DNA 病毒，能耐受一般浓度的消毒剂，煮沸 10 分钟或高压灭菌可以灭活。乙肝患者血液中病毒数量很大，0.01mL 的肝患者的血液进入人体即可引起感染。据估计，被肝炎患者血液污染的针头刺伤，患肝炎的概率为 30%。口腔医务人员在从事医疗实践活动中经常接触患者的血液、唾液，现有证据表明 HBV 可以从患者传播给口腔科医师，因此在口腔临床工作中普遍采取预防措施，甚为重要。

（一）感染源

乙型肝炎的感染源是多样化的，有急、慢性患者，也有隐性感染者和携带病毒者，其中以慢性患者与携带病毒者最为重要。

急性患者的传染期从起病前数周开始，并持续于整个急性期，HBsAg 阳性的慢性患者和无症状携带者的传染性与 e 抗原、HBV-DNA 及 DNAP 是否阳性有关。

在口腔医疗中，乙型肝炎的感染源是患者、口腔医师和其他口腔医务人员中的携带病毒者，对于有临床症状或有病史可询者，易于提高警惕和防范，对于亚临床型患者、迁延性 HBsAg 携带者，可因其无明显的临床症状而被忽视，因而具有更大的威胁性。

（二）传播途径

HBV 主要通过血液和其他体液排出体外，并通过注射或非注射途径进入易感者体内。

1. 经注射途径传播　多为输入染有病毒的血液、血液制品，共用污染的注射器和针头而感染，随着献血员的筛选、血制品的净化、一次性注射器和针灸针的推广，经注射的传播途径所占比重将逐渐下降。

2. 母婴传播　感染 HBV 的孕妇可通过胎盘使胎儿受染，在分娩过程或产后，婴儿亦可被母亲血液、乳汁和其他分泌物感染，通过母婴传播所引起的 HBV 感染，约占我国婴幼儿 HBV 感染的 1/3。

3．性接触传播　由于 HBV 可通过唾液、精液和阴道分泌物排出，因而性接触也是乙型肝炎的重要传播途径。

4．其他传播途径　通过日常生活的密切接触、手术和血液的接触等途径感染。经吸血昆虫传播乙型肝炎虽有可能，但还缺乏有利证据。

HBV 感染的危险人群有吸毒者、同性恋者、经常接触血液或血液制品的人、医务人员等。医务人员在工作中，不慎被污染的针头、刀器等刺伤皮肤，或被病毒污染皮肤破损处，可被感染。根据不同职业感染 HBV 的相对危险性比较，发现口腔科医师与患者密切接触，危险性最大。1989 年美国口腔科协会检查开业口腔医师，发现其中 8.8% 为 HBV 血清阳性，而口腔外科医师高达 38.5%；我国口腔医务人员 HBV 血清阳性率为 25.8%。

（三）防护措施

病毒性肝炎具有较强的传染性，只要 0.01mL 肝炎患者的血液进入人体即可造成感染，因而美国疾病控制中心建议口腔科院内感染重点是肝炎。预防和控制乙型肝炎的发生和流行，可采取宣传教育、控制感染源、切断传播途径、保护易感人群等多方面相结合的综合防护措施。

1．宣传教育　首先强化法制教育，依法管理。我国已颁布《中华人民共和国传染病防治法》《消毒管理办法》等多重法律、法规，任何医疗保健活动的开展，应严格按照相关的法律、法规执行，对违反规定，造成医源性传播的责任者，要依法认真查处；其次，通过知识讲座、研讨会、短训班等多种形式对口腔医务人员进行健康教育和技能培训，使口腔医务人员掌握有关乙型肝炎的各种知识，如乙型肝炎的传播途径、HBV 感染的危害性、预防 HBV 感染的措施、乙型肝炎治疗技术等。

2．控制感染源

（1）医务人员开展健康体检：口腔医师和其他口腔医务人员，应定期进行健康检查，建立健康档案。对于表面抗体阴性的工作人员：主动免疫可采用乙型肝炎疫苗，适用于任何血清中 HBsAg 或抗 HBs 阴性的人。乙肝疫苗分三次接种，第一次接种后一个月接种第二次，半年后接种第三次。被动免疫可采用乙型肝炎免疫球蛋白，适用于已暴露于 HBV 的易感者，与乙型肝炎疫苗联合应用可提高预防效果。有临床症状的病毒性肝炎患者，应隔离治疗；在传染期内不得从事医疗工作，对带病毒者和慢性抗原携带者，虽可从事临床工作，但必须戴手套操作，尽量避免一切可能传染他人的行为。

（2）患者的隔离：在口腔医疗实践中，对已知有肝炎病史的患者和肝炎患者：①如有条件，应约定时间；②在专门的诊疗室内按接触隔离相关防控措施进诊疗；③治疗结束后的复用器械应严清洗、消毒、灭菌；④对拔除的牙齿、残根、沾有血液和唾液的纱球、棉球、不良修复体等按感染性医疗废物处理。

3．切断传播途径

（1）防止交叉感染，口腔医师在诊疗过程中严格执行标准预防。口腔医师和其他口腔医务人员应加强技术训练，提高操作技能的熟练程度，避免操作过程中发生锐器伤。

（2）严格无菌操作，临床应用的器械均应灭菌，首选高压灭菌法。注射器实行"一人一针一管"制。每位患者诊疗结束后，要及时消毒牙椅。

（3）在口腔中应用的各种材料如印模、咬合记录等也应彻底地清洗，特别是在口内调磨和磨光之前要清洗消毒。污染的材料、印模、义齿等在送交技工室之前和放到患者口腔内之前，都应彻底消毒。因为目前口腔内用的材料越来越多，性质各异，应向厂家咨询用合适的方法消毒以保持材料不变性。

4. 保护易感人群　为防止在口腔实践过程中，HBV 经血液、唾液等传播而发生交叉感染，口腔科医师应戴手套、口罩、眼罩，穿工作服或隔离衣。凡接触患者口腔黏膜时都应戴手套，戴手套前和脱下手套后必须洗手，治疗过程中有可能造成血液、唾液、龈沟液飞溅时要穿隔离衣及戴面罩。

二、获得性免疫缺陷综合征的预防

获得性免疫缺陷综合征简称艾滋病（AIDS），是由 HIV 感染引起的一种获得性免疫缺陷病。

（一）传播途径

艾滋病的感染源是艾滋病患者及无症状而又携带病毒的艾滋病病毒感染者。1986 年 WHO 公布的传播途径如下：

1. 与感染者密切的性接触。
2. 输入感染者的血及血液制品。
3. 受感染的母亲传给婴儿。
4. 污染的注射器及针头。
5. 用感染者的器官、组织作为供体。

（二）预防

医务人员在从事医疗活动中，接触了艾滋病感染者或患者的血液或体液有可能感染艾滋病病毒，口腔科是接触患者血液及体液较多的科室，应重点防范。

1. 加强对口腔医务人员的健康教育，强化其预防艾滋病的自觉性和责任感。利用多种宣传形式，广泛开展健康教育。增强口腔医务人员法制观念，提高个人安全卫生意识，掌握与艾滋病相关知识。

2. 为艾滋病患者或病毒携带者进行诊疗时，要做好标准预防：戴手套、口罩、眼罩，穿工作服或隔离衣。

3. 发生职业暴露后应紧急处理　用流动水清洗污染的皮肤，用生理盐水冲洗黏膜，如有伤口应轻轻从近心端向远心端挤压，尽可能挤出损伤处的血液，流动水下冲洗，用 0.5%碘伏消毒伤口，必要时包扎。预防性使用抗病毒药。应进行定期随访，查抗 -HIV 抗体，并注意观察有无症状。首次检查为抗体阴性者，在 1.5 个月、3 个月、6 个月、12 个月，各复查 1次，如为阴性，以后可每半年或 1 年复查 1 次。在此期间，当事人不得作为献血员。

小　结

　　口腔医疗保健实践中常见感染可通过接触血液、唾液等方式传播，因此，在口腔临床工作中加强预防意识、采取一定的防护措施非常重要。控制感染应遵循标准预防的原则，通过患者的检查与评价、建立个人防护屏障、严格进行器械、设备的灭菌与消毒、处理好医疗废物等途径控制感染，预防 HBV、AIDS 等感染性疾病的发生。

思考题

1. 感染源及传播途径有哪些？
2. 感染控制的措施及方法有哪些？
3. 口腔科常用的灭菌方法及其优缺点？
4. HBV 及 HIV 的传播途径有哪些？

（高永波）

参 考 文 献

1. 胡德渝. 口腔预防医学. 北京：人民卫生出版社，2016

2. 卞金有. 预防口腔医学. 5版. 北京：人民卫生出版社，2008

3. 李月，吕俊峰. 口腔预防医学. 北京：人民卫生出版社，2014

4. 周大成. 中国口腔医学史考. 北京：人民卫生出版社，1991

5. 郑麟蕃，吴少鹏，李辉菶. 中国口腔医学发展史. 北京：北京医科大学/中国协和医科大学联合出版社，1998

6. 卞金有. 口腔预防保健及儿童口腔医学50年回顾. 中国口腔医学年鉴. 第九卷，2001

7. 静香芝，朱新义. 预防医学. 北京：人民卫生出版社，2016

8. 王兴. 第四次全国口腔健康流行病学调查报告. 北京：人民卫生出版社，2018

9. 齐小秋. 第三次全国口腔健康流行病学调查报告. 北京：人民卫生出版社，2008

10. 全国牙病防治组. 第二次全国口腔健康流行病学抽样调查. 北京：人民卫生出版社，1998

11. 全国牙病防治组. 全国学生、青少年口腔健康流行病学抽样调查. 北京：人民卫生出版社，1985

12. 凌均棨，汪喻忠，蒋少云. 基因重组乳链球菌防龋疫苗免疫性的实验研究. 中山医科大学学报，2000，21（4）：241-244

13. 姜广水，刘贤锡，杨小青，等. 通过T-A克隆技术构建含免疫刺激序列CpG基序的抗SBR DNA疫苗. 北京口腔医学，2002，10（3）：109-113

14. 金燕，矢小萍. 氟化物防龋研究进展. 实用临床医学，2002，3（2）：104-105

15. 王子华. 氟防龋研究的进展. 牙体牙髓牙周病学杂志，2002，12（8）：455-457

16. 赵望泓，周益民. 氟化泡沫乳牙防龋临床效果评价. 牙体牙髓牙周病学杂志，2002，12（7）：382-384

17. 李玲，石四箴. 氟化物的防龋作用. 牙体牙髓牙周病学杂志，2001，11（2）：109-113

18. 韩旭，刘鲁川. 木糖醇防龋的研究进展. 国外医学. 口腔医学分册，2004，31（5）：353-355

19. 萨其仁贵，屈志国. 我国学龄前儿童龋病现状及影响因素分析. 中国疗养医学，2013，22（5）：421-423

20. 黄明娟. 北京市学龄前儿童龋病状况的相关因素分析. 中国医疗前沿，2013，8（5）：119-120

21. 凌均棨，郑雨燕. 免疫防龋研究的回顾和进展. 牙体牙髓牙周病学杂志，2004，14（2）：59-63

22. 王翔宇，孙克勤，李欣欣. 两种窝沟封闭剂预防乳磨牙龋的临床效果观察. 现代预防医学，2010，37（23）：4452-4453

23. 王胜朝，许浩坤. 口腔益生菌防龋作用与应用. 中国实用口腔科杂志，2012，5（10）：587-591

24. 司燕，郑树国. 窝沟封闭防龋. 中国实用口腔科杂志，2012，5（10）：582-587

25. 张颖. 局部应用氟化物防龋. 中国实用口腔科杂志，2012，5（10）：580-582

26. 台保军. 龋病预防之公共卫生实践. 中国实用口腔科杂志，2012，5（10）：577-579

27. 李玲. 口腔卫生宣教结合局部用氟预防学龄前儿童龋病效果观察. 中国初级卫生保健，2012，26（3）：65-67

28. 刘敏. 加强健康教育对儿童龋病的干预. 中国伤残医学, 2013, 21 (6): 353-355

29. 郭继华, 樊明文, 边专, 等. 靶向融合防龋 DNA 疫苗的构件与体外细胞表达研究. 中华口腔医学杂志, 2003, 38 (4): 282-284

30. 农晓琳, 蒙宁, 王大章, 等. 牙邻面的清洁及清洁用品. 广东牙病防治, 2003, 11 (1): 74-76

31. 丁一, 杨懋彬, 吴亚菲. 牙周病的预防 - 自我菌斑控制的机械方法. 牙体牙髓牙周病学杂志, 2002, 12 (3): 164-167

32. 金爱琼, 朱蔷, 辜岷, 等. 牙间隙不同清洁方法效果比较. 护理学杂志, 2011, 26 (10): 59-61

33. 韦旭日. 复方氯己定含漱液治疗牙周病的疗效评价. 中国现代药物应用, 2010, 4 (9): 159-160

34. 任常群. 脱敏牙膏研究现状. 牙体牙髓牙周病学杂志, 2004, 14 (5): 288-290

35. 李若珍, 毕良佳. 菌斑控制方法研究进展. 中国实用口腔科杂志, 2011, 4 (10): 628-630

36. 杨晓波. 牙线浅谈. 口腔护理用品工业. 2010, 20 (2): 49-50

37. 曹采方, 孟焕新, 阎福华, 等. 牙周疾病新分类简介. 中华口腔医学杂志, 2001, 36 (5): 391-393

38. 傅民魁. 口腔正畸学. 北京: 人民卫生出版社, 2012

39. 赵高峰. 口腔正畸学. 北京: 人民卫生出版社, 2012

40. 左艳萍, 杜礼安. 口腔正畸学. 北京: 人民卫生出版社, 2017

41. 石四箴. 儿童口腔医学. 北京: 人民卫生出版社, 2005

42. 梁爱燕, 王大为. 间隙保持器的研究进展. 广东牙病防治, 2009, 17 (12): 606-609

43. 傅锦业, 高静, 郑家伟, 等. 口腔癌相关危险因素的流行病学调查分析. 中国口腔颌面外科学杂志, 2011, 9 (4): 316-322

44. 孟瑞琳, 夏亮, 蔡秋茂, 等. 癌症的预防与控制. 华南预防医学, 2015, 41 (01): 96-98

45. 袁孝峰. 学龄期儿童牙外伤的预防与处理. 中国社区医师, 2013: 08

46. 时清, 陈正. 儿童牙外伤的临床治疗. 中国实用口腔杂志, 2011: 01

47. 顾豪, 陶丹英, 冯希平, 等. 牙齿酸蚀症的病因及流行病学调查概况. 国际口腔医学杂志, 2013: 05

48. 王艳玲, 张勇. 氟化亚锡防治牙齿酸蚀症研究进展. 中国实用口腔科杂志, 2012, 06

49. 欧尧. 孕妇和婴幼儿口腔保健手册. 广州: 广东科技出版社, 2007

50. 邹静. 儿童口腔健康管理. 华西口腔医学杂志, 2018, 36 (05): 465-468

51. 李刚, 丁小容. 老年口腔保健指南. 西安: 陕西科学技术出版社, 1991

52. 刘洪臣. 老年人口腔健康指导. 北京: 人民卫生出版社, 2011

53. 华明锋. 老年人饮食应有 "度". 农村百事通, 2003 (10): 41

54. 马建堂. 2010 年第六次全国人口普查主要数据公报 (第 1 号). 北京: 中华人民共和国统计局, 2011

55. 万呼春, 杨征, 吴红崑, 等. 残障人口腔疾病的临床治疗. 华西口腔医学杂志, 2017, 35 (04): 348-354

56. 曾晓莉, 王艳, 张皓, 等. 上海市 365 名残障儿童龋病状况及影响因素分析. 同济大学学报 (医学版), 2017, 38 (06): 102-106

57. 吴映燕, 许诺. 合肥市聋哑学生患龋情况及家长口腔卫生知识调查. 泰山医学院学报, 2016, 37 (01): 52-53.

58. 蓝航航, 王楠, 林男男, 等. 青岛市盲校视力残疾学生口腔健康状况调查. 青岛大学学报 (医学版), 2018, 54 (02): 168-171

59. 张忠提, 李睿智, 李琳. 辽宁省特殊教育学校学生口腔健康状况的调查比较. 临床军医杂志, 2017, 45 (04): 418-420

60. 吴亚飞, 孙晓洁. 临床营养学. 郑州: 郑州大学出版社, 2017

61. 徐韬. 预防口腔医学. 北京: 北京大学医学出版社, 2013

62. 宋晓陵, 杨丽芳. 口腔组织病理学. 北京: 人民卫生出版社, 2014

63. 王艳, 李存荣, 曾晓莉. 6-7 岁无龋与龋活性儿童唾液糖蛋白水平的比较研究. 上海交通大学学报 (医学版), 2016, 36 (6): 835-838

64. 杜琳玲，冯娟. 12 岁儿童唾液蛋白与龋病的关系. 牙体牙髓牙周病学杂志，2017，27（7）：404-406

65. 鄢国伟，黄文明，薛红蕾. 6-8 岁儿童龋病相关唾液蛋白组的电喷雾离子肼 - 串联质谱分析. 华西口腔医学杂志. 2014，32（3）：297-302

66. 中国营养协会. 中国居民膳食指南（2016）. 北京：人民卫生出版社，2016

67. United States Centers for Disease Controland Prevention（CDC）. Guidelines for Infection Controlin Dental Health-care Settings. 2003

68. Pankhurst C，Coulter W. Basic guide to Infection prevention and control in dentistry. New York：A Wiley & Sons Ltd. Publication，2009

69. 黄少宏. 口腔科感染管理. 中国感染控制杂志，2006，5（4）：357-359.

70. 章小缓，胡雁. 牙科诊疗的感染控制. 广州：广东世界图书出版公司，2005

71. Thomas MV，Jarboe G，Frazer RQ. Infection control in the dental office. Dental Clinics of North America，2008，52（3）：609-628.

72. Jennfer L，Laurie K. Preventing percutaneous injuries among dental health care personnel. J Am Dent Assoc，2007，138：169-178.

73. 高永波，章小缓. 实用口腔科感染控制. 北京：北京化工出版社，2016

附录 实训教程

实训一 窝沟封闭与氟防龋措施

【目的和要求】

1. 掌握：窝沟封闭的操作方法、步骤及注意事项，加深对窝沟封闭理论知识的理解。

2. 熟悉：氟化物防龋的机制和局部用氟的方法。

3. 了解：0.2% 氟化钠漱口水的配制方法。

【内容】

1. 教师演示窝沟封闭，并详细讲述操作要领。

2. 学生操作练习，掌握操作方法，体会操作要领，熟悉操作步骤（每人封闭1~2颗牙）。

3. 教师总结实验中出现的问题，对窝沟封闭失败病例的原因进行分析。

4. 以小组为单位配制氟化钠漱口水。

【器材】

1. 窝沟封闭剂、光固化灯和治疗盘（口镜、探针、镊子和棉卷）。

2. 氟化物、95% 乙醇、香精、糖精、色素、1mol/l 氢氧化钠、烷基磺酸钠和扭力天平等。

【方法和步骤】

1. 教师演示窝沟封闭的操作方法和步骤

（1）清洁牙面：在低速手机上装好锥形小毛刷或橡皮杯，蘸取适量清洁剂涂于牙面，彻底刷洗牙面后冲洗漱口（也可不蘸取清洁剂，直接干刷），再用尖锐探针清除残留于窝沟中的清洁剂。清洁剂不能含有油脂或过细磨料，可以用浮石粉或不含氟牙膏。

（2）酸蚀：清洁牙面后通常用棉纱球简易隔湿，将牙面吹干后用小棉球或细毛刷蘸取酸蚀剂放在要封闭的牙面上。酸蚀剂可为磷酸液或含磷酸的凝胶，一般认为凝胶对保持酸蚀区固定在某一部位较好。酸蚀面积应为接受封闭的范围，一般为牙尖斜面的2/3。酸蚀时间一般恒牙为20~30秒，乳牙为60秒。酸蚀剂用量要适当，不要溢出到口腔软组织。注意酸蚀过程中不要擦拭酸蚀牙面，因为这会破坏被酸蚀的牙釉面，降低粘接力。

（3）冲洗和干燥：酸蚀后用水（不含矿物质）加压彻底冲洗牙面10~15秒，去除牙釉质表面的酸蚀剂和反应沉淀物。冲洗时应用吸唾器随时吸净口内液体，冲洗后立即更换隔湿棉卷。注意不能让患者自行吐出或漱口，以免酸蚀牙面被唾液污染。随后用压缩空气吹干牙面约15秒，也可采用挥发性强的溶剂辅助干燥（如无水乙醇、乙醚等）。使用压缩空气时

211

不能带有油或水的成分，否则容易脱落。

封闭前保持牙面干燥，特别是窝沟干燥，不被唾液污染是封闭成功的关键。如果操作中酸蚀牙面被唾液污染，则应再冲洗牙面，彻底干燥后重复酸蚀 60 秒。酸蚀牙面干燥后呈白色雾状外观，如果酸蚀后的牙釉质没有这种现象，应再次酸蚀。

（4）涂布封闭剂：采用自凝封闭剂时，每次封闭前必须取等量的组分调拌混匀。调拌时要注意掌握速度以免产生气泡，影响固化质量。通常调拌均匀时间为 10～15 秒，应在 45 秒内完成调拌和涂布，此后自凝封闭剂进入初凝阶段，黏度增大，流动性降低，故操作者要有很强的时间观念，调拌涂布要掌握好时机，在初凝阶段前完成。涂布后不要再污染和搅动。

光固化封闭剂不需调拌，直接取出涂布在牙面上，如连续封闭多个牙，取量不宜过多，因为在自然光下光固化封闭剂也会逐渐固化。

涂布方法：用细刷笔蘸取适量封闭剂涂布在酸蚀牙面上，注意沿窝沟从远中向近中逐渐涂布，同时细刷笔上下微微抖动，使封闭剂渗入窝沟，排出窝沟内空气，防止封闭剂下面出现空隙。涂布范围应覆盖全部酸蚀面。在不影响咬合的前提下，应尽可能涂有一定的厚度。如果涂层太薄就会缺乏足够的抗压强度，容易被咬碎。

（5）固化：自凝封闭剂涂布后 1～2 分钟即可自行固化。光固封闭剂涂布后，立即用可见光源照射引发固化。照射距离牙尖 1mm，照射时间通常为 20～40 秒，具体照射时间要根据可见光源性能与使用的封闭材料类型决定。照射的范围要大于封闭剂涂布的范围。

（6）检查：封闭剂固化后，用尖锐探针进行全面检查，观察其固化程度，与牙面的粘结情况，有无气泡存在，寻找遗漏或未封闭的窝沟并重新封闭，观察咬合是否过高，如发现问题及时处理。

封闭后的牙还应定期（3 个月、半年或一年）复查，观察封闭剂保留情况，如脱落应重新封闭。对已完成封闭的儿童应做好登记，以便复查。

2．学生练习窝沟封闭的临床操作。

3．教师讲解漱口水配制方法和仪器使用方法。

（1）0.2% 氟化钠漱口水配方：

氟化钠（分析纯）	0.2g
95% 乙醇	2mL
10% 烷基磺酸钠	2mL
10% 糖精	2mL
香精	适量
色素	适量
蒸馏水	加至 100mL

（2）用 pH 试纸测定溶液的 pH 值，pH 值应为中性，必要时可用 1mol/l 盐酸溶液或 1mol/L 氢氧化钠溶液调节至中性。

【思考题】

1．窝沟封闭与预防性树脂充填有何异同？

2．简述氟化物防龋的作用机制。

【评估实验效果】

评定学生窝沟封闭的临床操作技能和窝沟封闭的效果；评定学生对窝沟封闭适应证的掌握。

（刘学聪 衣 娟）

实训二　预防性树脂充填与非创伤性修复治疗

【目的和要求】

1. 掌握：预防性树脂充填的适应证、分类及操作步骤；非创伤性修复治疗的操作方法、步骤及注意事项。

2. 熟悉：非创伤性修复治疗（ART）的适应证。

【内容】

1. 复习预防性树脂充填的适应证。

2. 复习预防性树脂充填的分类及操作步骤。

3. 教师示教 ART 的操作方法并详细讲述操作要领。

4. 学生进行 ART 操作，掌握操作方法，体会操作要领，熟悉操作步骤。

5. 教师小结实验中出现的问题，对非创伤性修复治疗失败病例的原因进行分析。

【器材】

玻璃离子粉、液，牙本质处理剂、口镜、镊子、探针、挖匙、牙用手斧（或称锄形器）、雕刻刀、调拌刀、调拌纸、棉卷、棉球、树脂条、T 形带、木楔、凡士林。

【方法和步骤】

1. 复习预防性树脂充填的适应证。

2. 复习预防性树脂充填的分类及操作步骤。

3. 教师演示 ART 的操作方法和步骤。

（1）洞形准备：使用棉卷隔湿，保持牙面干燥，用探针去除菌斑和沟裂内的软垢，然后用湿棉球清洁，再用干棉球擦干表面，确定龋坏的范围。

如果龋洞在牙釉质开口小，则使用牙用手斧扩大入口。将牙用手斧刃布置于开口处，在稍加压的情况下牙用手斧前后转动，使部分脆弱的无基釉和脱矿的牙釉质破碎，用小湿棉球去除破碎牙釉质，继续手术时再用棉球擦干。洞口扩大到最小的挖匙能够进入为宜。

使龋洞湿润，以便于去除软龋组织。使用挖匙去除软龋组织。根据龋洞大小选用不同型号挖匙。挖器通常应垂直围绕洞的边缘转动，最重要的是用小挖匙首先去除釉牙本质界处的软化牙本质，然后去除洞底的软化牙本质。操作过程中可将牙用手斧放在继续暴露的无基牙釉质边缘轻轻加压，以扩大龋洞进口，将软龋去除干净。

将挖匙去除的龋坏组织放在棉卷上并清洁器械，用棉球保持龋洞干燥清洁。此时要求病人咬合，观察对颌牙是否接触龋洞，这有助于充填后修整及调整咬合。最后用干棉球干燥窝洞。

复面洞处理原则与单面洞一样。

（2）清洁：处理剂一般为 10% 的弱聚丙烯酸，不能由树脂材料修复过程中使用的酸蚀剂替代。用小棉球蘸一滴处理剂涂布全部窝洞和临近窝洞 10～15 秒，立即用棉球蘸清水清洗至少 2 次,用干棉球擦干。不要使用压缩空气吹干,因为这会使牙面过于干燥而降低玻璃离子与牙面的化学结合。如窝洞被血及唾液污染,应及时止血,重新冲洗、清洁和处理。

(3)混合与调拌:根据厂家推荐的粉液比例,将粉先放在调拌纸或调拌盘上,用调拌刀分为两等份,将液体瓶水平放置片刻使空气进入瓶底,然后竖直将一滴液体滴在调拌纸的一角,因为这一滴液常含有气泡,可用作处理剂(按产品说明)。然后保持液体瓶垂直倒立位,将第二滴液体滴在一半粉中。使用调拌刀将粉与液体混合而不要使其到处扩散。当粉被液体完全浸透后,再混合另一半粉。全部的粉、液彻底混合调拌应在 20~30 秒内完成。

(4)充填

1)单面洞:注意工作环境保持干燥,用棉球擦干窝洞,调拌好玻璃离子后用雕刻刀钝端将其放入备好的洞内。为避免空气气泡,最好沿洞的边缘用挖匙凸面推压玻璃离子。充填材料稍高于牙面,将余下材料置于邻近的点隙窝沟处。

通常采用"指压技术"进行充填,即在戴手套的食指上涂少许凡士林放在材料上向龋洞内及沟裂处紧压,并先颊舌向、后近远中向轻微转动手指,使玻璃离子进入窝洞内并充填骀面所有的点隙窝沟。当材料不再有粘性后再移开手指(约 30 秒),以避免将材料带出窝洞,立即用器械去除多余材料,使用凡士林覆盖充填物材料表面。在玻璃离子材料半干的状态下,用咬合纸检查咬合情况,如咬合高用器械去除多余材料,调整到正常咬合,再涂一层凡士林。最后嘱病人一小时内不要进食。

2)复面洞:复面洞充填与单面洞操作基本相同。

前牙复面洞充填:使用棉卷保持工作环境干燥,用棉球清洁擦干窝洞。在牙的邻面放置成形片,用其恢复邻面的外形;将软木楔楔入两牙牙龈缘之间固定成形片。根据前述方法调拌玻璃离子放入窝洞并少量超填;用示指从舌(腭)侧固定成形片,拇指使成形片紧紧包绕唇面,使材料充满窝洞,用拇指紧按约 30 秒,直到材料固化。取出成形片和木楔,用凡士林覆盖充填材料,用雕刻刀去除多余材料,用咬合纸检查咬合并再涂一层凡士林。最后嘱病人一小时内不要进食。

后牙复面洞充填:操作步骤与前牙复面洞充填方法相同。恒牙后牙复面洞使用树脂条和木楔固定修复邻面外形,要尽量避免邻面外形成一平面,在安放成形片之前,先让病人咬合以确定需要充填材料的数量,如果使用材料估计不足,先将所有材料放入洞的邻面部分,再一次调拌充填。后牙复面洞充填材料应避免承受过大的咬合力,尤其充填体边缘嵴应修整到刚好与对颌牙不接触为好。乳牙不一定总是要求完全修复邻面外形,可根据龋洞大小及牙齿在口腔中可能保留的时间而定,为了避免牙齿邻面嵌塞食物,乳牙列中较大的邻面龋损可恢复为一斜面,可选择 T 形成形片。

4. 学生进行 ART 的操作。

注意事项:

(1)去除窝洞内以下两处软化牙本质时应特别注意:①釉牙本质界:这部分牙本质接近牙表面,同时也是充填材料必须与牙体粘结非常好的部位,如果此处的龋坏组织没有完全去净,就不可能达到良好的结合。②深龋洞底部:对深龋去腐时,尽量用大号的挖匙,在使用小号挖匙时不要过于向洞底加压,否则会增加穿髓的可能性;在龋洞近髓的部位不要过多去除牙本质,以避免穿髓。

(2)每种类型的玻璃离子材料都有其自身的特点,请根据厂家产品说明的粉液比例、调拌时间使用。仅在调拌时才打开包装瓶，取出粉、水剂；使用之后将装粉剂的瓶盖旋紧，以防受潮。

（3）材料调拌好后立即放入要充填的洞内。充填应在材料失去光泽之前进行，如果材料已经失去光泽变干，应重新调拌，不能使用已经变干的材料充填。

（4）通常复面洞龋坏较大并涉及多个牙面，因此，充填时应特别注意确保充填物外形正常。

【思考题】

1. ART 与预防性树脂充填有何异同点？

2. 推广 ART 的意义何在？

【评估实验效果】

评定学生对预防性树脂充填适应证的掌握；评定学生 ART 的临床操作技能和效果。

（刘学聪　衣　娟）

实训三　自我口腔保健

【目的和要求】

1. 掌握：菌斑显示的方法，菌斑百分率的计算方法。

2. 熟悉：菌斑百分率的意义。

3. 了解：正确的刷牙方法及牙线的使用。

【内容】

1. 菌斑显示　菌斑显示剂的使用方法，菌斑百分率的计算。

2. 各种刷牙方法　巴氏刷牙法、Fones 刷牙法、旋转刷牙法、垂直颤动刷牙法及生理刷牙法。

3. 牙线的使用方法。

4. 刷牙效果的检查方法和效果判断。

【器材】

菌斑显示剂、刷牙模型、牙刷、牙膏、牙线、口杯、镜子等。

【方法和步骤】

1. 老师演示　将学生每 10～15 人分成一组，由指导老师讲解并演示菌斑染色、各种正确的刷牙方法、牙线的正确使用方法。示教可在刷牙模型上进行。

2. 学生练习

（1）菌斑染色：先用清水漱口清除食物碎屑，再用小棉球或棉签将菌斑显示剂轻轻地涂布于各个牙面，一分钟后漱口。检查牙面，菌斑附着的区域将被染色。统计有菌斑牙面总数，计算菌斑百分率。

计算公式：菌斑百分率＝有菌斑的牙面数 / 被检牙面数 ×100%

被受检牙面数＝被检牙总数 ×4

意义：菌斑百分率<10%，良好目标

菌斑百分率<20%，基本被控制

（2）刷牙：刷牙方法见第四章。学生自我练习实践各种刷牙方法。

（3）牙线的使用：使用方法见第四章。

（4）检查刷牙效果：刷牙后再次进行菌斑染色，并重新计算菌斑百分数，与刷牙前的菌斑百分数比较以检查刷牙效果。

【注意事项】解决好刷牙漱口后的污物处理。

【思考题】

1．简述菌斑显示的意义？

2．如何确实有效地保持口腔卫生？

3．巴氏刷牙法、Fones 刷牙法、旋转刷牙法、垂直颤动刷牙法及生理刷牙法各有何优缺点？

【评估实验效果】

1．评定学生对正确的刷牙方法及牙线的使用的技能的掌握及效果的评价。

2．评定学生菌斑显示的方法，菌斑百分率的计算方法的掌握。

（尚　颜　丁士育）

实训四　社区学龄前儿童口腔健康调查及口腔健康教育

【目的和要求】

1．掌握：口腔健康调查的临床检查方法；调查标准一致性检验的方法；调查表格的使用方法；口腔健康教育和口腔健康促进的原则。

2．熟悉：学龄前儿童口腔健康教育的内容。

【内容】

1．概要复习口腔健康调查的基本理论。

（1）常用的几种调查方法：普查，抽样调查，试点调查，捷径调查。

（2）调查方案的设计：调查项目的确定，样本含量的确定，方法和标准的选择，调查表格的设计。

（3）调查的质量控制：随机误差和偏倚，标准一致性检验方法。

2．口腔健康调查的临床检查标准和方法。

3．调查标准一致性的检验方法。

4．学龄前儿童口腔健康调查。

5．学龄前儿童口腔健康教育，包括家庭口腔保健、幼儿园口腔保健、营养和饮食习惯、氟化物的应用。

【器材】

平面口镜、社区牙周指数探针（CPI 探针）、镊子、调查表格（WHO 口腔健康评价表）、铅笔、橡皮擦、两个器械盘（一个盛放用过的器械，另一个盛放消毒器械）、足够的浓缩消毒液、橡胶手套、洗手盆、布或纸巾、纱布、宣传用品（宣传板、挂图、宣传小册子、模型等）。

【方法和步骤】

1．由带教老师以讲课方式完成理论复习。

2．由带教老师以示教方式进行临床口腔健康检查和调查表格的填写，注意老师的操作程序和检查者与记录员的配合。

3. 同学三人一组进行练习（受检者、检查者和记录员，依次轮流互相交替），检查项目为龋病（恒牙 DMFT 和乳牙 DMFT）、牙周疾病（CPITN 或 CPI）。

（1）龋病检查顺序按顺时针方向，右上→左上→左下→右下，要注意牙体色、形、质的改变。冠龋的诊断标准是牙齿的窝沟或光滑面有底部发软的病损，牙釉质有潜在的损害或沟壁软化者即诊断为龋。对于牙釉质上的白斑、着色的不平坦区、探针可插入的着色窝沟但底部不发软及中到重度斑釉所造成的牙釉质上硬的凹陷，均不诊断为龋。根面龋的诊断标准是用 CPI 探针在根面探及软的或皮革样的损害。每颗牙的 5 个面（前牙 4 个面）都要检查到。混合牙列的检查要注意区分乳牙和恒牙及填写表格时记录符号的不同。

（2）牙周检查项目为检查每个区段的指数牙的牙龈出血、牙石和牙周袋情况。牙周检查次序按 CPI 所要求的六个区段进行：右上后牙区段→上前牙区段→左上后牙区段→左下后牙区段→下前牙区段→右下后牙区段。

检查方法以探诊为主，检查时将 CPI 探针插入龈沟底或袋底，探针与牙长轴平行，紧贴牙面，测量龈沟或牙周袋的深度。对每个指数牙，CPI 探针沿龈沟从远中向近中移动，作上牙向上、下牙向下短距离颤动，以感觉龈下牙石及观察牙龈出血情况。记分标准为：如果在一个区段内第一次探诊就发现牙周袋深度 5.5mm 以上（计分 4），则该区段不需作第二次探诊。指数牙探诊后最深牙周袋深度在 3.5mm 以上，5.5mm 以下者计分"3"；如果没有牙周袋，只发觉有牙结石及牙龈出血，则计分为"2"；若只有牙龈出血则计分为"1"；总之每个区段是按最重情况计分。

4. 选 15 名实习同学作为受检者，带教老师为参考检查者，其他同学为检查者，依次作龋齿检查，将检查结果代入 Kappa 值计算公式统计。可靠度不合格（Kappa 值在 0.4 以下）的同学重新学习龋齿检查标准，再做检查。

检查者 A	参考检查者		合计
	龋	非龋	
龋	a	b	P_1
非龋	c	d	q_1
合计	P_2	q_2	

注意：k 值计算公式：$k=2(ad-bc)/(p_1q_2+p_2q_1)$

a,b 为检查者与参考检查者检查结果一致的牙数；

b,c 为二者检查结果不一致的牙数；

p_1, p_2, q_1, q_2 为各项的合计。

5. 学龄前儿童口腔健康调查

（1）带教老师选择并联系好社区幼儿园，开展检查的当天最好邀请儿童家长、幼儿园教师一起参加。

（2）调查采用全园普查方法。

（3）选择并布置好调查现场。注意维持好现场调查秩序，在调查过程中，每个调查者应耐心细致，应帮助年龄较小的儿童克服恐惧心理。对儿童家长提出的问题应给予正确的回答或指导。

（4）每检查完一个受检查者，要认真核对检查表上每个检查项目是否填写完全，记录符号是否准确无误。

（5）检查中遇有无法判断和解决的问题及时请老师指导和帮助。

6. 学龄前儿童口腔健康教育

（1）组织家长、教师、学龄前儿童观看展板，并分发宣传资料。

（2）给家长、教师、学龄前儿童上一堂口腔预防保健常识课。

参考题目：

1）氟化物与龋病预防；

2）正确有效的刷牙方法；

3）窝沟封闭与龋病预防；

4）饮食习惯与口腔保健；

5）保护六龄牙的重要性；

6）龋病及牙颌畸形预防知识。

【思考题】

1. 如何控制口腔健康调查的质量？

2. 口腔健康教育的方法有哪几种？

3. 学龄前儿童口腔健康教育的重点有哪些？

【实验报告与评定】

评定学生对标准一致性检验方法的掌握程度；评定学生开展社会口腔保健咨询和科普宣传的能力。

（吕长海）

实训五　社区中小学生口腔健康调查及口腔健康教育

【目的和要求】

1. 掌握：口腔健康调查的步骤。

2. 熟悉：中小学生口腔健康教育的内容；熟悉调查问卷的设计、内容和调查问卷结果的统计。

3. 学会：口腔健康教育的方法。

4. 了解：人群对口腔健康的认识。

【内容】

1. 口腔卫生科普文章和宣传材料。

（1）介绍口腔的生理卫生知识，牙体牙周组织结构，牙的形态与功能；

（2）介绍口腔常见疾病，如龋病、牙周病、错𬌗畸形；

（3）介绍口腔常见疾病的预防及治疗方法，如氟化物的应用、窝沟封闭、饮食习惯与口腔保健、正确的刷牙方法、牙刷和牙膏的选择、牙周洁治术等。

2. 中小学生口腔健康调查。

3. 调查问卷的设计、内容的填写和调查问卷结果的统计。

4. 中小学生进行口腔健康教育。

【器材】

口腔检查盘、CPI 牙周探针、调查表格、铅笔、橡皮擦、电教设备、牙模型、宣传资料等。

【方法与步骤】

1. 带教老师演示后，学生练习：每位同学编写一份以中小学生为对象的口腔卫生科普文章或宣传材料。

2. 学生练习 中小学生口腔健康调查

（1）同学之间做龋齿检查，标准一致性检查合格的同学可参加本次调查活动。

（2）带教老师选择并联系好学校和受检对象，安排好进度，明确分工，根据调查对象，设计表格，准备器材。

（3）调查可以是全校普查，也可以每个年级抽查 1～2 个班的学生或者对指定年龄组进行抽样调查，例如调查 6 岁、9 岁、12 岁、15 岁年龄组。

（4）选择并布置好调查现场，调查时要组织好被调查者的数量，维持好调查秩序。在调查过程中应注意乳恒牙的鉴别。为了使调查取得良好效果，还应在调查过程中，针对发现的情况及时进行口腔卫生知识的宣传。

（5）每检查完一个受检者，要认真核对检查表上每个检查项目是否填写完全，记录符号是否准确无误，遇有无法判断和解决的问题，要及时请老师帮助和指导。

3. 中小学生口腔健康教育 老师可组织学生对中小学生进行问卷调查，了解学生是否对口腔卫生有正确的态度，对口腔卫生的知识和技能了解多少以及口腔卫生习惯和刷牙方法是否正确，获取资料后再针对中小学生存在的不足进行教育，如集体观看口腔健康教育科普宣传片，或分发宣传资料给学生阅读。

4. 调查问卷的设计、内容和调查问卷结果的统计。

一般多采用选择式、填空式、答题式的问卷进行调查。问卷调查的抽样方法均应遵照流行病学调查原则。老师与同学一起就以下几方面讨论如何实施口腔健康问卷调查：

（1）问卷设计原则

1）根据调查，假设提出的问题与目标相符。

2）避免使用专业术语或复杂难懂的语言，被调查者应能看懂，能回答，并且愿意回答，感兴趣。

3）预先确定统计分析的性质与方法。

4）问题内容的布局合理，结构完整，排列有序，先易后难，由浅入深。

（2）问卷结构：常采用闭卷型，提供答案选择，常用方法为二分法，多项选择，顺序排列。一般包括主表与辅表两部分。

1）主表：即问题项目表，一般分为事实性问题，如年龄、性别等一般特征；态度性问题，如喜欢、不喜欢；行为性问题，如刷牙、漱口；理由性问题，如说明为什么这样做的理由。

2）辅表：包括问卷说明、编码表等。

（3）问卷内容：由于人群中口腔健康知识、信念、态度与行为直接受到文化教育、经济收入、生活水平、生活习惯及传统观念的影响，因此应针对不同人群设计相应的调查项目和内容，大致包括以下几个部分：

1）个人背景资料：一般情况与口腔健康调查表相同。增加出生地点，籍贯，在本地居住年限，学龄前居住地点，家庭人口，家庭经济收入，职业，个人文化程度。

2）口腔卫生知识和健康意识：牙刷与牙膏的选择，氟化物的防龋作用，饮食习惯和口腔保健，牙菌斑和牙石、龋病和牙周疾病。

3）口腔卫生实践（习惯与方式）：刷牙频数、方法、刷牙习惯，饮食习惯，个人嗜好（零食、烟酒等），其他口腔卫生习惯。

4）口腔健康状况自我评估：个人存在的口腔健康问题和影响及所采取的处理措施。

5）口腔保健服务利用与口腔健康教育：就医就诊情况，包括就诊原因、次数、费用、诊疗结果等，健康信息获得渠道，频数，个人希望或要求等。

（4）问题的难易度：提出的问题应有难易程度的差异，要有常识性问题，也要有比较深的问题。对于比较深的问题，可能回答不了或答错都没有关系，因为通过口腔健康教育将会改变人们的口腔健康知识、信念、态度与行为。经过再调查可以观察出前后的变化。如果问题都比较一般，以后再调查就观察不出经过口腔健康教育之后的变化。另外，要对某些专业词汇作简明通俗的解释。

（5）调查方法：在人群相对集中的地方，问卷调查应尽可能采取集中自填为主，当场发卷，立即回答，当场收卷的方式，不准讨论，在学校采取监考式答卷。在人群分散和文化程度低的地方，可采取调查者与被调查者一对一的方式，在获得确切回答后帮助被调查者选填，填写时应尽可能的减少诱导性误差。

（6）调查注意事项

1）所有被调查者在答卷前应心情比较平静，忌激动、浮躁。

2）在整体调查未结束前，调查者不得随意泄露答案，或给予任何诱导性提示。

3）调查结束后，认真检查问卷的回答填写情况，发现遗漏应及时补上，以便下一步的统计分析。

（7）问卷调查活动结束后，在现场或回驻地应检查调查问卷的回答填写情况，发现漏卷（如漏题，选填不明确等）应及时补上，避免废卷，以便下一步的统计分析。

（8）统计分析调查问卷，并将结果写成调查报告。

5. 实验结束后，教师就本次实验中出现的问题作讲评小结。

【思考题】

1. 如何开展口腔健康调查？

2. 中小学生口腔健康教育的内容及其意义。

【实验报告与评定】

评定学生对口腔健康调查临床检查方法的掌握程度；评定学生开展社会口腔保健咨询和科普宣传的能力；评定学生科普文章的写作水平。

（吕长海）

实训六 口腔医疗诊室感染控制

【目的和要求】

1. 掌握：正确洗手法。

2. 了解：口腔常用消毒剂和消毒方法。

【内容】

1. 示教七步洗手法,并详细讲述操作要领。

2. 示教外科洗手法,并详细讲述操作要领。

3. 示教穿戴无菌手套,并详细讲述操作要领。

4. 同学操作练习,掌握操作方法,体会操作要领,熟悉操作步骤。

5. 参观口腔诊室消毒室。

【器材】

1. 指甲剪、一次性无菌手套、无菌手刷、消毒液、洗手液、无菌巾。

2. 环境要求:宽敞明亮、有非接触式自来水龙头和齐腰高的水槽。

【方法和步骤】

（一）七步洗手法

洗手前准备:手部无伤口,剪平指甲;穿好洗手衣（或收好袖口）,戴好口罩、帽子;备好洗手液（或肥皂）、干燥的无菌擦手巾。

1. （内）洗手掌　流水湿润双手,涂抹洗手液（或肥皂）,掌心相对,手指并拢相互揉搓。

2. （外）洗背侧指缝　手心对手背沿指缝相互揉搓,双手交换进行。

3. （夹）洗掌侧指缝　掌心相对,双手交叉沿指缝相互揉搓。

4. （弓）洗指背　弯曲各手指关节,半握拳把指背放在另一手掌心旋转揉搓,双手交换进行。

5. （大）洗拇指　一手握另一手大拇指旋转揉搓,双手交换进行。

6. （立）洗指尖　弯曲各手指关节,把指尖合拢在另一手掌心旋转揉搓,双手交换进行。

7. （腕）洗手腕、手臂　揉搓手腕、手臂,双手交换进行。

8. 注意事项　每步骤至少揉搓5次,双手交替进行;全过程要认真揉搓双手30秒以上。

（二）外科洗手法

1. 在流动水下浸湿双手,用肥皂原液或者普通洗手液按7步洗手法的步骤洗一次。

2. 取无菌手刷,取适量洗手液于洗手刷毛面上,按三节段（双手交替）刷手。顺序:指尖、指间、手掌、手背、腕部（环形）、前臂（螺旋性）、肘部、上臂下 1/3。

3. 在流动水下冲洗泡沫,指尖向上,肘关节屈曲向下。

4. 用无菌巾（可用无菌大纱垫、布）从手掌至肘上7厘米拭干双手。

5. 用适量消毒液均匀涂抹于双手,范围不可超过第一次刷手的范围,形成防护膜。

（三）戴无菌手套

1. 洗手、戴口罩。

2. 核对无菌手套袋外的号码。

3. 检查无菌手套外包装有无潮湿、破损,是否在有效期内。

4. 沿开口指示方向撕开无菌手套外包装,摊开内层。

5. 两手分别捏住两只手套翻折部分同时取出一双手套,一手捏住手套反折部分,一手对准手套五指戴上。

6. 用已戴无菌手套的手指插入另一手套的反折部,同法将手套戴好。

7. 将手套翻边套在工作服衣袖的外面,双手整理手套,使其服帖。

8. 脱手套　一手捏住另一手套腕部外面,翻转脱下;再以脱下手套的手插入另一手套内,将其往下翻转脱下。

9. 将用过的手套放入医用垃圾袋内按医疗废物处理。

10. 洗手,取口罩。

【思考题】

简述洗手指征是什么?

【评估实验效果】

评定学生对洗手指征的掌握,洗手步骤的熟悉及掌握。

(高永波)